SARINA RASCHE

AF840089

CAN I GET A Hoop Hoop

Bibliografische Information der Deutschen Nationalbibliothek
Die Deutsche Nationalbibliothek verzeichnet diese Publikation in der Deutschen Nationalbibliografie. Detaillierte bibliografische Daten sind im Internet über http://dnb.d-nb.de abrufbar.

Für Fragen und Anregungen
info@rivaverlag.de

Wichtige Hinweise
Dieses Buch ist für Lernzwecke gedacht. Es stellt keinen Ersatz für eine individuelle medizinische Beratung dar und sollte auch nicht als solcher benutzt werden. Wenn Sie medizinischen Rat einholen wollen, konsultieren Sie bitte einen qualifizierten Arzt. Der Verlag und die Autorin haften für keine nachteiligen Auswirkungen, die in einem direkten oder indirekten Zusammenhang mit den Informationen stehen, die in diesem Buch enthalten sind.

Ausschließlich zum Zweck der besseren Lesbarkeit wurde auf eine genderspezifische Schreibweise sowie eine Mehrfachbezeichnung verzichtet. Alle personenbezogenen Bezeichnungen sind somit geschlechtsneutral zu verstehen.

Originalausgabe
1. Auflage 2021

Türkenstraße 89
80799 München
Tel.: 089 651285-0
Fax: 089 652096

Redaktion: Susanne Schneider
Umschlaggestaltung: Karina Braun
Alle Fotos im Innenteil und auf dem Umschlag: Bettina Theisinger, www.fotodesign-theisinger.de,
außer: Shutterstock/Di Studio: 42, Mikhail Azarov: 28
Model: Sarina Rasche
Danke an Oceansapart für die Bereitstellung der Outfits von Sarina.

Illustrationen: Shutterstock/Designua: 13, grayjay: 17, SciePro: 12, 14, 15, Sonya illustration: 29
Layout: Katja Muggli, www.katjamuggli.de
Satz: Daniel Förster, Belgern
Druck: Firmengruppe APPL, aprinta Druck, Wemding
Printed in Germany

ISBN Print 978-3-7423-1919-7
ISBN E-Book (PDF) 978-3-7453-1645-2
ISBN E-Book (EPUB, Mobi) 978-3-7453-1646-9

Wir produzieren nachhaltig
www.m-vg.de

Weitere Informationen zum Verlag finden Sie unter
www.rivaverlag.de
Beachten Sie auch unsere weiteren Verlage unter www.m-vg.de

SARINA RASCHE

CAN I GET A Hoop Hoop

Werde fit, schlank und stark mit Hula-Hoop

Das effektive Workout für den ganzen Körper

riva

Inhalt

Anhang

Mein Weg zu Hula-Hoop

Hallo, du schöner Mensch! Erst einmal: Schön, dass du dich für Hula-Hoop interessierst. Vielleicht hulerst du ja schon und suchst neue Übungen und Anreize. Vielleicht bist du aber auch ganz neu in der Hula-Hoop-Welt. In jedem Fall wirst du schnell merken, wie viel Spaß das Hulern macht.

Ich hulere jetzt seit gut eineinhalb Jahren. Um ehrlich zu sein, war Sport zwar immer etwas, was ich machen musste, aber es hat mir nie richtig Spaß gemacht. Ich war immer mal wieder im Fitnessstudio angemeldet, habe meinen monatlichen Beitrag gezahlt und bin doch nicht hingegangen. Oder ich war dort und hatte keinen Spaß an den Übungen. Nachdem ich mich gezwungen hatte, ins Studio zu fahren, habe ich mich zunächst auf dem Crosstrainer aufgewärmt und nebenbei auf meinem Handy den Influencern zugeschaut, wie sie alle motiviert ihre Übungen gemacht haben. Ich konnte nicht verstehen, wie jemand so viel Spaß daran haben konnte, auf dem Crosstrainer oder dem Laufband zu stehen. Ich führte mein Training nur halbherzig durch – nur allzu oft habe ich gemogelt, die Übungen eigentlich viel zu schnell ausgeführt oder ein zu geringes Gewicht verwendet. Allein meine Sporttasche zu packen und dann das Haus zu verlassen, um Sport zu machen, war nicht meins.

Die Kurse fand ich, im Gegensatz zum Krafttraining, immer toll. Aber auch hier habe ich immer wieder einen Grund gefunden, warum ich jetzt nicht an dem Kurs teilnehmen »kann«. Zu viele Menschen, das Wetter war zu schön, das Wetter war zu schlecht oder ich war schlichtweg zu unmotiviert. Ich habe tausend Gründe gefunden, um nicht ins Studio zu fahren. Irgendwann habe ich meine Mitgliedschaft im Fitnessstudio gekündigt und erst einmal gar keinen Sport gemacht. Das hatte prompt eine Gewichtszunahme als Konsequenz, da mein Essverhalten unverändert geblieben ist. Ich wurde immer unzufriedener mit meinem Körper und meiner Lebenssituation.

Im Februar 2020 bin ich auf Instagram auf eine Person gestoßen, die Hula-Hoop gemacht hat. Das wollte ich auch probieren! Ich habe Hula-Hoop als Kind geliebt und es hat mir immer Spaß gemacht, den Reifen zu schwingen. Also habe ich einen Reifen bestellt, es ausprobiert und ihn anschließend in die Ecke gestellt. Dort blieb er vorerst stehen. Immer wieder sah ich allerdings Leute, die gehulert haben, vor allem in den sozialen Medien. Ich sah Personen, die berichteten und dokumentierten, wie erfolgreich sie mithilfe des Reifens abgenommen haben. Schließlich hat mich der Ehrgeiz gepackt. Ich wollte auch abnehmen und Körperfett verlieren. Jede freie Minute habe ich genutzt, um zu trainieren. Selbst das abendliche Fernsehschauen wurde mit einer Sporteinheit verbunden. Ich stand hinter unserem Sofa in dem kleinen Raum zwischen Esszimmer und Sofa und habe geübt. Mein Freund saß derweil allein auf der Couch.

Angefangen habe ich mit fünf Minuten linksherum und fünf Minuten rechtsherum. Bei mir funktionierte das Hulern zum Glück recht schnell. Auch direkt beide Seiten. Allerdings konnte ich den Reifen nicht lange oben behalten. Es war anfangs so anstrengend, dass ich schnell außer Atem kam.

Und doch war ich begeistert, meinen Sportfavoriten aus der Kindheit wiederentdeckt zu haben, und motiviert genug, dabeizubleiben. Ich trainierte täglich und investierte immer mehr Zeit ins Hulern – und ich habe mich täglich gesteigert. Glücklicherweise blieb ich von blauen Flecken verschont, von denen, wie du vielleicht schon gehört oder gelesen hast, manche berichten, die mit dem Hulern beginnen. Irgendwann kam ich an den Punkt, an dem ich abends eine halbe Stunde rechtsherum und eine halbe Stunde linksherum gehulert habe, und ich war stolz auf mich!

Als es wärmer wurde, habe ich meine Hula-Hoop-Einheiten nach draußen verlegt. Ich konnte zu der Zeit schon sehr ruhig hulern und habe nebenbei gelesen. Es war großartig. Da ich sehr gerne lese, war das die ideale Kombi. Parallel zu den Workouts mit dem Reifen stellte ich meine Ernährung um, und meine Figur veränderte sich peu à peu. Ich hatte also endlich einen Sport gefunden, den ich gerne ausübe.

Der Sport machte mir sogar so viel Spaß, dass ich mich im August 2020 dazu entschieden habe, eine Gruppenfitnesstrainer-Ausbildung zu absolvieren. Ich hatte den Entschluss gefasst, Kurse zu geben und andere Menschen ebenfalls für Hula-Hoop zu begeistern. Mir war und ist es wichtig, anderen zu zeigen, dass jeder eine Sportart finden kann, die ihm Spaß macht und bei der er bleibt. Nach der Gruppenfitnesstrainer-Grundausbildung absolvierte ich weitere Fortbildungen wie die Fitnesstrainer-B-Lizenz, Faszientrainer, Wirbelsäulengymnastiktrainer, Seniorentrainer und der Powerhoop Instructor. Seit 2021 habe ich mich als Personal Trainer und medizinische Fitnesstrainerin weitergebildet und bin nun Fitnesstrainer mit A-Lizenz. Zusätzlich bin ich Ernährungsberaterin, Beckenboden- und Postnataltrainerin. Ich gebe nun nicht nur vor Ort, sondern auch Onlinekurse. Neben Hula-Hoop bin ich unter anderem Kursleitung für Bodyfit, Kurse wie Bauch, Beine, Po sowie Mobility. Mittlerweile arbeite ich auch hauptberuflich als selbstständige Fitnesstrainerin und Content Creator.

Warum erzähle ich dir das? Weil ich dir zeigen möchte, dass alles möglich ist und jeder das schaffen kann, was er sich wünscht. Hätte mir jemand vor zwei Jahren gesagt, dass ich einmal andere Menschen zum Sportmachen animieren würde, dann hätte ich wahrscheinlich ungläubig gelacht. Aber mittlerweile ist es so und es macht mir sehr viel Spaß, mit meinen Teilnehmerinnen und Teilnehmern den Reifen schwingen zu lassen.

Ich habe gelernt, dass Sport wichtig für mich ist – er ist ein Ausgleich zum stressigen Arbeitsalltag. Und Hula-Hoop ist mehr, als nur den Reifen kreisen zu lassen:

- Hula-Hoop ist Cardio-Workout.
- Hula-Hoop ist Kraft-Workout.
- Hula-Hoop fördert das Gleichgewicht.
- Hula-Hoop stärkt den Beckenboden.
- Hula-Hoop sorgt für eine starke Körpermitte.
- Hula-Hoop kann Rückenschmerzen lindern.
- Hula-Hoop ist ein Training, das Spaß macht.

Also, schnapp dir deinen Reifen und lass uns loslegen!

Deine Sarina

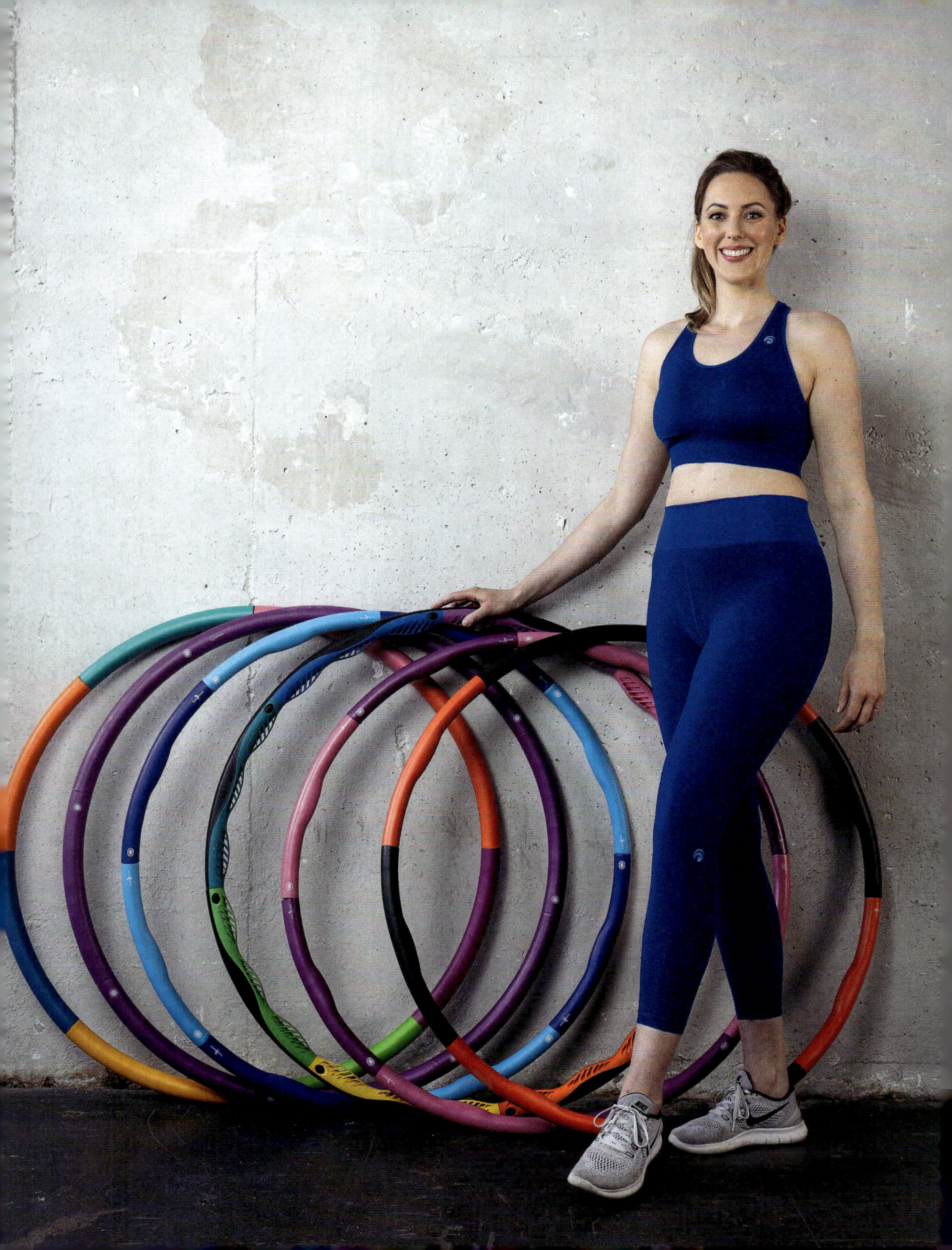

1

Was du über Hula-Hoop wissen solltest

Er ist in jedem Sinne eine runde Sache!
Der Hula-Hoop-Reifen lässt sich nicht nur um die Taille schwingen, sondern auch als Hilfsmittel für zahlreiche weitere Übungen nutzen. Spielend leicht lässt sich mit ihm die Muskulatur und auch das Herz-Kreislauf-System trainieren.

Über Hula-Hoop und für wen es geeignet ist

Hula-Hoop setzt sich aus den Wörtern *hula* (ein hawaiianischer Tanz) und *hoop* (englisch für »Reifen«) zusammen. Es gibt ihn in dieser Form schon Ewigkeiten, um genau zu sein seit circa 400 vor Christi. In den 1950er-Jahren wurde der Reifen als Spielgerät für Kinder in den USA auf den Markt gebracht. Seine Beliebtheit wuchs sich rasch zu einem Trend aus, und dieser Trend etablierte sich auch in Deutschland schnell. Als ich kleiner war, habe ich Hula-Hoop bereits geliebt. Wir haben häufig in der großen Pause in der Schule gehulert und teilweise auch bei anderen Sportarten als Abwechslung den Reifen gekreist. Seit 2020 erfreut sich der Hula-Hoop-Reifen wieder großer Beliebtheit als Fitnessgerät für zu Hause.

Dank seiner schmalen Form lässt sich der Reifen schnell und platzsparend verstauen, ist aber genauso schnell wieder hervorgeholt. Er ist wie bereits erwähnt vielseitig einsetzbar und ein regelmäßiges Training kann nicht nur Rückenschmerzen lindern, indem die Rückenmuskulatur gekräftigt wird und auch die Bauch- und Beckenbodenmuskulatur trainiert werden. Zusätzlich verbessert das Hulern den Gleichgewichtssinn und schult die Konzentration. Als Hilfsmittel unterstützt der Reifen zahlreiche Arm- und Beinübungen und ist damit ein echtes Allroundtalent.

Ein weiterer Vorteil, der den Reifen zu einem universal einsetzbaren Sportgerät macht: Hula-Hoop kennt keine Beschränkung. Ob als Teenie oder Senior, zu Hause oder im Freien, Frau oder Mann, Sportprofi oder Sportneuling – jeder kann mit Hula-Hoop beginnen. Du bestimmst nicht nur die Intensität, sondern auch, wie oft du hulern möchtest, wann und wo. Soll es heute vielleicht ein knackiges Workout sein oder möchtest du den Reifen lieber ganz entspannt kreisen lassen und dabei den Sonnenschein genießen? Du hast die Wahl und kannst dein Training ganz deinen Bedürfnissen und deiner Tagesform anpassen.

So wirkt sich Hula-Hoop auf den Körper aus

Das Hula-Hoop-Training ist, wie eingangs angedeutet, nicht nur ein Cardio- und Kraft-Workout. Es fördert auch den Gleichgewichtssinn und sorgt für eine starke Körpermitte. Eine starke Körpermitte wiederum beugt Rückenschmerzen vor oder trägt dazu bei, sie zu lindern. Wie genau das funktioniert? Gerade in Bezug auf Rückenschmerzen lohnt es sich, nach den Ursachen zu forschen. Oft sind Rückenschmerzen auf eine falsche Haltung oder eine zu schwache Muskulatur zurückzuführen. In anderen Fällen ist die Ursache aber vielleicht unbekannt. Es kann sein, dass die Rumpfmuskulatur zu schwach oder verspannt ist. Ebenso gibt es in einigen Fällen Fehlbelastungen, oder Stress oder psychische Belastungen sind verantwortlich für die Schmerzen. Gerade ab einem gewissen Alter ist es übrigens ratsam, einen Arzt zu konsultieren, bevor – gerade nach einer längeren oder langen Sportpause – mit dem Training begonnen wird. Wenn der Arzt ernsthafte Ursachen für etwaige Schmerzen ausgeschlossen hat, dann spricht in der Regel nichts gegen regelmäßige Bewegung und das Hulern.

Beim klassischen Hulern ist es das Ziel, den Reifen die ganze Zeit in Bewegung zu halten. Um zu verhindern, dass der Reifen fällt, wird durch die regelmäßige Schwungbewegung der Erdanziehungskraft entgegengewirkt, und zeitgleich muss darauf geachtet werden, dass die ganze Zeit ein sicherer Stand gewährleistet ist. Hierfür wird die komplette Rumpfmuskulatur angespannt.

Die Abbildungen auf den folgenden Seiten zeigen, welche Muskulatur beim Hulern beansprucht wird. Primär handelt es sich um die Bauch- und Rückenmuskulatur, da diese Muskelpartien zum größten Teil dafür verantwortlich sind, dass der Reifen um die Taille in Bewegung bleibt. Durch die ständige Vor- und Zurückbewegung des Beckens wird automatisch der Bauch angespannt.

Die Körpermitte – Bauch- und Rückenmuskulatur

Die Bauchmuskulatur wird häufig als ein einzelner Muskel angesehen, sie besteht jedoch aus mehreren Muskeln, die im Zusammenspiel die Körpermitte stützen:

Gerader Bauchmuskel *(M. rectus abdominis):* Dieser Muskel wird beansprucht, wenn nach vorne und hinten gehulert wird. Es ist ein langer, vertikal verlaufender Bauchmuskel, der zur mittleren Bauchmuskulatur gehört. Seine Funktion ist die Beugung des Rumpfes und die Senkung des Brustkorbs. Zusätzlich zum Hulern kann er mithilfe von Crunches trainiert werden.

Querer Bauchmuskel *(M. transversus abdominis):* Dieser Muskel wird bei sehr schnellem Hulern stark beansprucht. Er gehört zur seitlichen Bauchmuskulatur und dreht bei einer einseitigen Kontraktion (= Verdrehen oder Zusammenziehen von Muskulatur) den Rumpf zur gleichen Seite. Bei einer beidseitigen Kontraktion hilft der Muskel mit, eine Bauchpresse auszuführen. Dabei wird Druck auf die Bauchhöhle ausgeübt, also den Bereich, in dem die Bauchorgane liegen. Die Druckausübung erfolgt durch eine gleichzeitige Kontraktion der Bauchmuskulatur, der Beckenbodenmuskulatur und des Zwerchfells. Um den queren Bauchmuskel zusätzlich zu trainieren, wird der Bauchnabel in Richtung Wirbelsäule gezogen und diese Position dann so lange wie möglich gehalten.

Äußerer schräger Bauchmuskel *(M. obliquus externus abdominis):* Dieser Muskel hilft bei der Rotation und der Beugung des Oberkörpers zur Seite. Zusätzlich wirkt er nicht nur bei der Vorwärtsbeugung des Rumpfes mit, sondern auch beim Anheben des vorderen Beckenrandes und der Bauchpresse (siehe »Querer Bauchmuskel«).

Innerer schräger Bauchmuskel *(M. obliquus internus abdominis):* Dieser Muskel hat viele Funktionen mit dem äußeren schrägen Bauchmuskel gemein. Er sorgt für Stabilität im Rumpf. Die schrägen Bauchmuskeln können zum Beispiel mit Side Planks oder Russian Twists (Seite 134) trainiert werden.

Die Rückenmuskulatur stabilisiert die Wirbelsäule und wird beim Hulern ebenfalls angesprochen.

Großer Rückenmuskel *(M. latissimus dorsi):* Dieser Muskel ist primär für die Adduktion, das seitliche Heranführen, und die Innenrotation des Arms zuständig. Er spannt sich aber auch an, um beim Hulern den Hüftbereich vor dem Aufprall des Reifens zu schützen. Trainiert werden kann er zum Beispiel mit vorgebeugtem Rudern.

Rückenstrecker *(M. erector spinae):* Diese Muskelgruppe ist nicht willkürlich ansteuerbar und liegt direkt an der Wirbelsäule. Ihre Hauptfunktion liegt darin, die Wirbelsäule aufzurichten.

Quadratischer Lendenmuskel *(M. quadratus lumborum):* Der quadratische Lendenmuskel gehört eigentlich zu den tiefen Bauchmuskeln, sitzt aber, wie der Name vermuten lässt, im Bereich der Lendenwirbelsäule. Er ist pri-

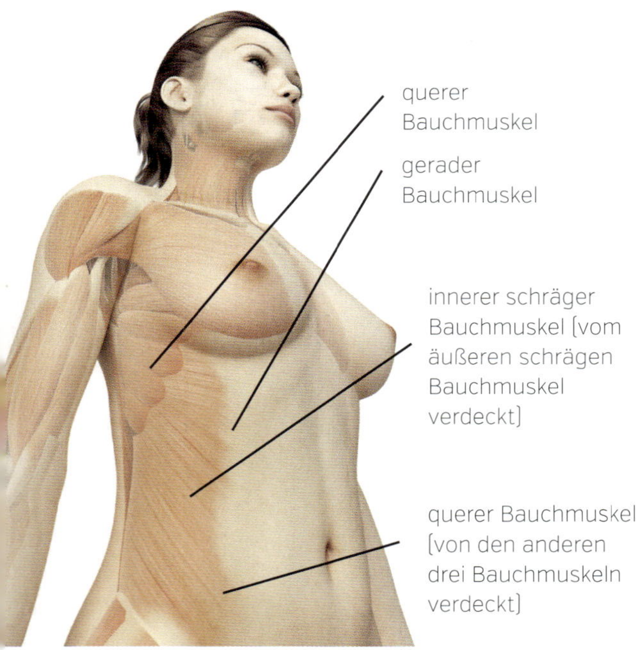

Die Bauchmuskulatur

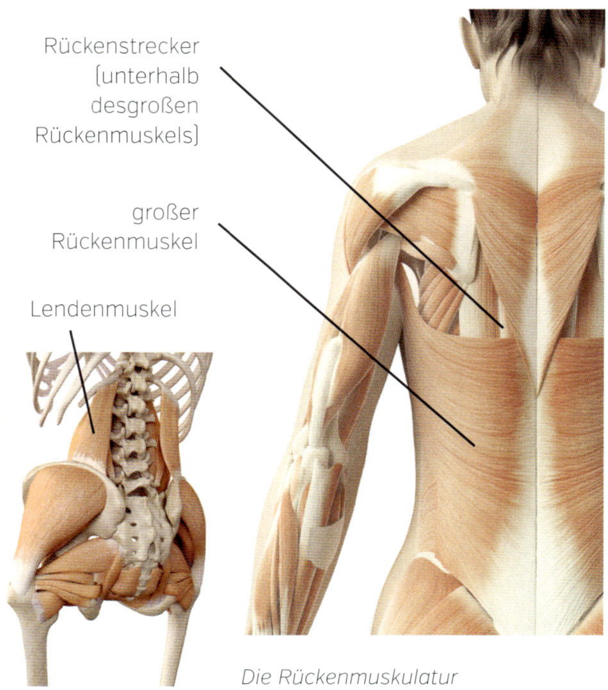

Die Rückenmuskulatur

mär dafür zuständig, den Rumpf zur Seite zu neigen und die Lendenwirbelsäule zu stabilisieren.

Mit dem Reifen trainieren

Mit einem Hula-Hoop-Workout können aber noch viele weitere Muskeln trainiert werden. Nachfolgend findest du eine vereinfachte Zusammenfassung und Erklärung, welche Muskelgruppen trainiert werden sollten. Ich möchte, dass du verstehst, warum es wichtig ist, diese Muskeln zu trainieren. Jeder Muskel hat eine Funktion, die wir im alltäglichen Leben benötigen. Die einzelnen Kräftigungsübungen werden in Oberkörper und Unterkörper gegliedert. Im Folgenden findest du einen Überblick über die größten Muskeln, die für das Hula-Hoop-Training sowie die allgemeine Fitness relevant sind. Während es bei den Cardio-Einheiten darum geht, die Übungen möglichst schnell zu absolvieren, fokussierst du dich bei den Kraftübungen auf die sogenannte *Time under Tension* (kurz »TUT« Seite 42), also die Belastungsdauer, und die Anzahl der Wiederholungen. Wichtig ist, dass jeweils der für die Bewegung hauptverantwortliche Muskel, der Agonist (Spieler), und auch der gegenüberliegende Muskel, der Antagonist (Gegenspieler), trainiert werden.

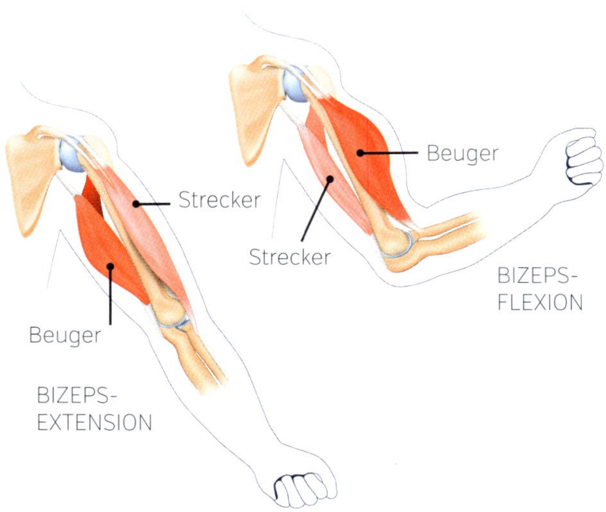

In der ausgestreckten Armhaltung ist der Trizeps Agonist und der Bizeps Antagonist.

Schauen wir uns dies einmal am Beispiel des Bizeps-Curls an. Um den Unterarm nach oben in Richtung Oberarm zu bringen, verkürzt sich die Bizepsmuskulatur, der Agonist. Während dieser Bewegung wird der Antagonist, in diesem Fall die Trizepsmuskulatur, gedehnt. Wenn man den Arm zurück in die Ausgangsposition streckt, ist es umgekehrt. Der Trizeps fungiert als Agonist, er verkürzt sich, und der Bizeps wird zum Antagonisten. Muskelpaare, wie zum Beispiel der Bizeps und der Trizeps, die an einem Gelenk gegensätzliche Arbeit leisten, werden als Antagonisten bezeichnet.

Weiter gibt es die sogenannten Synergisten, die auch als Hilfsmuskeln bezeichnet werden. Sie unterstützen die Bewegungen der Agonisten und Antagonisten. Hierbei wird zwischen den direkten und den indirekten Synergisten unterschieden. Am Beispiel des Bizeps-Curls unterstützen die direkten Synergisten bei der konzentrischen Phase den Bizeps. Indirekte Synergisten helfen, wie der Name vermuten lässt, auf indirekte Weise. Beim Gehen beispielsweise muss immer wieder ein Bein angehoben werden. Dies wird nur möglich, da die indirekten Synergisten, hier die Bauchmuskulatur, das Becken fixieren. Würden die Bauchmuskeln das Becken nicht fixieren, wäre das Heben des Beines nicht möglich, weil dann der Halt durch die Körpermitte fehlen und der Körper schlaff nach unten sacken würde.

Wenn in diesem Buch von Oberkörper gesprochen wird, dann geht es primär um die Arme und die Schultern. Wer etwas für diesen Körperbereich tun will, kann ganz ohne Geräte trainieren, oder auf Übungen mit dem Reifen oder anderen Hilfsmitteln, wie zum Beispiel Brasils oder Minibänder, zurückgreifen. Auch Hanteln lassen sich toll ins Hula-Hoop-Training integrieren.

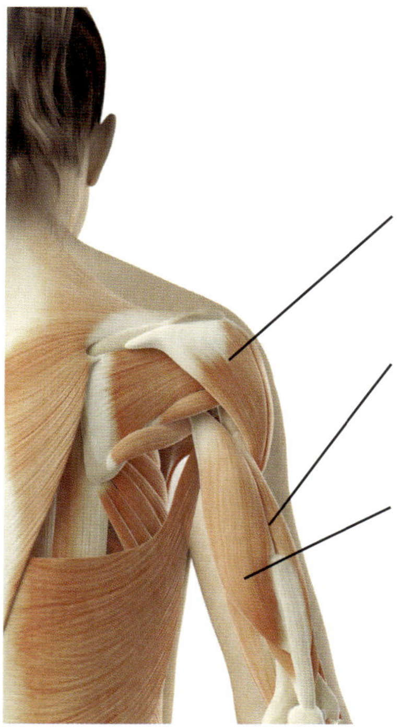

Die Oberarm- und Schultermuskulatur

Zweiköpfiger Oberarmmuskel *(M. biceps brachii)*: Dieser Muskel – auch Armbeuger genannt – ist für die Flexion, also die Beugung, des Ellenbogens, und die Supination, die Auswärtsdrehung, zuständig. Eine Übung, um den Bizeps zu trainieren, ist zum Beispiel der Bizeps-Curl (Seite 110).

Dreiköpfiger Armstrecker *(M. triceps brachii)*: Meist nur als Trizeps bezeichnet, ist dieser Muskel nicht nur für die Extension, also die Streckung, im Ellenbogengelenk zuständig, sondern er fixiert auch das Ellenbogengelenk bei feinen Bewegungen wie zum Beispiel beim Schreiben. Zusätzlich ist er für die Retroversion, das Zurückdrehen, des Oberarms und die Adduktion, das Heranführen, im Schultergelenk verantwortlich. Der Trizeps lässt sich gut mit Trizeps-Curls trainieren (siehe Seite 104). Hierzu eignen sich Minibänder als zusätzliches Hilfsmittel sehr gut.

Deltamuskel *(M. deltoideus)*: Der Deltamuskel gehört zur Schultermuskulatur und umspannt diese rundherum. Der Muskel ist in drei Bereiche aufgeteilt: einen vorderen, mittleren und hinteren. Entsprechend hat der Deltamuskel unterschiedliche Funktionen und Aufgaben. Hier kommt es ganz darauf an, welcher Bereich des Muskels beansprucht wird. Zum einen ist er für die Abduktion, das Heben des Armes zur Seite, zuständig. Zusätzlich hilft er bei der Anteversion, der Vorwärtsdrehung beziehungsweise Anheben, des Arms nach vorn, aber auch bei der Retroversion, der Rückwärtsdrehung beziehungsweise Heben des Arms nach hinten. Er unterstützt die Innen- und die

Außenrotation, also die Ein- und Auswärtsdrehung. Trainiert wird der Deltamuskel beispielsweise beim Front- oder Seitheben (Seiten 100 und 103).

Im Unterkörper finden sich wohl die größten Muskeln unseres Körpers wieder. Unsere Beine tragen uns ein Leben lang. Aus diesem Grund ist es wichtig, dass die Beinmuskeln gut ausgebildet sind. Aber auch eine gut trainierte Gesäßmuskulatur ist wichtig. Sie unterstützt zum Beispiel den unteren Rücken bei Hebebewegungen.

Bein-Adduktoren *(M. pectineus, M. adductor longus, M. adductor brevis, M. adductor magnus, M. adductor minimus, M. gracilis)*: Hier handelt es sich um eine Muskelgruppe, die für die Adduktion, das Heranführen, von Extremitäten zur Körpermitte verantwortlich sind. Bei den Beinen sind dies zum Beispiel sechs unterschiedliche Muskeln an der Oberschenkelinnenseite. Es reicht hier, wenn du weißt, dass es Adduktoren gibt. Trainieren kannst du sie zum Beispiel mit dem Miniband oder auch dem Side Lunge (Seite 117). Auf dem nachfolgenden Bild siehst du den größten der Adduktoren, den *M. adductor magnus*.

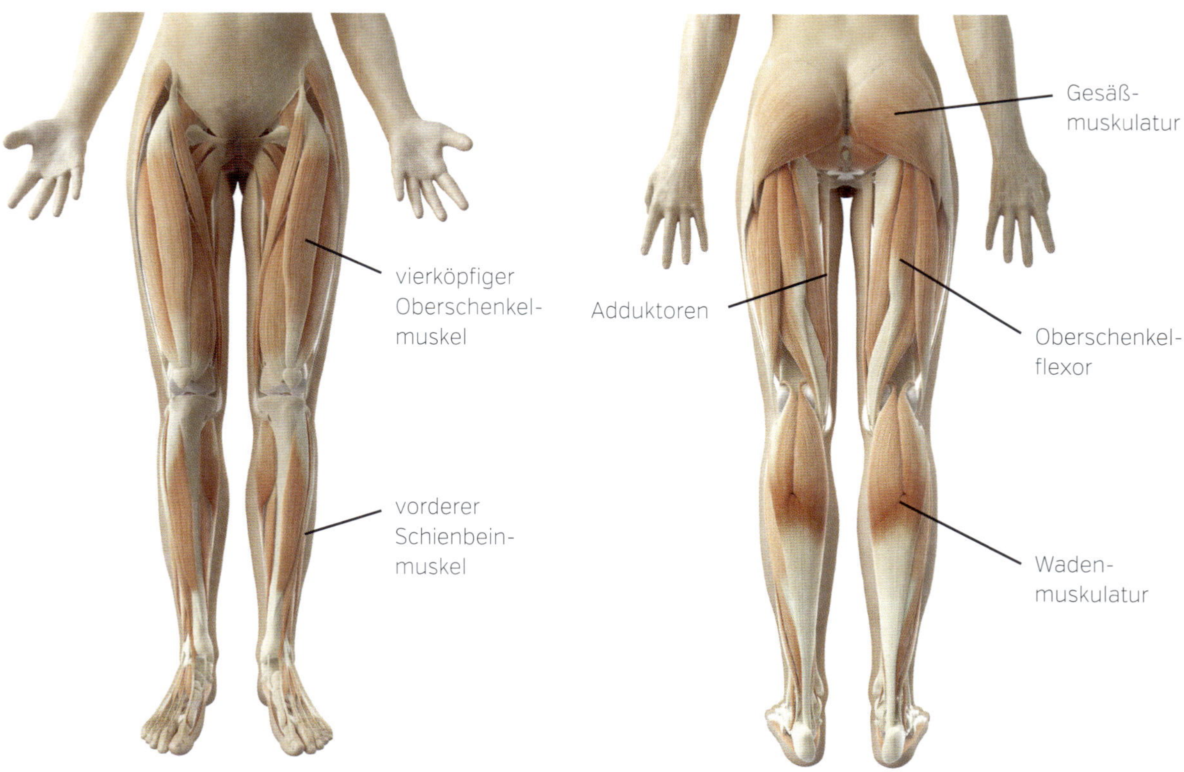

Die Beinmuskulatur

Der vierköpfige Oberschenkelmuskel *(M. quadriceps femoris)*: Er besteht aus vier Anteilen und sitzt an der Oberschenkelvorderseite. Er ist für die Flexion (die Beugung) im Hüftgelenk und die Extension (Streckung) im Kniegelenk zuständig. Trainieren kannst du ihn beispielsweise mit dem Squat (Seite 112).

Die Gesäßmuskulatur *(M. glutaeus maximus, M. glutaeus medius, M. glutaeus minimus)*: Die Gesäßmuskulatur besteht aus drei Muskeln: dem großen *(M. glutaeus maximus)*, dem mittleren *(M. glutaeus medius)* und dem kleinen *(M. glutaeus minimus)* Gesäßmuskel. Der große Gesäßmuskel ist zum Beispiel für die Streckung und die Stabilisierung des Oberschenkels zuständig. Zusätzlich bewirkt er seine Außenrotation. Der mittlere Gesäßmuskel bewirkt in Kombination mit dem kleinen Gesäßmuskel eine Innenrotation und Flexion im Hüftgelenk. Sie sind zusammen die wichtigsten Abduktoren im Hüftgelenk. Gute Übungen für die Gesäßmuskulatur sind zum Beispiel Fire Hydrants (Seite 124) oder Donkey Kicks (Seite 123).

Oberschenkelflexoren (ischiocrurale Muskulatur): Die ischiocrurale Muskulatur befindet sich auf der Oberschenkelrückseite. Sie besteht aus dem Halbsehnenmuskel *(M. semitendinosus)* und dem halbmembranösen Muskel *(M. semimembranosus)*, die beide für die Extension der Hüfte und die Flexion und Innenrotation des Knies zuständig sind. Zusätzlich gehört der Beinbeuger *(M. biceps femoris)* zur ischirocruralen Muskulatur. Seine Funktion ist nicht nur die Extension (Streckung) der Hüfte, sondern auch die Flexion (Beugung) und Außenrotation des Knies. Optimal trainiert werden die Oberschenkelflexoren bei Squats (Seite 112), Lunges (Seite 115) oder auch mit Übungen mit dem Miniband (ab Seite 170).

Wadenmuskulatur *(M. triceps surae)*: Die Wadenmuskulatur wird aus drei Anteilen gebildet: dem zweiköpfigen Wadenmuskel *(M. gastrocnemius)*, dem Schollenmuskel *(M. soleus)* und dem Fußsohlenmuskel *(M. plantaris)*. Die Wadenmuskulatur ist unter anderem für die Plantarflexion (die Beugung des Fußes in Richtung der Fußsohle), die Flexion (Beugung) des Kniegelenks und die Supination (das Abknicken des Fußgelenkes nach außen) zuständig. Trainiert werden kann die Wadenmuskulatur bei Übungen, bei denen man auf die Zehenspitzen kommen muss, wie zum Beispiel Calf Raises (Seite 111) oder die Kerze (Seite 66) beim Hulern.

Vorderer Schienbeinmuskel *(M. tibialis anterior)* und langer **Wadenbeinmuskel** *(M. fibularis longus)*: Der vordere Schienbeinmuskel stabilisiert unter anderem das Sprunggelenk. Zusammen mit dem langen Wadenbeinmuskel übernimmt er eine Stützfunktion am Mittelfuß. Er schützt im Alltag und Sport vor dem Umknicken und kann beispielsweise mit Skate Jumps (Seite 162) trainiert werden.

Der Blutkreislauf im Sport

Das Herz und die blutführenden Gefäße im Körper bilden gemeinsam das Herz-Kreislauf-System. Seine Aufgabe ist es, die am Rande liegenden (peripheren) Organe mit Blut zu versorgen. Dank des Bluts werden Sauerstoff und Nährstoffe in den Arterien zu den Zellen hin, also weg vom Herzen, geführt, und Abbauprodukte und Kohlenstoffdioxid in den Venen von den Zellen weg transportiert. Bei dieser Zirkulation spricht man vom Blutkreislauf. Der menschliche Blutkreislauf unterteilt sich in den oberen Kreislauf, den Lungenkreislauf, und den unteren Kreislauf, welcher als Körperkreislauf bezeichnet wird. Für den Körperkreislauf wird aus der linken Herzkammer das Blut in die Aorta, also in die Hauptschlagader, gepumpt. Dann verteilt sich das Blut in die Arterien, die sich immer weiter verzweigen, bis sie in den sogenannten Kapillaren enden. In den Kapillaren werden Sauerstoff und Nährstoffe mit Kohlenstoffdioxid und Abbauprodukten zwischen dem Blut und dem Gewebe ausgetauscht. Nach dem Austausch wird das Blut über die Venolen, wie kleine Venen genannt werden und die zu Venen werden, zurück zum Herzen geführt. Für

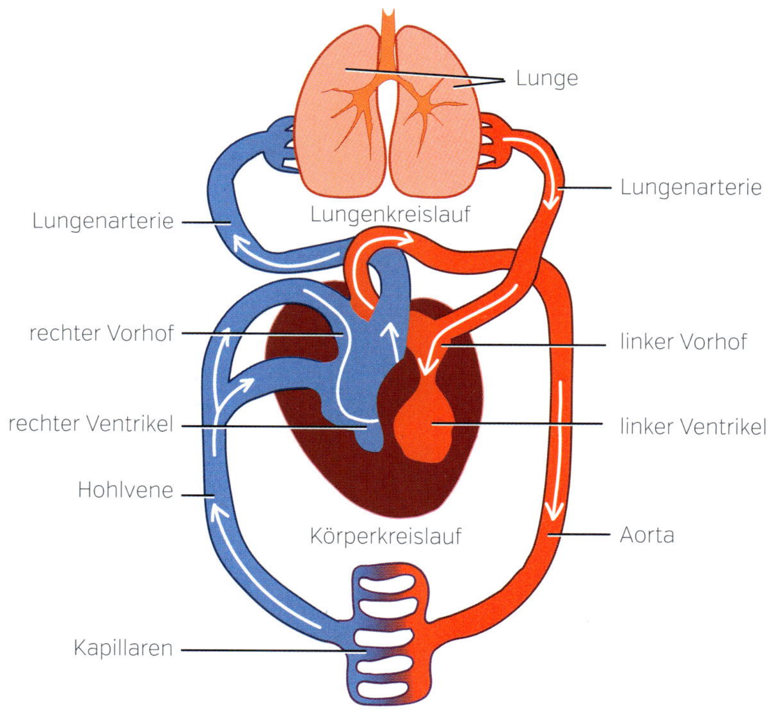

Das Kreislaufsystem zeigt die Blutzirkulation im Körper: Die sauerstoffreichen Arterien sind in Rot, die sauerstoffarmen Venen in Blau dargestellt.

den Lungenkreislauf wird sauerstoffarmes Blut aus der rechten Herzkammer in die Lungenarterie gepumpt. Dort wird das Blut mit Sauerstoff angereichert und gelangt über die Lungenvene zurück zum Herzen.

Wenn man von dem Herz-Kreislauf-System spricht, ist schnell von den kardialen Parametern die Rede, die in Bezug auf jedes Ausdauertraining von Bedeutung sind. Diese Parameter beschreiben das Schlagvolumen, die Herzschlagfrequenz und das Herzminutenvolumen. Bei dem Schlagvolumen handelt es sich zum Beispiel um die Blutmenge, die pro Kontraktion, dem Zusammenziehen, des Herzens ausgeworfen wird. Normalerweise liegt dies bei circa 70 Milliliter. Die Herzschlagfrequenz ist die Anzahl der Herzschläge pro Minute. Eine durchschnittliche Ruheherzschlagfrequenz liegt bei circa 60 bis 70 Schlägen pro Minute. Das Herzminutenvolumen lässt sich errechnen, indem das Schlagvolumen mit der Herzschlagfrequenz multipliziert wird. Es ist die Blutmenge, die pro Minute vom Herzen ausgeworfen wird und für eine bedarfsgerechte Organdurchblutung sorgt. Umso größer das Schlagvolumen ist, desto niedriger kann prinzipiell die Herzschlagfrequenz sein, um ein bedarfsgerechtes Herzminutenvolumen zu gewährleisten.

Die Ausdauer trainieren

Eine leistungssteigernde Trainingsform wird als Ausdauertraining bezeichnet. Ziel ist es, über einen längeren Zeitraum eine entsprechende Leistung zu erbringen, trotz Ermüdungserscheinungen eine stabile Technik zu halten und im Anschluss eine schnellere Regeneration zu erreichen. Die Ausdauer lässt sich nicht nur nach der Dauer differenzieren, sondern auch nach der beteiligten Skelettmuskulatur, also der Muskulatur, die für die Bewegung des Körpers zuständig ist.

Der Zeitfaktor im Ausdauertraining

Differenziert man nach der Zeit, so kann man die Ausdauer in drei verschiedene Formen unterteilen: die Kurzzeitausdauer, die Mittelzeitausdauer und die Langzeitausdauer. Bei der Kurzzeitausdauer wird die Energie hauptsächlich auf anaerobem (ohne Sauerstoffverbrauch) Weg bereitgestellt. Sie kennzeichnet eine Dauer von 35 Sekunden bis hin zu zwei Minuten. Die Energiebereitstellung der Mittelzeitausdauer erfolgt hingegen auf aerobem (mit Sauerstoffverbrauch) und anaerobem (ohne Sauerstoffverbrauch) Weg. Hier liegt die Belastungsdauer bei zwei bis zehn Minuten. Bei der Langzeitausdauer wird die Energie fast vollständig aerob zur Verfügung gestellt. Sie lässt sich noch einmal in die Langzeitausdauer I mit einer Belastungsdauer von 10 bis 35 Minuten, die Langzeitausdauer II mit einer Belastungsdauer von 35 bis 90 Minuten und die Langzeitausdauer III mit einer Belastungsdauer von über 90 Minuten unterteilen. Gerade bei der Langzeitausdauer II werden zusätzlich zu Sauerstoff noch Glukose und Fettsäuren für die Energie bereitgestellt. Die Langzeitausdauer II ist beim Hula-Hoop-Training der optimale Leistungsbereich zur Fettverbrennung.

Die Rolle der Skelettmuskulatur im Ausdauertraining

Eine andere Möglichkeit, das Ausdauertraining zu differenzieren, ist, den Anteil der an der Bewegung beteiligten Skelettmuskulatur zu beurteilen. Hier wird zwischen der lokalen und der allgemeinen Ausdauer unterschieden. Bei der lokalen Ausdauer sind einzelne Körperteile oder mindestens 15 Prozent der Skelettmuskulatur aktiv. 15 Prozent entsprechen in etwa der Muskelmasse von beiden Beinen. Wird im lokalen Ausdauerbereich trainiert, so hat sie keine signifikante Bedeutung in Bezug auf die Leistungsfähigkeit des Herz-Kreislauf-Systems. Hier wird die lokale Ausdauer, in diesem Fall also die Beine, trainiert. Ein Beispiel für ein solches Training ist das isolierte Krafttraining. Hier wird nur ein Gelenk beansprucht, wie zum Beispiel bei den Bizeps-Curls. Bei der allgemeinen Ausdauer sind mehr als 15 Prozent der Skelettmuskulatur aktiv. Sie verbessert die Herz-Kreislauf-Leistungsfähigkeit.

Welche Effekte Ausdauertraining auf den Körper hat

Ein größeres Herzminutenvolumen unter Belastung ist ein positiver Effekt, der auf Ausdauertraining basiert. Zusätzlich werden neben der Erhöhung des Schlagvolumens die Ruhefrequenz gesenkt und der Herzmuskel gekräftigt. Ausdauertraining wirkt sich allerdings nicht nur positiv auf das Herz aus, sondern auch auf das gesamte Herz-Kreislauf-System. Es verbessert die Kapillarisierung – die Neubildung von Kapillaren im Gewebe, die die Blut- und damit Sauerstoffversorgung der Gewebe, auch des Muskelgewebes, steigert –, erhöht das Blutvolumen und verbessert den Blutdruck in Ruhe. Muskulär gesehen nimmt das Mitochondrienvolumen – Mitochondrien sind sozusagen die Kraftwerke unserer Zellen – und auch der intramuskuläre Glykogenspeicher, also der Speicher, der Kohlenhydrate innerhalb der Muskulatur speichert, zu. Aber auch die Stoffwechselprozesse werden angestoßen, was mittelfristig den Grundumsatz und die Fettverbrennung steigert.

Arten des Ausdauertrainings

Es gibt unterschiedliche Formen von Ausdauertraining, die sich in der Belastungsnormative, den unterschiedlichen Belastungskomponenten, unterscheiden. Wenn man von Belastungsnormativen spricht, dann handelt es sich beispielsweise um die Dauer, die Dichte, den Umfang, die Intensität und die Häufigkeit der Belastung. Bei der Belastungsdauer handelt es sich um die Dauer einer Übung oder einer Übungsreihe. Die Belastungsdichte beschreibt das Verhältnis der Belastungs- und Erholungsphase, also der aktiven Phase und der Pause. Die Summe aller einzelnen Reize, also alle Wiederholungszahlen einer Übung, wird als Belastungsumfang bezeichnet. Die Belastungsintensität ist die Stärke des Reizes. Beim Krafttraining handelt es sich um das Gewicht, das gestemmt wird, und beim Ausdauertraining zum Beispiel um das Tempo, mit dem trainiert wird. Die Anzahl von Trainingseinheiten innerhalb eines bestimmten Zeitraums wird als Belastungshäufigkeit angegeben.

Die Dauermethode

Die wohl gängigste Form von Ausdauertraining ist die Dauermethode. Sie kennzeichnet eine durchgängige Bewegung mit geringer Intensität, keinen Pausen, einer gleichbleibenden Geschwindigkeit und einem großen Umfang. Beim Hula-Hoop wird dies durch das reine Hulern erreicht. Wird zwischendurch die Geschwindigkeit planmäßig verändert – zum Beispiel mal schneller und mal langsamer gehulert –, dann spricht man von einer Tempowechselmethode oder einer variablen Dauermethode. Von einem Fahrtenspiel ist wiederum die Rede, wenn nicht nur das Tempo, sondern auch der Stil geändert wird. Ein Beispiel im Hula-Hoop-Training sind Tempowechsel während des Hulerns und zusätzliche Beinbewegungen. Hier entsteht ein fließender Wechsel zur Intervallmethode.

Die Intervallmethode

Im Gegensatz zur Dauermethode wird das Intervalltraining von Pausen unterbrochen und umfasst nur eine mittlere Trainingszeit. Es wird zwischen der extensiven Intervallmethode, bei der die Pausenzeiten geringer sind als das Belastungsintervall, und der intensiven Intervallmethode, bei der die Pausenzeiten größer sind als das Belastungsintervall, unterschieden. Gesteuert wird die Belastungsintensität mit der Belastungsdauer und der Geschwindigkeit. Charakterisierend für ein Intervalltraining ist, dass die Pausenzeiten zwischen den Intervallen fest geplant sind. In den Pausenzeiten wird eine leichte Bewegung kontinuierlich aufrechterhalten.

Hochintensives Intervalltraining (HIIT)

Eine Form der intensiven Intervallmethode ist das hochintensive Intervalltraining, auch HIIT genannt. Es dauert circa 15 bis 30 Minuten und ist generell für alle gesunden Menschen geeignet, die nur wenig Zeit haben. Wichtig ist jedoch, dass aufgrund der hohen Intensität der Ausdauerform eine Grundlagenausdauer vorhanden sein muss. HIIT erzielt bei einer geringen Zeitinvestition hohe Erfolge und geht mit einem vergleichsweisen höheren Kalorienverbrauch einher. Der zusätzliche Nachbrenneffekt ist ein weiterer Pluspunkt und beruht darauf, dass der Energieverbrauch nach einer HIIT-Einheit erhöht bleibt.

Tabata

Beim Tabata-Training handelt es sich um eine Unterform von HIIT, das einem festen Modell mit 20 Sekunden Belastung und 10 Sekunden Pause folgt. Eine Tabata-Einheit dauert immer vier Minuten, da pro Einheit acht Übungen absolviert werden. Wichtig ist, dass die Übungen in der vorgegebenen Zeit mit maximaler Intensität und Schnelligkeit durchgeführt werden. Aufgrund der Pausenzeiten von nur 10 Sekunden zwischen den Belastungen werden die Übungen mit steigender Belastung schwerer fallen.

Ausdauerbereiche

Eine Trainingseinheit lässt sich in unterschiedliche Bereiche unterteilen. Hierbei hat jeder Bereich – also jede Phase – eine bestimmte

Funktion. Die verschiedenen Ausdauerbereiche lassen sich zum einen in den Regenerationsbereich, in die Grundlagenausdauer I und II sowie in ein anaerobes Training unterteilen.

Der Regenerationsbereich

Im Regenerationsbereich wird mit einer niedrigen Belastungsintensität im aeroben Bereich trainiert. Die Wiederherstellung der Leistungsfähigkeit nach dem Training und die Erholung stehen hier an erster Stelle. Für das Training sollten circa 45 Minuten angesetzt werden, der Körper wird nach der Trainingseinheit geschont.

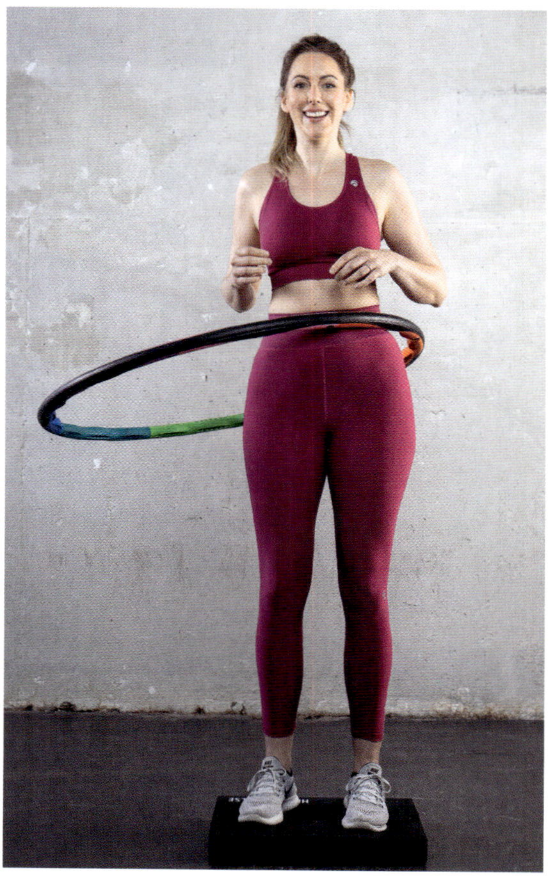

Ein instabiler Untergrund erfordert eine erhöhte Konzentration und mehr Körperspannung.

Grundlagenausdauer I und II

Die Grundlagenausdauer I stellt die Basis des generellen Ausdauertrainings dar. Um sie zu trainieren, wird üblicherweise mit der Dauermethode oder der extensiven Intervallmethode gearbeitet. Die Energie wird aerob, also unter Sauerstoffbeteiligung, gewonnen. Hier wird unter anderem der Fettstoffwechsel angeregt und die Mitochondrienanzahl vermehrt.

Ein optimales Training für das Herz-Kreislauf-System wird mit der Grundlagenausdauer II erzeugt. Normalerweise wird mit der intensiven Intervallmethode an der aerob-anaeroben Schwelle trainiert. Auch bei der Grundlagenausdauer II wird die Anzahl der Mitochondrien erhöht.

Anaerobes Training

Wer im anaeroben Bereich trainieren will, muss das Training mit einer hohen Belastungsintensität gestalten. Normalerweise wird dieses Training im Leistungssport oder wettkampfspezifisch eingesetzt.

Koordination und Gleichgewicht

Für viele Menschen ist es schwierig, sich auf zwei Dinge gleichzeitig zu konzentrieren. Genau das ist es aber, was das Hula-Hoop fordert und fördert. Nicht nur ist die korrekte Haltung von großer Bedeutung, sondern auch die Aktivierung der Bauchmuskulatur. Erschlafft diese nämlich, fällt der Reifen zu Boden. Weitere Komponenten wie Armübungen oder Schrittfolgen, die in das Grundtraining eingebaut werden, fördern die Koordination und das Gleichgewicht. Dies gilt sowohl für das Hulern als auch für darüber hinausgehende Übungen, wenn der Reifen als Hilfsmittel eingesetzt wird. Zur Steigerung des Schwierigkeitsgrads und Schulung des Gleichgewichts beim Hulern bietet es sich beispielsweise an, auf einem instabilen Untergrund zu trainieren. Geeignet ist hier eine Matte oder auch ein Balance Pad.

Wird der Reifen als Hilfsmittel genutzt, kann auch hier mit instabilen Untergründen gearbeitet werden. Generell gilt, dass die Übung zuerst auf einem stabilen Untergrund korrekt beherrscht werden sollte, bevor man das Level steigert. Dies dient der eigenen Sicherheit.

Die richtige Motivation: Ziele, Voraussetzungen und Ausstattung

Vielleicht fragst du dich, was du alles zum Hulern brauchst. Eigentlich sind das nur ein Reifen und ein wenig Platz. Mehr ist es nicht. Du brauchst prinzipiell nicht einmal Sportkleidung. Am einfachsten ist es nämlich, wenn man auf nackter Haut hulert. Durch den direkten Kontakt mit der Haut hat der Reifen mehr Grip und es ist einfacher, ihn oben zu halten. Außerdem spürst du den Reifen besser und kannst ihn besser führen. Je mehr Stoff zwischen dem Körper und dem Reifen ist, desto schwieriger ist es, den Reifen auf seiner Position zu halten. Optimal ist es also, wenn deine Taille nicht von Stoff bedeckt wird.

Das sind genau die Vorteile dieses Sports: Im kleinsten Raum findet sich Platz, notfalls wird der Wohnzimmertisch schnell zur Seite geschoben, und du musst dich noch nicht einmal unbedingt umziehen. Selbst Wartezeiten kannst du zu Hause gut mit Hulern überbrücken. Kurz: Eigentlich musst du nur deinen inneren Schweinehund besiegen – und das ist in diesem Fall bestimmt keine große Überwindung, denn Hulern kann zwar, muss aber nicht anstrengend sein. Es macht Spaß und ist in jedem Fall effektiv.

Wenn du dennoch immer wieder bislang an der Motivation gescheitert bist, ein Abnehmprojekt zu starten oder mit Sport zu beginnen oder damit durchzuhalten, frage dich immer, was dein Ziel ist. Was genau möchtest du erreichen? Viele sagen, dass sie gerne fit sein möchten. Kläre, was Fitness für dich bedeutet. Einer meiner Ausbilder stellt diese Frage bei jeder seiner Fortbildungen: Was ist Fitness? Und nun bitte ich dich, dir einen Moment zu nehmen und einmal darüber nachzudenken, was für dich Fitness bedeutet. Was verbindest du mit dem Begriff und warum möchtest du fit sein?

Der Begriff »Fitness« kommt aus dem Englischen und steht für Gesundheit oder Tauglichkeit. Hättest du es gewusst? Das heißt, dass jeder

Mensch eine andere Fitness, also Tauglichkeit, benötigt. Eine ältere Person benötigt eine andere Tauglichkeit als ein Schulkind. Ein Bauer, der in seinem Alltag physischer Belastung ausgesetzt ist, muss eine andere Tauglichkeit aufweisen als ein Büroangestellter, der höchstwahrscheinlich den Großteil des Arbeitstages im Sitzen verbringt. Die Tauglichkeit ist abhängig von dem jeweiligen Lebenskonzept und den Lebensbedingungen einzelner Menschen. Es ist kaum möglich, diesen Begriff zu verallgemeinern, sodass er für alle Menschen gleich gilt. Jeder Mensch verfügt über eine individuelle Physiologie, ein individuelles Körpergefühl, definiert Wohlbefinden für sich auf seine eigene Weise und führt einen individuellen Lebensstil. Bei der Fitness spielen viele Faktoren eine Rolle, daher hat der Wunsch, »fitter zu werden«, auch für jeden Menschen eine andere, ganz eigene Bedeutung.

Jetzt, da du weißt, wofür Fitness steht, überlege dir, wofür du tauglich sein möchtest. Möchtest du wieder mit deinen Kindern toben können? Möchtest du dich bewegen, ohne Schmerzen zu haben? Möchtest du vielleicht in deine Lieblingsjeans passen, die dir mittlerweile zu eng geworden ist? Möchtest du mehr Sport und Bewegung in deinen Alltag integrieren, ohne dich im Fitnessstudio anmelden zu müssen? Fühlst du dich verspannt und möchtest deinem Körper zu etwas mehr Flexibilität und Lockerheit verhelfen? Es gibt so viele verschiedene Gründe, Fitness zu erlangen. Wichtig ist jedoch, dass es dein Grund ist.

Bitte achte immer darauf, dass du dich und dein Ziel nicht aus den Augen verlierst. Vergleiche dich nicht mit anderen. Du bist die Person, auf die du den Fokus setzen solltest. Kein anderer Mensch erfüllt exakt die Bedingungen und Voraussetzungen, die du mitbringst. Kein anderer Mensch hat genau deine Größe mit deinem Gewicht, deinen Stoffwechsel und exakt die gleichen Ziele. Vergleiche führen häufig dazu, sich demotiviert zu fühlen. Vielmehr solltest du selbst dein eigener Maßstab sein. Eine tolle Möglichkeit, am Ball zu bleiben, ist, die eigenen Ziele zum einen zu definieren und zum anderen messbar zu machen. Setze dir realistische und klar definierte Ziele – große Ziele und kleine Zwischenziele.

Ziele richtig formulieren

Ein Beispiel soll das illustrieren: Anna ist 35 Jahre alt, leidet an Rückenschmerzen, ist häufig träge und hat für ihre Wahrnehmung 20 Kilo zu viel auf den Rippen. Sie hat einen kleinen Sohn, der viel Aufmerksamkeit benötigt, und sie findet kaum Zeit für sich. Eines Tages bekommt Anna mit, dass Hula-Hoop im Trend ist und wie viele Personen berichten, dass sie damit abgenommen haben. Wow, denkt sie sich. Das will ich auch. Gesagt, getan, der Reifen ist gekauft und steht seitdem in der Ecke. Ihre Gründe, warum sie nicht hulert: Sie hat keine Zeit, sie schafft es nicht und der Kleine benötigt ihre volle Aufmerksamkeit. Wenn er im Bett ist, muss sie sich um den Haushalt kümmern. Es ist ein Teufelskreislauf. Anna hat sich kein Ziel gesetzt, sie hat sich nicht mit sich selbst auseinandergesetzt und erkannt, dass sie sich selbst immer hintanstellt. Sie hat sich nicht bewusst gemacht, dass sie und ihre Bedürfnisse wichtig sind. Nur, wenn es Anna gut geht, kann sie auch für andere Menschen da sein.

Mal angenommen, Anna hat sich mittlerweile die Zeit genommen und ihre persönlichen Ziele aufgeschrieben. Auf ihrem Zettel stehen jetzt die folgenden Punkte:

- Ich möchte abnehmen.
- Ich möchte mit meinem Sohn spielen können, ohne schnell aus der Puste zu sein.
- Ich möchte mir Zeit für mich nehmen.
- Ich möchte keine Rückenschmerzen mehr haben.

Was fällt dir auf? Ja, Anna hat sich Ziele gesetzt. Aber sind diese Ziele klar definiert? Sind die Ziele zeitlich messbar? Um Ziele greifbarer zu machen, ist es sinnvoll, genauer zu formulieren. Dabei ist es empfehlenswert, die Ziele in der Gegenwartsform zu formulieren, als wären sie schon real, um das Unterbewusstsein auszutricksen.

- Ich nehme in acht Wochen vier Kilo ab.
- Ich schaffe es, innerhalb von acht Wochen 15 Minuten mit meinem Sohn Fußball zu spielen, ohne aus der Puste zu kommen.
- Ich nehme mir jeden Tag 15 Minuten Zeit für mich, um zu hulern.
- Meine Rückenschmerzen sind in acht Wochen nur noch halb so schlimm wie momentan.

Was sehr gut dabei hilft, ist, zum einen die Ziele aufzuschreiben und zum anderen sie messbar zu machen. Möchtest du abnehmen, dann hilft ein Abnehmtagebuch. Möchtest du schauen, ob sich Schmerzen verbessern, dann hilft es, eine Skala anzufertigen und die Schmerzen wöchentlich zu beurteilen.

Deine Fortschritte kannst du ebenfalls gut dokumentieren, indem du Videos von dir machst, deine reine Hulerzeit (also die Zeit, in der der Reifen oben bleibt) mit der Stoppuhrfunktion deines Handys misst oder die Umdrehungen zählst. Wichtig ist dabei immer, dass deine Ziele und Zwischenziele realistisch sind. Dann wirst du sehen, wie du selbst dein größter Motivator wirst.

Wann du besser nicht hulern solltest

Wie bereits erklärt wurde, ist Hula-Hoop ein Sport, den eigentlich jeder ausführen kann. Dennoch gibt es einige Fälle, in denen man nicht hulern sollte. Wenn du dir bezüglich deines Gesundheitszustands unsicher bist und auf Nummer sicher gehen möchtest, sprich bitte immer vorher mit einem Arzt. Meine folgenden Empfehlungen dienen der Orientierung, ersetzen aber nicht einen ärztlichen Rat.

Schwangerschaft

Ich rate ganz klar davon ab, während einer Schwangerschaft zu hulern. Solltest du frisch entbunden haben, dann warte circa drei Monate ab, bevor du mit dem Hula-Hoop-Training startest. Hast du mit einem Kaiserschnitt entbunden, dann warte noch etwas länger. Halte unbedingt Rücksprache mit deinem Arzt und/oder deiner Hebamme. Das Bindegewebe und die Muskulatur werden während einer Schwangerschaft und der Entbindung stark strapaziert. Dabei kann es zu kleineren Verletzungen kommen (auch Muskelkater ist eine Verletzung), die unbedingt vollständig ausgeheilt sein sollten, bevor die Gewebsstrukturen erneut beansprucht werden.

Hypertonie, Osteoporose, Embolie, Diabetes oder andere Krankheiten

Solltest du an einer dieser genannten Krankheiten leiden, blutverdünnende Medikamente einnehmen oder andere Krankheiten haben, bei denen du zu blauen Flecken neigst, dann sprich bitte unbedingt vorab mit deinem Arzt. Dies gilt auch, wenn du nach einer Operation mit dem Hulern starten möchtest.

Blaue Flecke

Solltest du blaue Flecke haben, dann lege eine Pause ein. Ein blauer Fleck, auch Hämatom genannt, ist ein Bluterguss unter der Haut. Er entsteht aufgrund von geschädigten Blutgefäßen, wenn das Blut in das umliegende Gewebe sickert. Die Medizin unterscheidet mehrere Arten von Hämatomen, und ihre Bezeichnung ist davon abhängig, wo das Hämatom liegt. Bei intramuskulären Hämatomen handelt es sich beispielsweise um Hämatome innerhalb des Muskelgewebes. Bei Hämatomen unter Zehen- oder Fußnägeln spricht man von subungualen Hämatomen. Beim Hulern entstehen meistens subkutane Hämatome. Diese Blutergüsse liegen direkt unter der Haut und entstehen dadurch, dass der Reifen mit seinem Eigengewicht von circa 1,2 Kilogramm um den Körper kreist. Berücksichtigt man zusätzlich noch die Fliehkraft des Reifens, dann erhöht sich das Gewicht entsprechend. Subkutane Hämatome sind normalerweise ungefährlich und können mit rechtzeitigem Kühlen behandelt werden. Sie heilen verhältnismäßig schnell wieder ab und verschwinden gänzlich.

Den Reifen finden, der zu dir passt

Bevor du mit dem Hula-Hoop-Training startest, benötigst du natürlich einen Reifen. Die Auswahl ist riesig, es gibt welche mit Wellen und ohne, mit Massagenoppen oder Magneten und ganz schmale, leichte Reifen. Das Wichtigste ist zunächst, dass du einen qualitativ hochwertigen Reifen kaufst – was nicht heißt, dass er unbedingt teuer sein muss.

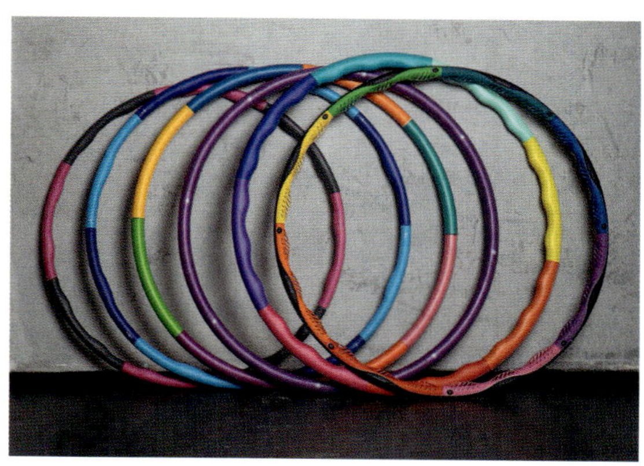

Glatte Reifen oder Reifen mit Wellen sind die idealen Fitness-Hoops. Die Reifen mit Wellen haben einen zusätzlich anregenden Massageeffekt.

Unterschied zwischen Dance Hoop und Fitnessreifen

Zunächst ist es wichtig zu wissen, was du machen möchtest. Da du dir dieses Buch gekauft hast, gehe ich davon aus, dass du Fitness-Hula-Hoop machen möchtest und kein Dance Hoop. Das grenzt die Auswahl schon einmal etwas ein, da die Dance Hoops wesentlich leichter und schmaler sind als die Fitness Hoops. Beim Dance Hoop schwingen die Reifen nicht nur um die Taille, sondern auch um die Arme, die Beine oder sogar den Hals. Bitte mache diese Übungen niemals mit einem Fitnessreifen! Fitnessreifen haben normalerweise fast die gleichen Durchmesser, sie sind aber breiter und starten bei einem Gewicht von circa 1,2 Kilogramm. Statt in verschiedenen Durchmessern unterscheiden sie sich in Gewicht, in ihrer Breite und der Form.

So erkennt man einen hochwertigen Reifen

Achte beim Reifenkauf unbedingt auf eine gute Qualität. Ein Fitnessreifen besteht in der Regel aus sechs bis acht einzelnen Segmenten, die sich zusammenstecken lassen. In einzelnen Fällen werden die Elemente auch ineinander gedreht. Wichtig ist, dass die Steckverbindungen aus festem Material bestehen und stabil sind.

Wenn du deinen Reifen zusammengebaut hast, sollte er, wenn er aufrecht auf dem Boden steht, bei leichtem Druck seine runde Form behalten. Du kannst die Stabilität zusätzlich prüfen, indem

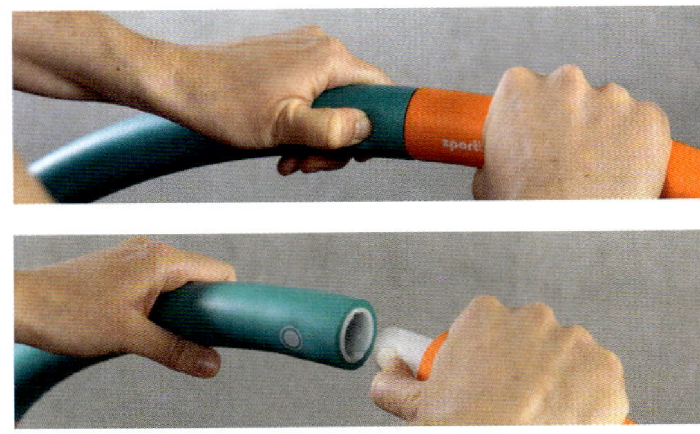

Mit einem Drückmechanismus lassen sich die einzelnen Elemente des Reifens auseinandernehmen und wieder zusammenstecken.

du den Reifen an einem Element festhältst und ihn dann waagerecht anhebst. Auch hierbei sollte er seine Form weitestgehend behalten.

Grundsätzlich funktioniert das Hulern auch mit einem instabilen Reifen. Gerade für den Start ist dies aber eher kontraproduktiv, da es wesentlich schwieriger ist, zusätzlich zur Grundbewegung die Instabilität auszugleichen. Beachte außerdem, dass der Reifen einen möglichst großen Durchmesser hat. Je größer der Durchmesser ist, desto mehr Zeit hast du, den Reifen anzustoßen. Der durchschnittliche Standardinnendurchmesser liegt bei circa 98 Zentimetern. Optimal ist es, wenn der Reifeninnendurchmesser etwa so groß oder etwas größer ist wie der Taillenumfang. Da die handelsüblichen Reifen einen Standarddurchmesser haben, wird es allerdings schwierig, immer einen Reifen mit passendem Durchmesser zu finden.

Im Internet findest du viele Angaben, bei welchem Körpergewicht du welches Reifengewicht verwenden solltest. Meiner Meinung ist das aber

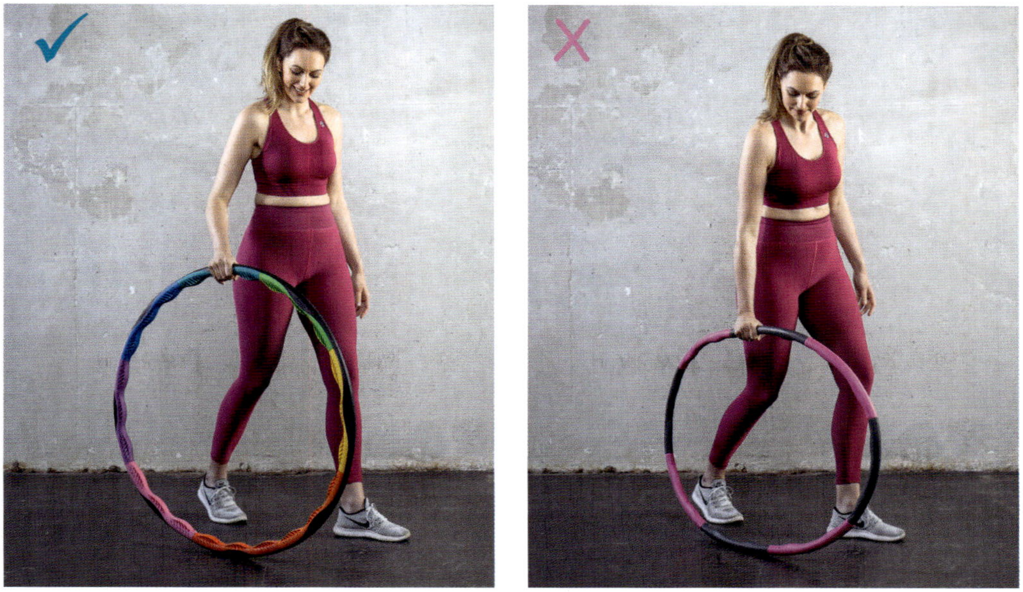

Die Qualität eines Reifens lässt sich anhand seiner Festigkeit und Stabilität erkennen: Ein guter Reifen sollte bei diesem Drucktest nicht nachgeben.

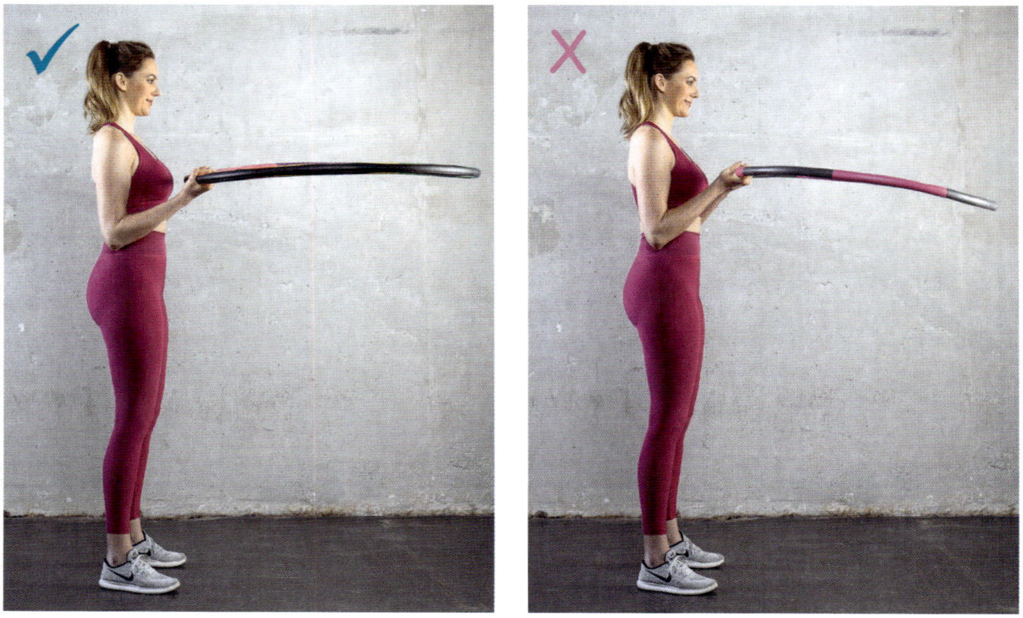

Auch der Schwerkraft sollte ein hochwertiger Reifen standhalten; der rechts abgebildete Reifen weist keine Stabilität auf.

nicht richtig. Ich möchte dich noch einmal dafür sensibilisieren, dass dein Körpergewicht nicht zwangsläufig etwas über deine Körperform aussagt.

70 Kilo sehen nicht nur bei Personen unterschiedlicher Größe anders aus, auch gleichgroße Menschen können sich enorm in ihrer Körperform unterscheiden und trotzdem gleich viel wiegen. Viel wichtiger für die Wahl des richtigen Reifens ist also nicht das Gewicht, sondern vielmehr die Körperform und der Bauch- beziehungsweise Taillenumfang. Erfahrungsgemäß können die meisten Personen mit einem qualitativ hochwertigen Reifen mit einem Eigengewicht von 1,2 bis 1,6 Kilogramm am besten hulern. Ob du einen Reifen mit oder ohne Wellen, Massagenoppen oder Magneten kaufst, ist erst einmal nicht ausschlaggebend. Ich empfehle für den Anfang einen Reifen ohne Noppen und Magneten, da diese blauen Flecke begünstigen können. Das Hulern mit jedem Reifen führt zu einer automatischen Muskelanspannung, solche mit Wellen lassen die Muskulatur etwas stärker kontrahieren. Die Reifen verschiedener Hersteller unterscheiden sich teils darin, ob sie zwei oder drei Wellen pro Element aufweisen.

Der optimale Reifendurchmesser

Als grobe Faustformel gilt für den Start: Je größer der Bauchumfang ist, desto größer sollte der Durchmesser des Reifens sein. Optimalerweise beträgt der Durchmesser des Reifens, also die Länge, die quer durch die Mitte von einer Seite des Reifens zur anderen gemessen wird, circa den Umfang der Taille. Je größer der Reifendurchmesser ist, desto geringer kann das Gewicht für den Start ausfallen.

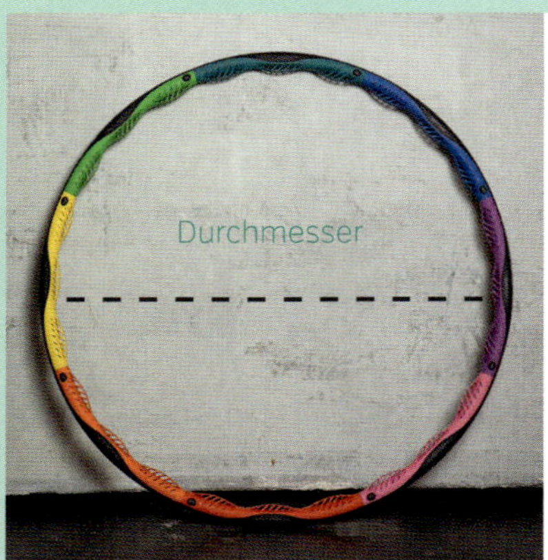

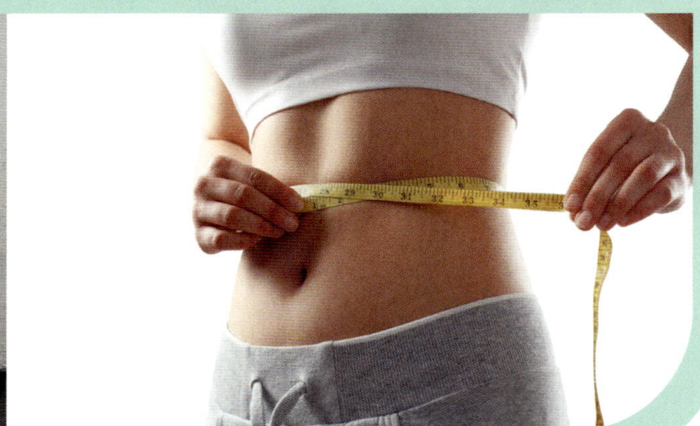

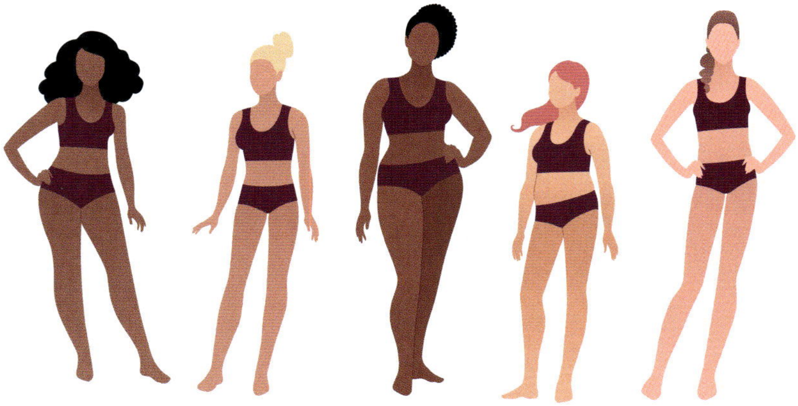

Das Körpergewicht spielt beim Hulern und bei der Auswahl des Reifens keine Rolle, denn es sagt nichts über die Körperform und -größe aus.

Jedes Mal, wenn der Reifen um den Körper kreist, zieht sich die Muskulatur kurz zusammen. Das geschieht ganz automatisch, wenn du mit einem (glatten) Reifen hulerst. Ein Reifen mit Wellen verstärkt diese Kontraktion. Während des Zusammenziehens laufen viele Prozesse innerhalb deiner Muskulatur ab, die dafür sorgen, dass sie stärker wird.

So viele Reifen sollte man besitzen

Du wirst dir sicherlich die Frage stellen, wie viele Reifen man überhaupt benötigt. Um ehrlich zu sein: Ein Reifen reicht prinzipiell aus. Wer länger beim Hula-Hoop-Training bleibt, wird allerdings feststellen, dass es wahrscheinlich nicht bei einem Reifen bleibt. Es macht nicht nur Spaß, mit unterschiedlichen Reifen zu hulern, es ist auch für deine Muskulatur eine tolle Abwechslung, weil mit jedem Reifenmodell neue Impulse gesetzt werden. Einmal Hulern mit einem Reifen mit Wellen, mal mit einem Reifen ohne Wellen, mal mit einem leichten, dann wieder mit einem schweren Reifen – wer neue Reize setzt, regt seine Muskulatur besser zum Arbeiten an. Erwarte keinen enormen Muskulaturzuwachs durch das Hula-Hoop-Training. Doch die intermuskuläre Koordination, also das Zusammenspiel verschiedener Muskeln im Körper, wird ausgezeichnet trainiert.

Den Reifen richtig aufbewahren

Hula-Hoop-Reifen sollten immer liegend oder hängend gelagert werden. Wenn er auf dem Boden steht beziehungsweise an einer Wand lehnt, dann wird der Reifen ungleich belastet und er verformt sich durch den Druck. Das kann zur Folge haben, dass er instabil wird.

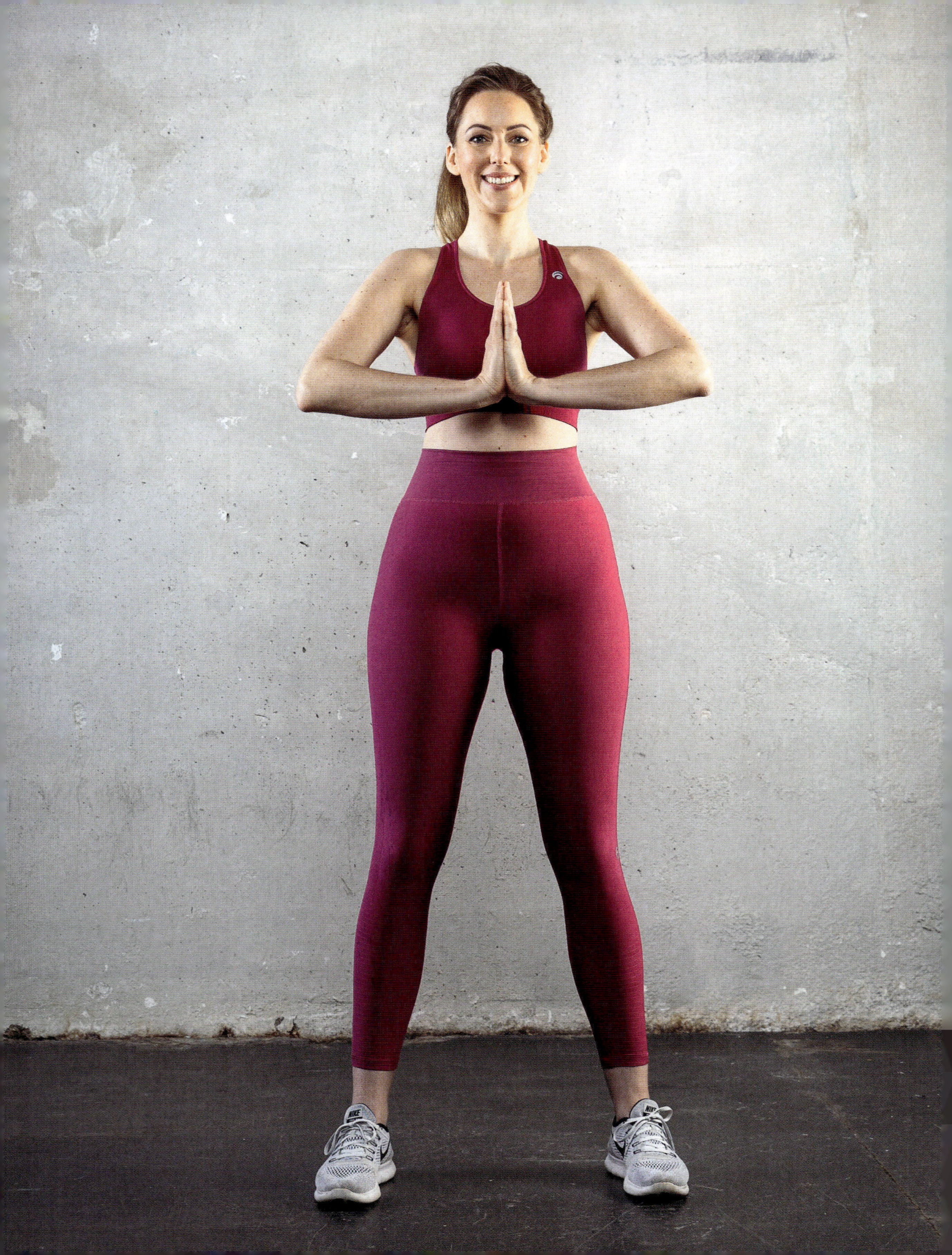

2

Der Start zum Hula-Hoop

Bevor du mit dem Hulern beginnst, gilt es einige Dinge zu beachten, die das Hulern vereinfachen. Vielleicht bist du ein Naturtalent, kannst den Reifen ansetzen und bist sofort startklar. Vielleicht hast du es aber auch versucht, der Reifen fiel sofort zu Boden und du bist für einige Tipps dankbar.

Los geht's

Eines vorneweg: Mit einem leeren Bauch hulert es sich leichter. Warte etwa eine Stunde nach dem Essen, bevor du hulerst, und beginne immer mit einer kurzen Mobilisationsübung. Diese ist auch Teil des Warm-ups auf den Seiten 50 und 51. Die Hüfte sollte immer mobilisiert werden, bevor du mit Hula-Hoop-Reifen arbeitest – ganz egal, ob du nur den Abwurf üben oder ein halbstündiges Full-Body-Workout machen willst. Stelle dich aufrecht hin, deine Schultern lässt du locker fallen und die Knie sind gebeugt. Nun spannst du die Bauch- und Gesäßmuskulatur fest an und schiebst dein Becken nach vorn – nur das Becken. Alles oberhalb der Taille bleibt in der Ausgangsstellung. Aus dieser Position kommst du zurück und gehst aktiv ins Hohlkreuz. Achte bewusst darauf, ausschließlich die Hüfte zu bewegen. Die Beine bleiben, wo sie sind. Die zweite Übung ist ähnlich wie die Vor- und Rückbewegung, doch nun schiebst du die Hüfte abwechselnd nach rechts und links. Achte auch hier darauf, dass der Oberkörper oberhalb der Taille fest bleibt. Spiele bei beiden Übungen mit der Schnelligkeit und kombiniere sie, sobald du die Einzelbewegungen gut beherrschst.

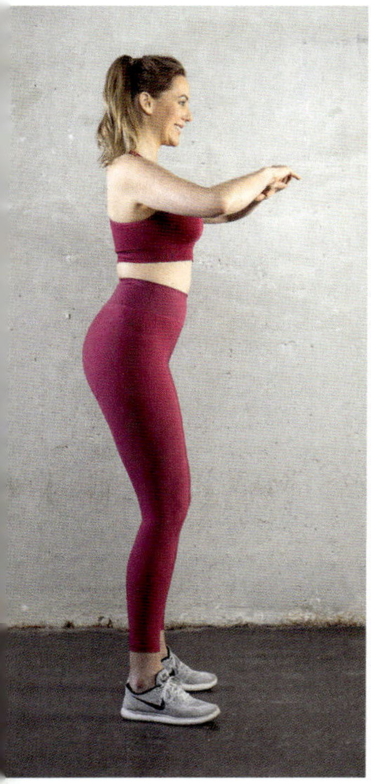

Komme so weit wie möglich ins Hohlkreuz.

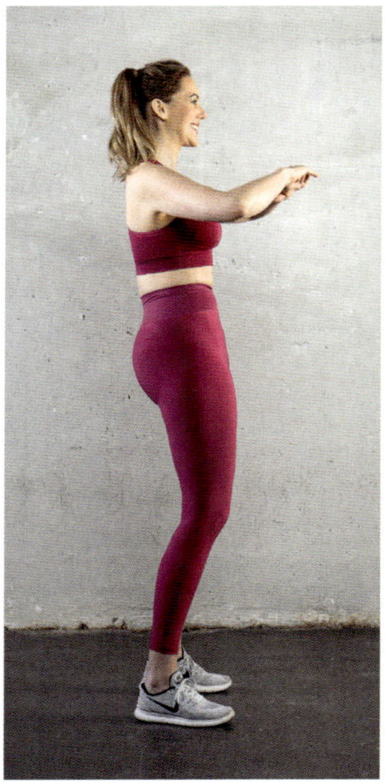

Schiebe das Gesäß möglichst weit nach vorn.

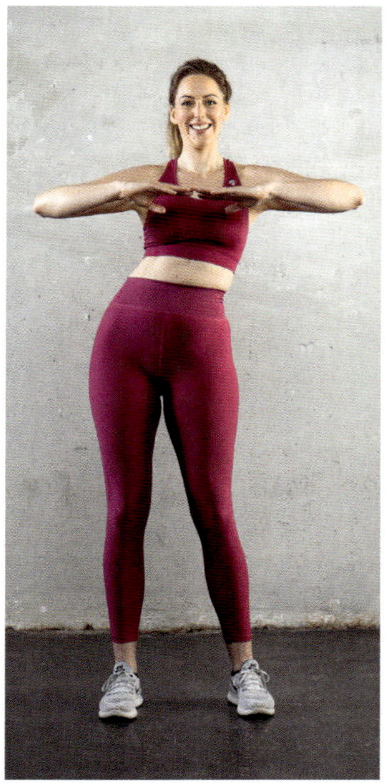

Schiebe nun die Hüfte so weit es geht nach links.

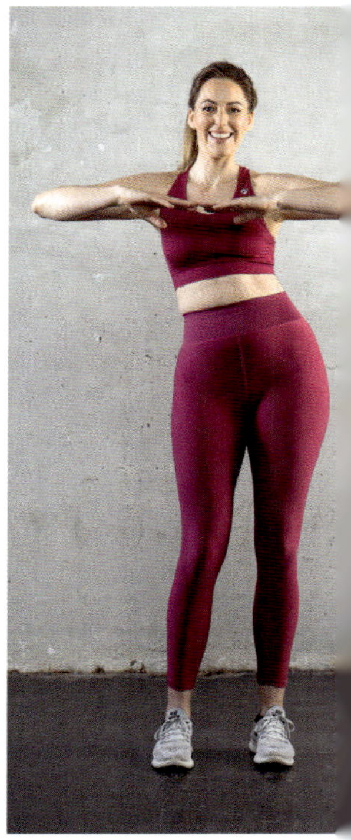

Und schiebe sie nach rechts. Alles oberhalb der Taille bleibt mittig.

Bauchmuskulatur anspannen

In den meisten Anweisungen zu Fitnessübungen heißt es häufig, man solle die Bauchmuskeln anspannen oder aktivieren. Doch wie genau funktioniert das? Sag einmal ganz laut und bestimmt »ICH« und halte kurz die Luft an. Merk dir das Gefühl. Das ist die Spannung, die es dir beim Hulern leichter macht. Alternativ kannst du auch einmal husten und dann die Spannung beibehalten. Oder mache einen Sit-up und halte die Position, wenn du oben angekommen bist. Merke dir immer das Gefühl, welches du dann im Bauch spürst.

Die richtige Haltung

Du hast deinen Reifen, hast alle Trockenübungen gemacht, bist bereit loszulegen und es klappt einfach nicht? Vielleicht liegt es an deiner Haltung. Was manche ganz mühelos hinbekommen, scheint für andere schwieriger zu sein. Aber grundsätzlich gilt, dass ein fester und stabiler Stand essentiell für eine richtige und gesunde Bewegung ist. Für das Hulern gibt es gleich zwei klassische Stellungen.

1. **Hüftbreiter Stand:** Stelle dich aufrecht hin, die Füße etwa hüft- bis schulterbreit auseinander. Achte darauf, dass beide Fußspitzen nach vorn zeigen. Feste Schuhe zu tragen ist empfehlenswert, da sie für einen festen Stand auf dem Boden sorgen. Beuge die Knie leicht und ziehe deine Schultern aktiv nach unten. Deine Bauchmuskulatur ist angespannt, deine Brust ist stolz.
2. **Schrittstellung:** Stelle dich in Schrittstellung auf, die Füße stehen etwa 30 Zentimeter voneinander entfernt und die Zehen zeigen nach vorn. Feste Schuhe tragen zu einem festen Stand bei. Lasse die Knie leicht gebeugt. Spanne die Bauchmuskulatur an, hebe stolz die Brust und lasse deine Schultern sinken. Den meisten fällt es leichter, den Fuß nach vorn zu stellen, wohin der Reifen hulert. Hulerst du also linksherum, ist der linke Fuß vorn, hulerst du rechtsherum, stellst du den rechten Fuß nach vorn.

Achte immer darauf, dass deine Schultern entspannt nach unten sinken. Bringe sie weit weg von deinen Ohren. Vielleicht hilft es dir, die Arme vor der Brust zu verschränken oder dich überkreuz an den eigenen Schultern festzuhalten.

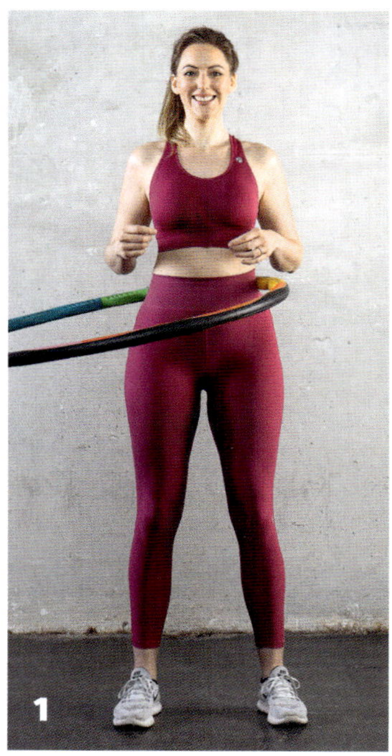
1

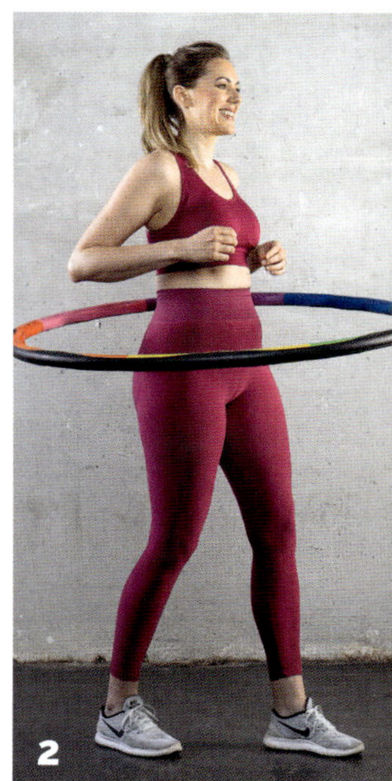
2

Der Abwurf

1. Der Reifen wird am schmalsten Punkt der Taille angesetzt. Achte darauf, dass er waagerecht zum Boden angelegt ist. Platziere die Arme an der Rückseite des Reifens und halte ihn links und rechts fest.

2. Nun drehe dich mitsamt dem Reifen so weit es geht nach links. Achte dabei darauf, dass beide Füße mit der ganzen Sohle den Bodenkontakt behalten.

3. Drehe deinen Oberkörper mit Schwung zur anderen Seite. Gib dem Reifen dabei einen kräftigen Schubs und lasse deine linke Hand erst los, wenn sie auf der rechten Seite des Körpers angekommen ist. Deine rechte Hand löst sich schon etwas früher vom Reifen. Spanne deine Bauch- und Beckenbodenmuskulatur an, indem du sie nach innen oben ziehst, schließe eventuell die Augen und spüre erst einmal, wie sich der Reifen auf deiner Haut anfühlt. Übe dieses Schwunggeben ein paarmal. Irgendwann wirst du merken, wann du Impulse geben musst.

Die korrekte Armhaltung

Viele klagen anfangs beim Hulern über Nackenschmerzen. Bei Hula-Neulingen ist oftmals die

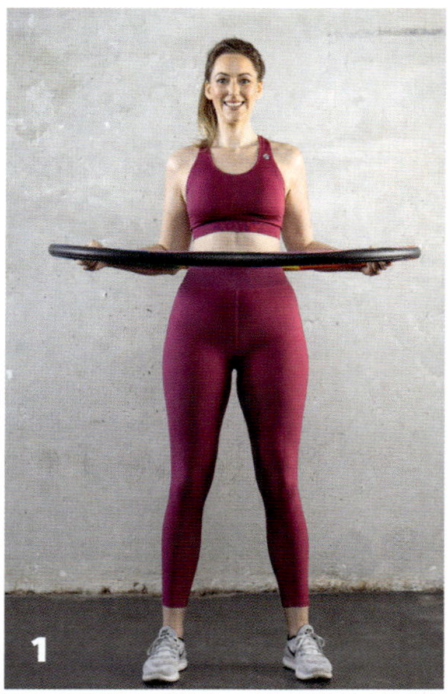

Halte den Reifen mittig von deiner Hüfte parallel zum Boden.

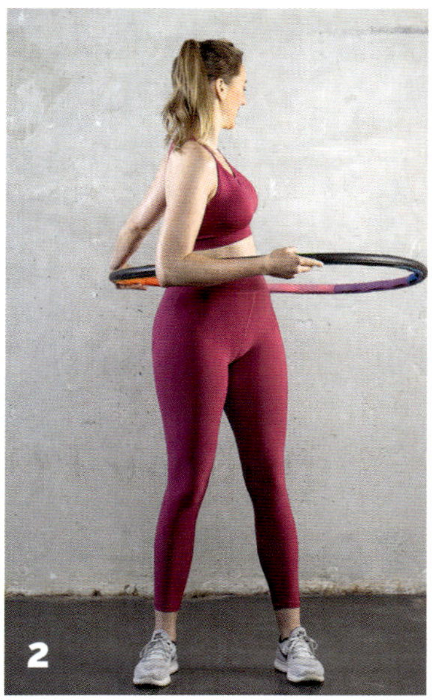

Drehe dich so weit wie möglich zur Seite ein.

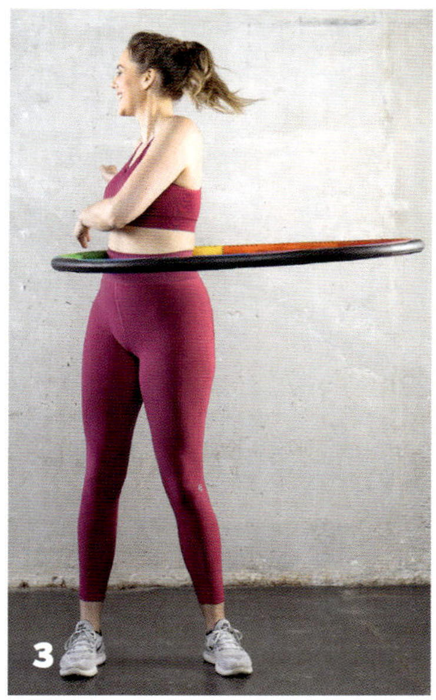

Drehe dich mit Schwung zur anderen Seite und löse die Hände.

gleiche Fehlhaltung zu beobachten. Ich übertreibe jetzt einmal, bitte nicht zu ernst nehmen: Die Schultern werden zu weit und zu stark hochgezogen, sodass sie förmlich an den Ohren kleben, das Gesicht ist dabei vor Anstrengung verzerrt, die Nackenmuskulatur angespannt und der Kopf weist die typische Geierhaltung auf (rechtes Bild).

Wenn du dich hierin wiedererkennen solltest, erinnere dich noch einmal an die richtige Haltung. Die Schultern sollten ganz weit entfernt von den Ohren sein. Da die Arme dabei häufig im Weg sind, folgen nun ein paar Vorschläge, welche Armpositionen sich während des Hulerns anbieten.

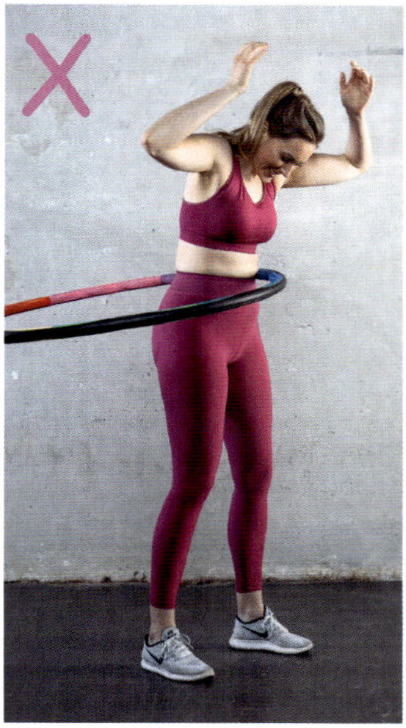

Der Kopf ist in unnatürlicher Haltung nach vorn geneigt, die Arme verkrampft nach oben gezogen – so solltest du nicht beginnen.

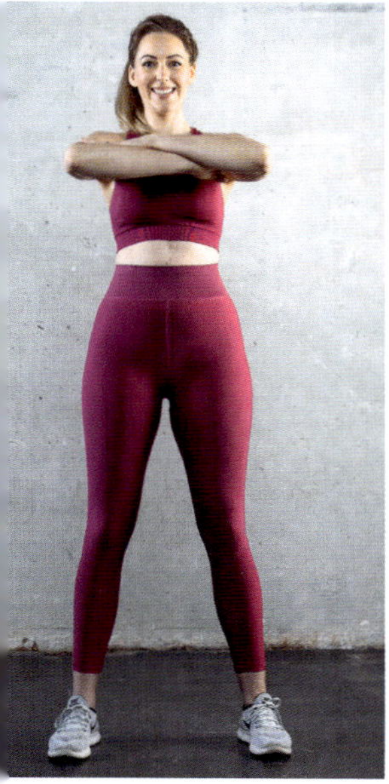

Verschränke die Arme vor der Brust, die Ellenbogen sind auf Schulterhöhe.

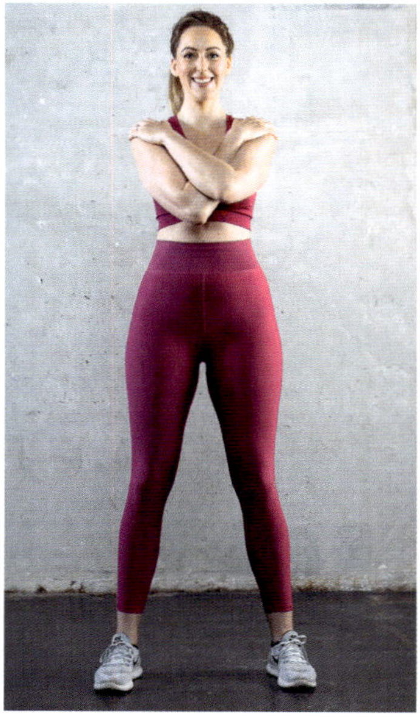

Verschränke die Arme über Kreuz vor der Brust und umfasse deine Schultern.

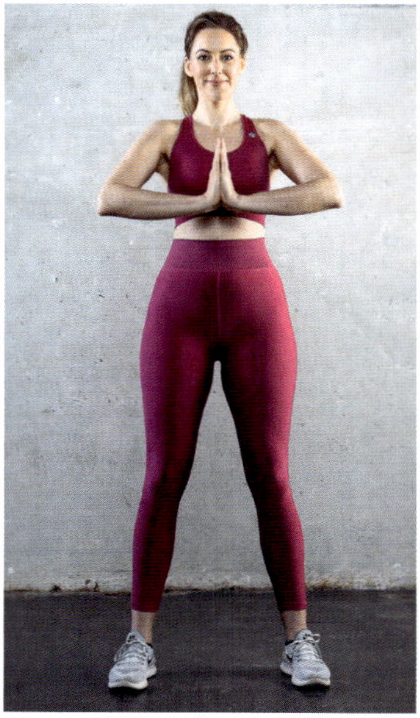

Lege die Handflächen vor der Brust in der Gebetshaltung aneinander.

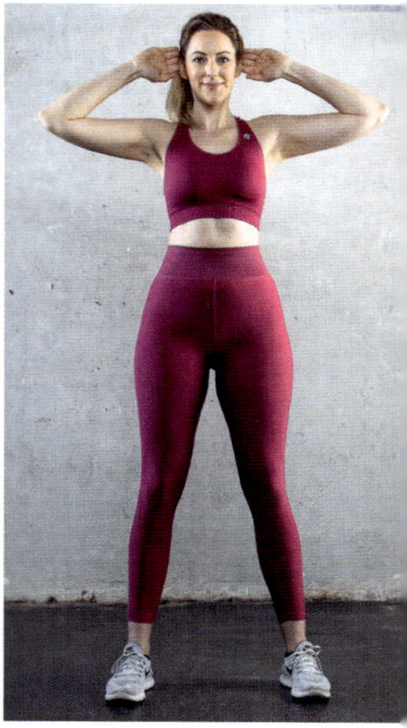

Bringe die Hände an den Hinterkopf, die Ellenbogen zeigen zu den Seiten.

Einfach verschränkte Arme wie im ersten Bild sind die einfachste Haltung, denn sie erfordert wenig Aufmerksamkeit und lässt deinem Oberkörper anfangs noch etwas Bewegungsraum. Dieser wird durch den Griff um die Schultern wie im zweiten Bild schon etwas eingeschränkt. Bei der Gebetshaltung in Bild drei sollten die Handflächen aktiv gegeneinandergepresst werden, somit entsteht automatisch Körperspannung im Rumpf. Die Hände am Kopf zu halten erfordert etwas mehr Konzentration, denn oftmals tendieren die Arme dazu, die Rotationsbewegung der Hüfte ausgleichen zu wollen, dem muss aktiv entgegengewirkt werden. Suche dir zunächst diejenige Haltung aus, mit der du am besten zurechtkommst.

Wie lange du am Anfang hulern solltest

Es klappt alles, der Reifen bleibt oben und du möchtest gar nicht mehr aufhören zu hulern? Das freut mich sehr für dich! Dennoch ein Tipp: Beginne langsam und hulere am Anfang nicht länger als circa drei bis fünf Minuten. Teile dir dabei die Zeit pro Seite ein: eineinhalb bis zweieinhalb Minuten pro Seite sind ein guter Start für Einsteiger. So hat der Körper Zeit, sich an die ungewohnte Belastung zu gewöhnen. Nach der ersten Woche oder wenn sich keine blauen Flecken mehr bilden, kann die Dauer des Trainings minutenweise verlängert werden. Achte dabei immer darauf, dass du keine Schmerzen hast. Für den Körper ist es eine ungewohnte Belastung, denn er muss nicht nur dem Eigengewicht des Reifens standhalten, sondern auch der Fliehkraft, die beim Hulern entsteht. Wenn du schon so weit bist, dass du mit dem Reifen über eine lange Zeit hinweg hulerst, kannst du mit einer 90-Minuten-Einheit nach der Dauermethode (Seite 20) loslegen. Hierbei ist immer zu beachten, dass beide Seiten gleichermaßen trainiert werden.

Auf beiden Seiten hulern

Gewöhne dir gleich an, in jeder Trainingseinheit zu beiden Seiten zu trainieren. Das ist wichtig, damit die Muskeln bilateral trainiert werden und keine muskulären Disbalancen, also ein

Der Kopf hat Pause

Aus Erfahrung kann ich sagen, dass das Hulern oft einfacher fällt, wenn man den Kopf ausschaltet und einfach loslegt, ohne sich zu viele Gedanken zu machen. Eine gesunde Haltung ist wichtig – keine Frage–, aber auch die erlernt und erfühlt man mit der Zeit. Mir hat es damals außerdem geholfen, mit der Seite zu starten, mit der ich noch besser werden durfte.

Ungleichgewicht verschiedener Muskeln, entstehen. Wenn du auf Dauer immer nur in eine Richtung hulerst, dann wird sich die eine Seite der Rumpfmuskulatur stärker ausprägen als die andere Seite. Dies kann beispielsweise Rückenschmerzen zur Folge haben, da sich aufgrund der unausgeglichenen Muskulatur die Haltung verschlechtern kann. Wer über eine längere Zeit hinweg unilateral, also einseitig, trainiert, kann diese Disbalance sogar im Spiegel sehen.

Ich sage bewusst nicht »falsche« oder »schlechte Seite«, da dies sehr negativ klingt. Und mit negativen Dingen befasst man sich prinzipiell nicht so gern. Wenn man aber von einer guten Seite spricht und einer, die noch besser werden darf, bietet es einem Ausbaumöglichkeiten – so kann man das Unterbewusstsein ein wenig austricksen. Erinnere dich noch einmal an die Zielsetzung auf Seite 23 und stecke dir auch hier Ziele. Du kannst die Minuten oder Sekunden aufschreiben, die du ganz am Anfang geschafft hast. Vielleicht hilft es dir auch, die Umdrehungen zu zählen. Du wirst sehen: Wenn du am Ball bleibst, wirst du dich schnell steigern.

Auch der Abwurf sollte von Anfang an in beide Richtungen trainiert werden. Wirf den Reifen erst in die Richtung ab, auf der es sich für dich leichter und natürlicher anfühlt, und lasse ihn kurz um dich herumkreisen. Halte ihn dann fest, drehe dich zur entgegengesetzten Seite ein und wirf ihn zur anderen Seite ab. Du wirst schnell merken, dass es die gleiche Bewegung und gar nicht so schwer ist, wie vielleicht befürchtet.

Laufen lernen mit dem Hula-Hoop

Um die Koordination und das Gleichgewicht optimal zu trainieren, ist es nicht nur sinnvoll, Armübungen in das Training zu integrieren, sondern auch Beinübungen. Taps nach vorn, zur Seite, nach hinten sind erste Schritte, bis du dich beim Hulern durch den Raum bewegen kannst. Was zunächst vielleicht kaum vorstellbar scheint, lässt sich mit ein wenig Übung und Geduld bald lernen.

Verlagere erst einmal das Gewicht während des Hulerns von einem Fuß auf den anderen. Gewöhne dich an die unterschiedliche Gewichtsverteilung. Wenn das funktioniert, kannst du dazu übergehen, abwechselnd die Fersen anzuheben – erst einmal ganz langsam und bedacht. Auch hier hilft es, die Augen zu schließen. Wenn das Fersen-Anheben klappt, probiere für einen kurzen Augenblick den ganzen Fuß vom Boden anzuheben. Das muss gar nicht hoch sein, vielleicht einen halben Zentimeter. Probiere es auch mit dem anderen Fuß. Trainiere so lange, bis du den Fuß vollständig und ohne Mühe vom Boden abheben kannst.

Als Nächstes darfst du versuchen, den Fuß beim Hochheben etwas nach vorn zu setzen. Dann wieder zurück. Jetzt kommt der andere Fuß: Setze ihn kurz nach vorn und dann wieder zurück. Vielleicht magst du jetzt versuchen, die Füße zur Seite zu bewegen oder einen Schritt nach vorn zu machen und den hinteren Fuß heranzuziehen. Denke immer daran, mit kleinen Schritten zu beginnen, und steigere dich langsam.

Auf der Hüfte hulern

Du bist bereits Profi, kannst auf der Taille hulern, deine Arme und Beine bewegen, als hättest du nie etwas anderes gemacht? Du machst Workouts mit dem Reifen und all das ist dir mittlerweile zu langweilig? Dann versuch doch mal das Hulern auf der Hüfte. Das bringt nicht nur Abwechslung ins Training, sondern lässt auch andere Muskeln kontrahieren. Beim Hulern auf der Hüfte kreist der Reifen um das Gesäß, genauer: hauptsächlich um den großen Gesäßmuskel *(M. glutaeus maximus)*. Achte genau wie beim Hulern auf der Taille darauf, dass du in beide Richtungen hulerst. Ebenfalls wichtig ist, dass du unterhalb der Hüftknochen hulerst. Nimm als Richtmaß circa zwei Fingerbreit unter den Hüftknochen.

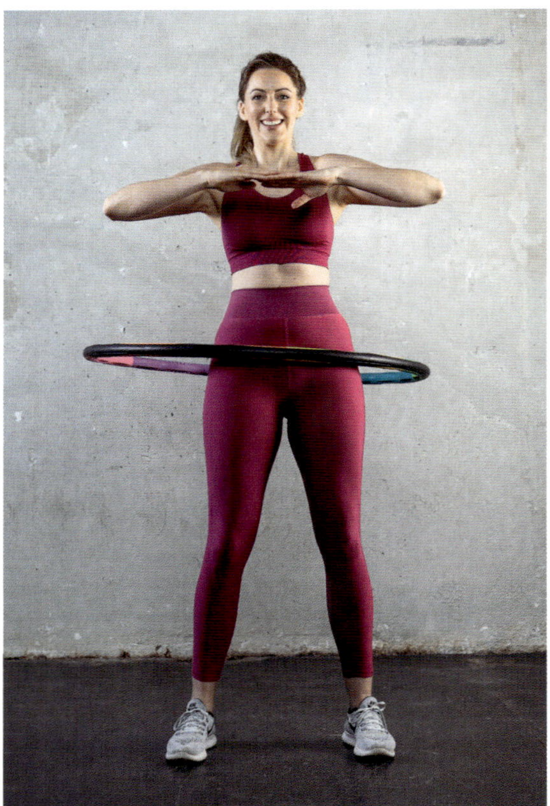

Der Reifen kreist auf Höhe der Hüfte, kurz unterhalb der Hüftknochen.

Fang normal an zu hulern, am besten in deiner Lieblingsrichtung. Lasse den Reifen nun sehr langsam werden. Du wirst sehen, dass er immer tiefer rutschen wird. Werde, kurz bevor er zu Boden fällt, wieder schneller und lasse ihn nun unterhalb der Hüftknochen auf Höhe des Gesäßes kreisen. Wenn du den Reifen wieder nach oben bugsieren möchtest, gib ihm einen kleinen Kick mit der Hüfte. Schwing die Hüfte einmal verstärkt nach links oder rechts und schubse den Reifen wieder eine Etage höher.

Typische Fehler

Während meiner Trainerzeit sind mir einige klassische Fehler aufgefallen, die viele meiner Kursteilnehmer machen. Wenn du auf die folgenden Hinweise achtest, kannst du sie vermeiden oder korrigieren und dich noch schneller verbessern.

Ein schiefer Reifen

Wenn der Reifen auf einer Seite höher als auf der anderen ist, liegt es häufig an einer der nachfolgenden Ursachen:

1. Du hast den Reifen beim Abwurf nicht waagerecht angesetzt. Wenn dir der Reifen mal runterfällt, dann ist das nicht schlimm. Set-

ze ihn wieder waagerecht am schmalsten Punkt der Taille an, atme tief durch und wirf ihn ab.

2. Die Fußspitzen zeigen nicht parallel nach vorn. Egal, ob du in Schrittstellung oder im hüft- bis schulterbreiten Stand hulerst: Achte darauf, dass deine Zehenspitzen nach vorn zeigen.

Nackenschmerzen

Wenn du feststellst, dass du nach dem Hulern Nackenschmerzen bekommst, dann achte beim Hulern besonders darauf, wo deine Schultern sind. Erinnerst du dich noch an die richtige Haltung? Die Schultern sollten ganz weit weg von den Ohren sein. Verschränke hierfür zum Beispiel die Arme oder drücke deine Schultern mit den Händen sanft nach unten.

Der Reifen fällt bei Armbewegung

Wenn die Bewegung aus dem Takt gerät und der Reifen nach unten fällt, während du die Arme bewegst, dann schau noch einmal, ob du die Bauchmuskulatur wirklich angespannt hast. Häufig konzentriert man sich sehr auf die richtige Haltung, die Fußstellung, die Schultern und die korrekte Bewegung. Wenn nun ein neuer Faktor hinzukommt, wandert die Konzentration auf diesen neuen Faktor und die anderen schon gelernten Grundlagen werden ein wenig vernachlässigt. Vielleicht konzentrierst du dich ganz auf deine Arme und vergisst, die Bauchmuskulatur anzuspannen. Die Folge ist, dass der Reifen runterfällt. Lege den Fokus auf die Körpermitte, und es wird wieder funktionieren.

Schnell aus der Puste

Wenn du anfangs schnell aus der Puste bist, ist das ganz normal. Die Bewegungen werden mit fortschreitendem Training ruhiger und flüssiger und damit weniger anstrengend. Sollte das bei dir nicht so sein, kann das daran liegen, dass du zu viel Schwung holst oder zu sehr aus den Knien anstatt aus der Hüfte arbeitest. Schau dir hier noch einmal die Trockenübungen auf der Seite 32 an. Das Hulern sollte aus minimalen Bewegungen bestehen. Die Kraft kommt aus der angespannten Bauchmuskulatur und der Hüfte.

Einschlafende Füße

Während des Hulerns kribbeln die Füße auf einmal oder sie schlafen dir ein? Das kann sehr unangenehm sein. Versuche immer, in guten Sportschuhen zu hulern. Sollte es dennoch nicht besser werden, hat es bei mir geholfen, mein Gewicht von einem Fuß auf den anderen zu verlagern. Das ist auch eine ausgezeichnete Vorübung, um zu lernen, während des Hulerns zu laufen. Probiere es einmal aus – nicht nur, wenn dir die Füße einschlafen.

Es klappt trotz aller Ratschläge nicht

Du hast alle Tipps befolgt trotzdem klappt es nicht und du fragst dich: Was mache ich falsch? In diesem Fall kann es sein, dass der Reifen, mit dem du trainierst, ungeeignet ist. Vielleicht ist der Durchmesser zu klein, vielleicht ist der Reifen zu leicht oder auch zu instabil. Wenn du einen qualitativ hochwertigen Reifen hast und es trotzdem nicht funktioniert, dann hab Geduld. Gib dir und deinem Körper Zeit, sich an den neuen Sport zu gewöhnen. Halte dir immer dein Ziel vor Augen und gib nicht auf.

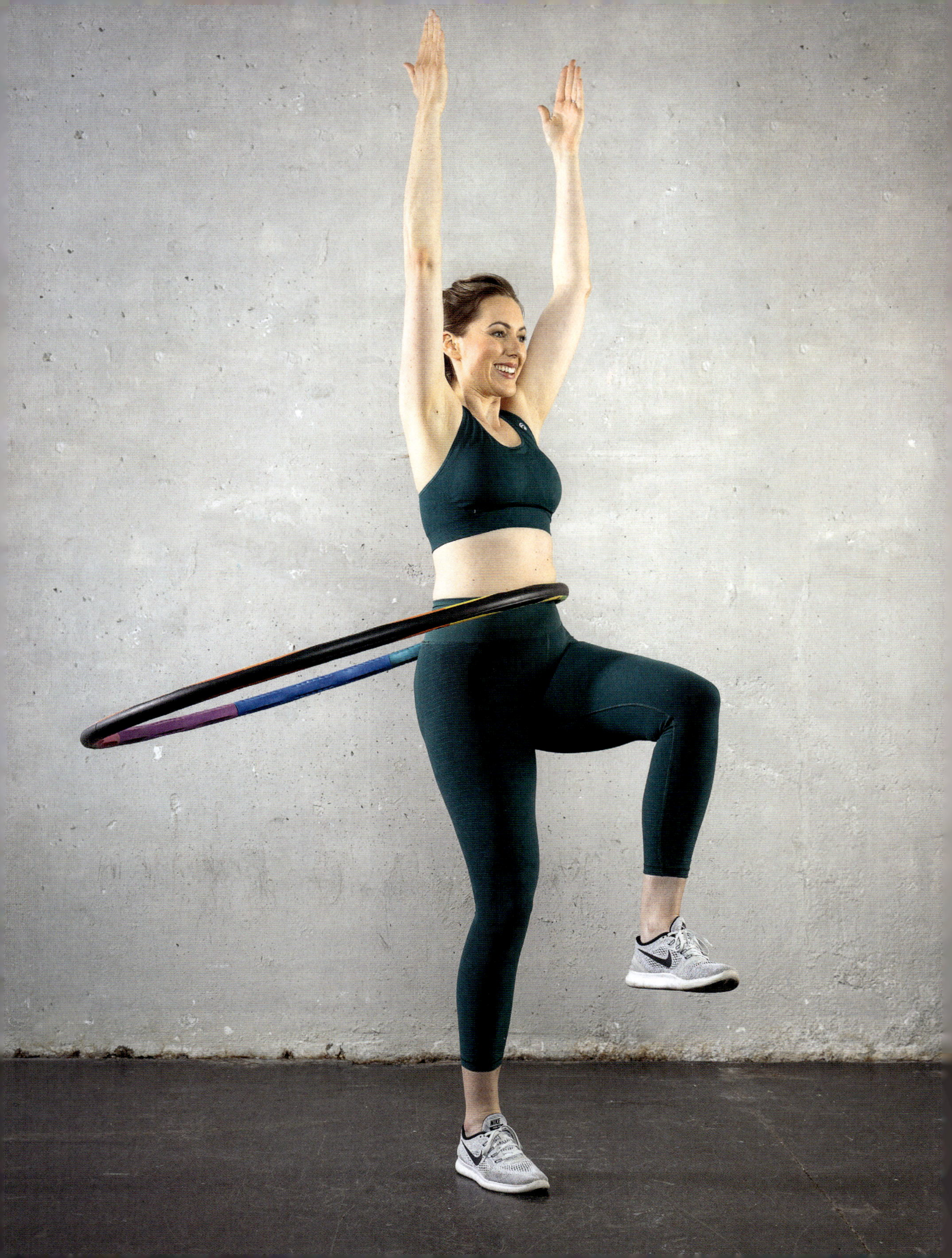

3

Übungen mit dem Hula-Hoop

Es ist an der Zeit, dein erlerntes Wissen in die Praxis umzusetzen. Mit den folgenden Workouts kannst du deinen ganzen Körper trainieren und dabei dein Level selbst bestimmen. Also schnapp dir deinen Reifen und auf geht's!

So erstellst du dir dein Workout

Jedes Training beginnt mit einer Aufwärmphase. Du findest in diesem Kapitel mehrere Übungen für ein Warm-up mit, aber auch ohne Reifen. Im Anschluss werden Übungen vorgestellt und erklärt, die du während des Hulerns ausführst, und Übungen, bei denen dir der Reifen als Hilfsmittel dient. Bei vielen Übungen werden Alternativen dargestellt, die die einzelnen Übungen erschweren oder mit denen sie sich abwechslungsreicher gestalten lassen. Es gibt viele verschiedene Varianten, wie der Reifen im Training eingesetzt werden kann. In Kapitel 4 »Ran ans Hula-Workout« [ab Seite 183] findest du einige Beispielworkouts, die du wie dort vorgegeben nachtrainieren oder als Inspiration für deine eigenen, individuellen Workouts nutzen kannst. Bei vielen der folgenden Übungen bietet es sich an, die »ROM« oder »TUT« zu nutzen beziehungsweise zu variieren.

ROM

Die *Range of Motion* beschreibt die Bewegungsamplitude des Gelenks in Abhängigkeit mit dem beanspruchten Muskel während einer Übung. Dies bedeutet so viel wie den gesamten Bewegungsradius des Körpers zu nutzen. Wenn also in der kompletten ROM trainiert wird, dann wird der Muskel während der gesamten Bewegung belastet, von der maximalen Dehnung bis hin zur maximalen

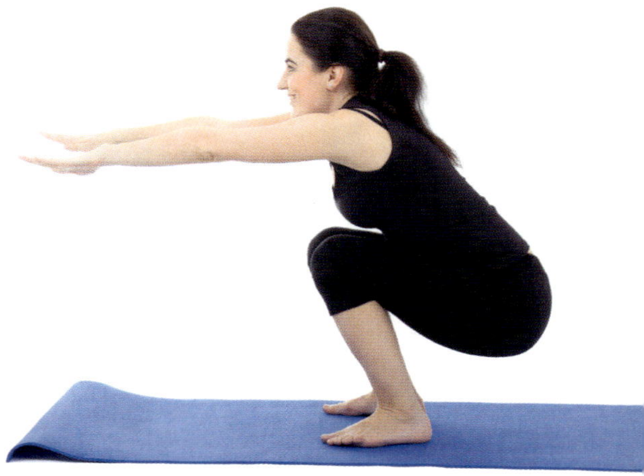

Bei einer Kniebeuge ist die ROM die Bewegung von der Ausgangsposition bis zur Haltung am tiefsten Punkt.

Verkürzung. Bei einer Kniebeuge ist dies der Fall, wenn du aus dem Stand vollständig in die tiefe Hocke gehst. Dies fördert nicht nur die Beweglichkeit, sondern verbessert unter anderem auch die Koordination.

TUT

Time under Tension beschreibt die Belastungsdauer. Sie ergibt sich aus der Ausführungsgeschwindigkeit und den Wiederholungen. In diesem Buch werden vier Zahlen angegeben. Am Beispiel der Kniebeuge lautet die Angabe etwa: TUT 2/1/2/, wobei die Zahlen jeweils für Sekunden stehen.

2 = Exzentrische Phase, also die entgegenwirkende Phase gegen einen Widerstand, bei unserem Beispiel der Weg in die Kniebeuge nach unten.

1 = Isometrische Phase, eine haltende Phase, bei der die Länge der Muskulatur unverändert bleibt. In unserem Fall bleibst du eine Sekunde am tiefsten Punkt in der Kniebeuge.

2 = Konzentrische Phase, hier wird ein Widerstand mittels Kraftaufwand überwunden, bei unserem Beispiel der Weg aus der tiefen Position der Kniebeuge nach oben. Du kommst also innerhalb von zwei Sekunden wieder zurück in die Ausgangsposition.

0 = Halten in der Ausgangsposition, bevor du wieder zurück in die Kniebeuge gehst.

Grundsätzlich lassen sich ROM und TUT bei allen Übungen maximieren beziehungsweise variieren. Wenn du die Grundform der Übung beherrschst, kannst du das Training noch abwechslungsreicher gestalten, indem du jede Übung hinsichtlich dieser beiden Punkte modifizierst und verschiedene Möglichkeiten ausprobierst.

Warm-up

Beim reinen Hulern ist kein langes Warm-up notwendig; jedoch sollte immer die Hüfte mobilisiert werden [Seite 50]. Das ist einer der Vorteile, wenn du mit dem Reifen trainierst. Es braucht keinerlei große Vorbereitung. Du schnappst ihn dir und legst los. Wenn du hingegen ein gesamtes Workout absolvieren möchtest, ist ein Warm-up notwendig, um deinen Körper – die Sehnen, die Bänder und die Muskulatur – auf die anstehende Belastung vorzubereiten. Die Aufwärmphase kann ganz unterschiedlich gestaltet werden. Wichtig ist, dass die zu belastenden Muskelgruppen aktiviert werden. Das Ziel eines jeden Warm-ups besteht darin, Verletzungen vorzubeugen, den Körper auf »Betriebstemperatur« zu bringen und die Gelenke geschmeidig und bereit für die Bewegung zu machen. Hast du ein reines Hula-Hoop-Training vor, reicht es aus, wenn du dich ein paar Minuten warm hulerst und moderate Bewegungen mit den Armen und Beinen durchführst. Eine Runde Joggen zu gehen oder Fahrrad zu fahren bereiten dich ebenfalls gut auf deine Trainingseinheit vor. Wenn du ein komplettes Workout planst, dann ist ein umfassenderes Warm-up Pflicht. Nachfolgend findest du einige Übungen, die dich optimal auf dein Training vorbereiten.

Marschieren am Platz

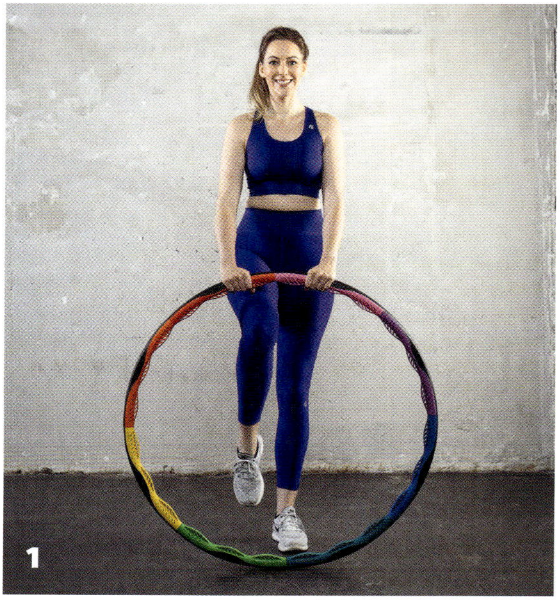

1

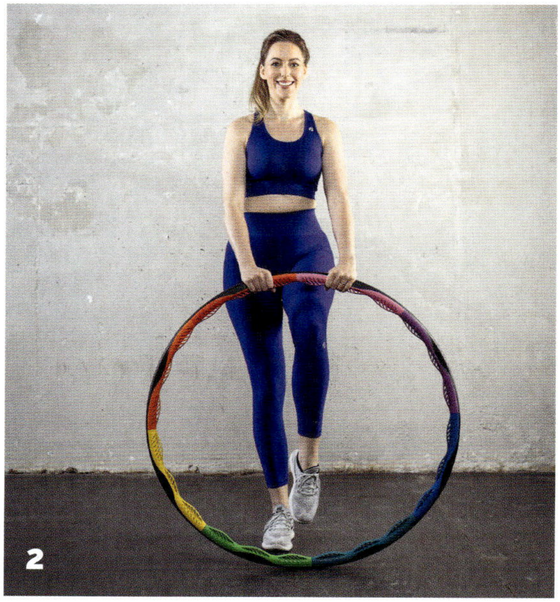

2

Ausgangsposition: neutraler Stand hinter dem Reifen; die Hände liegen auf der Oberseite des Reifens auf

1. Komme ins lockere Marschieren, von einem Bein auf das andere.
2. Werde, wenn du magst, immer schneller, bis du joggst.

Dauer: 60 Sekunden

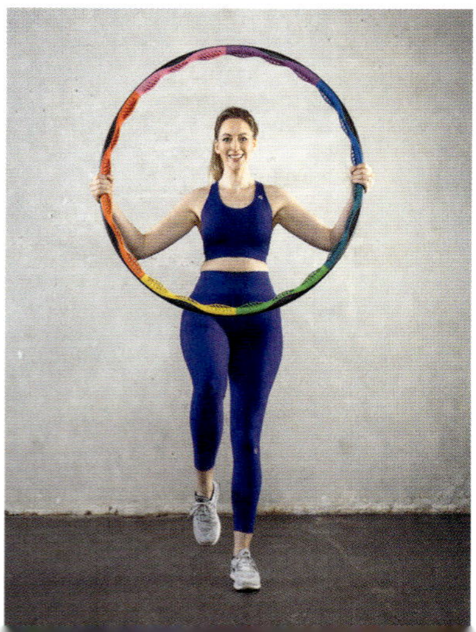

VARIANTE

Nimm den Reifen vor die Brust und halte ihn mit Spannung während des Marschierens fest.

Side to Side

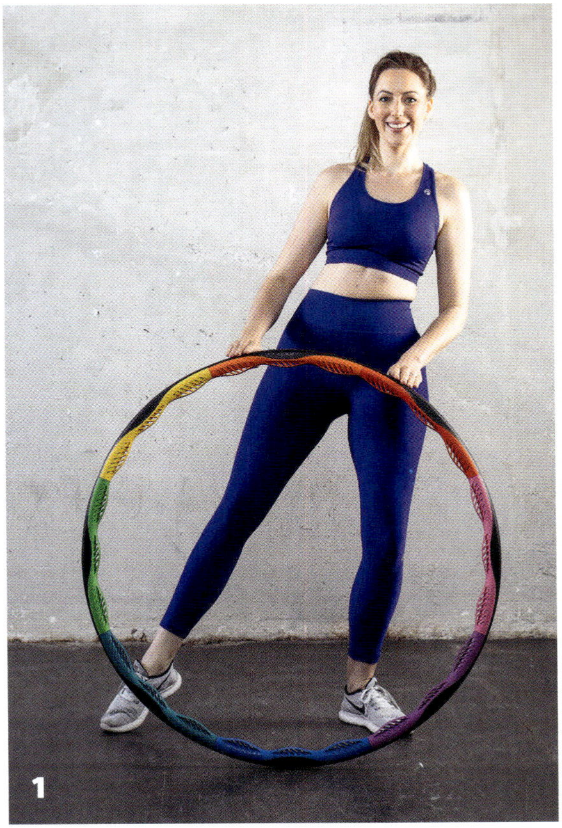

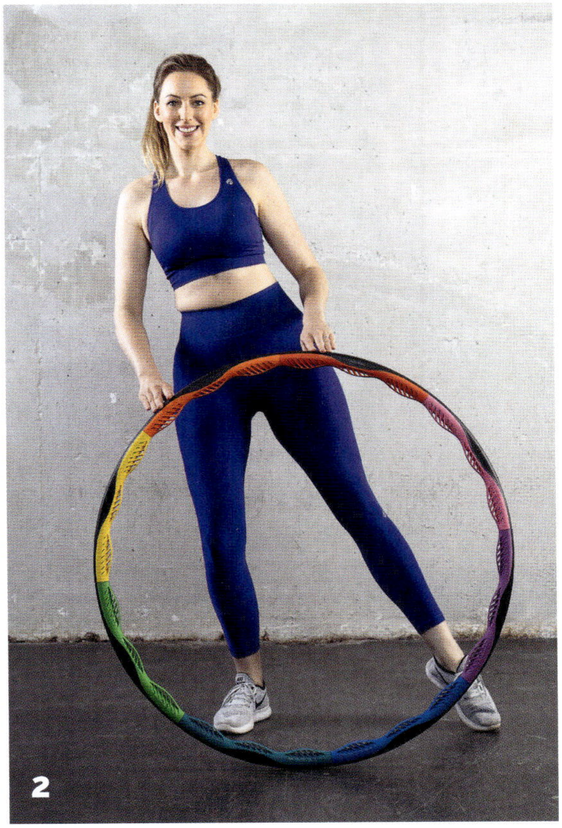

Ausgangsposition: neutraler Stand hinter dem Reifen; die Hände liegen auf der Oberseite des Reifens auf

1. Verlagere dein Gewicht auf den linken Fuß. Ist das Gewicht vollständig auf einem Fuß verlagert, tippt der andere einmal mit den Zehenspitzen auf den Boden.
2. Verlagere anschließend das Gewicht auf den rechten Fuß und fahre so im Wechsel fort.

Dauer: 60 Sekunden

VARIANTE A

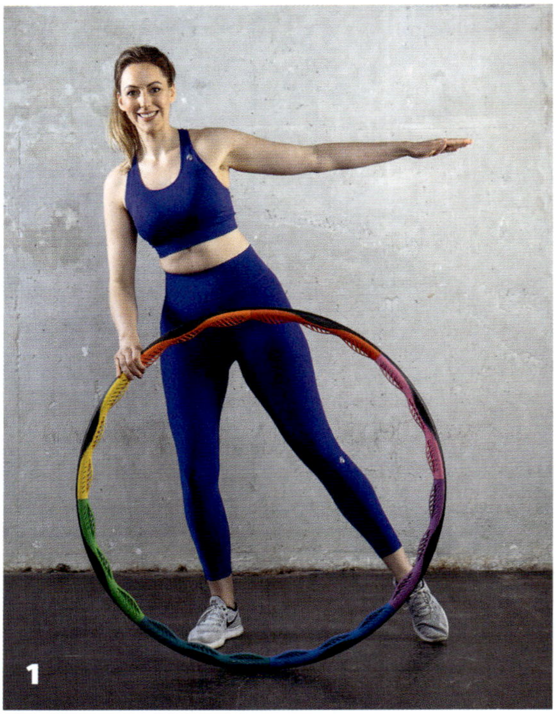

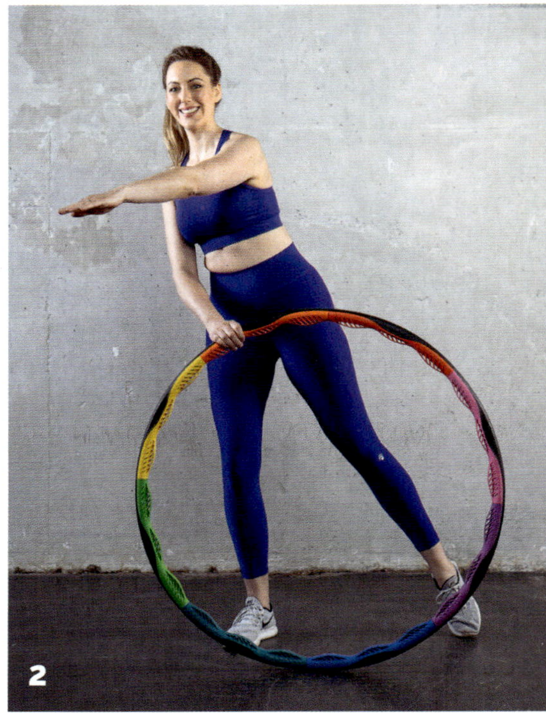

Strecke während des Side to Side einen Arm aus.

1. Strecke einen Arm zunächst auf Schulterhöhe gerade zur Seite aus.
2. Ziehe ihn dann vor deinem Oberkörper zur anderen Seite.

VARIANTE B

Strecke während des Side to Side einen Arm nach oben, über deinen Kopf hinaus. Der Oberkörper beugt sich dabei leicht mit. Wenn du einen Tap mit rechts machst, dann geht der rechte Arm hoch und bei dem Tap mit links der linke.

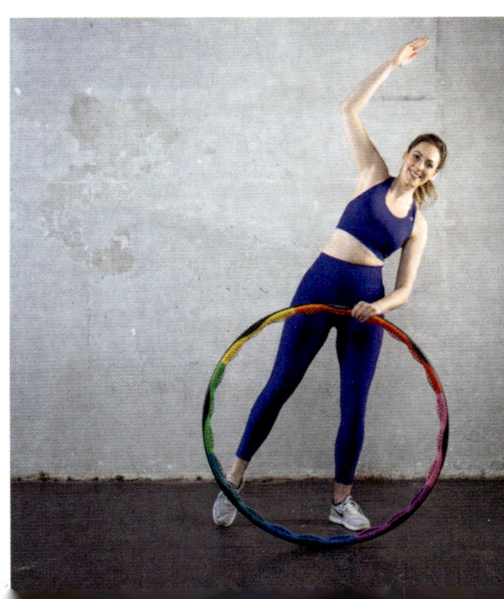

Schulterkreisen

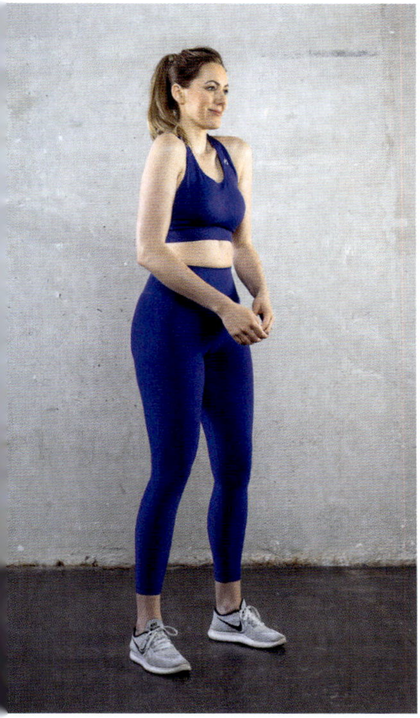
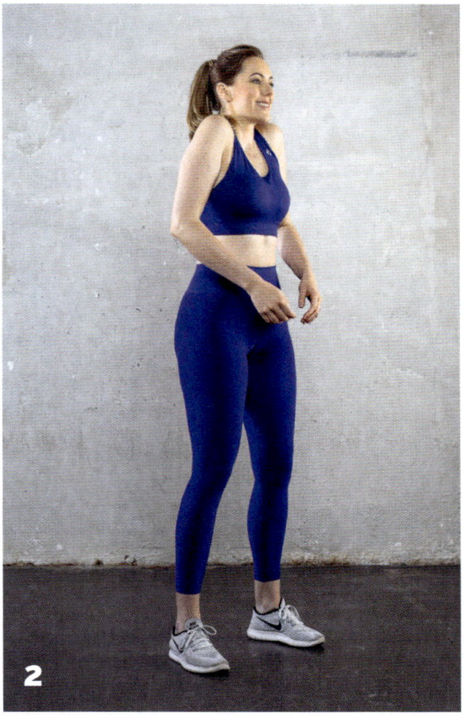

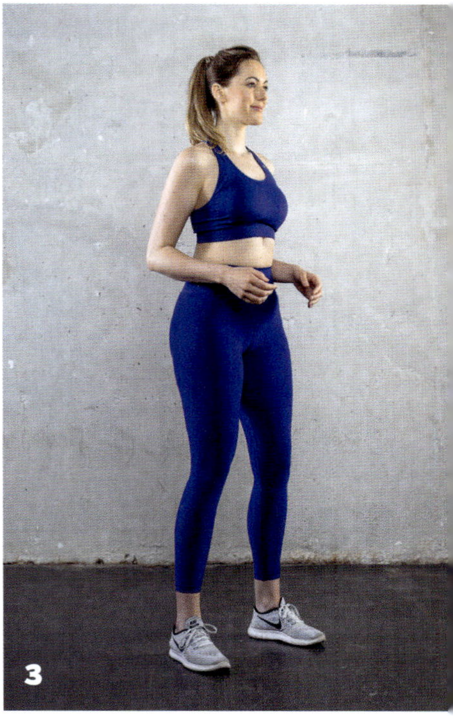

Ausgangsposition: neutraler Stand; der Blick ist während der Übung nach vorn gerichtet

1. Ziehe deine Schultern nach vorn.
2. Ziehe die Schultern weiter nach oben Richtung Ohren.
3. Ziehe die Schultern im Anschluss nach hinten unten.

Dauer: 15 Sekunden pro Richtung

Hinweis: Kreise die Schultern danach andersherum.

Armkreisen

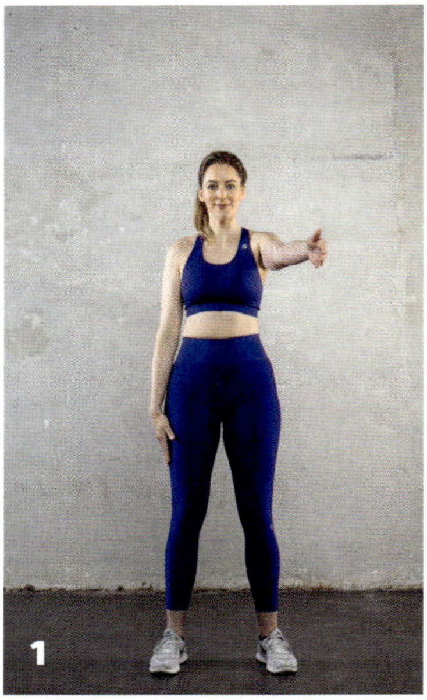

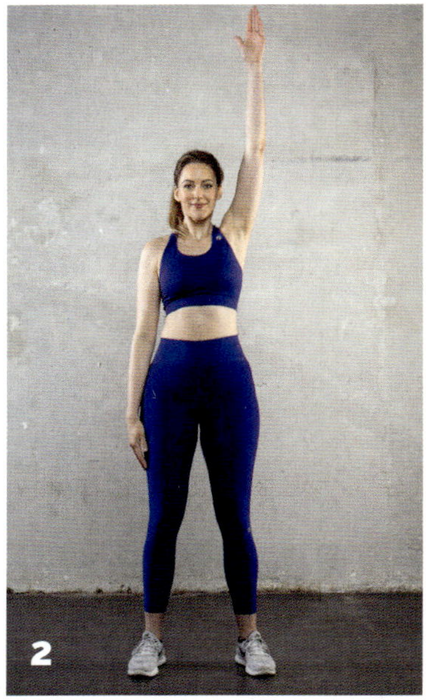

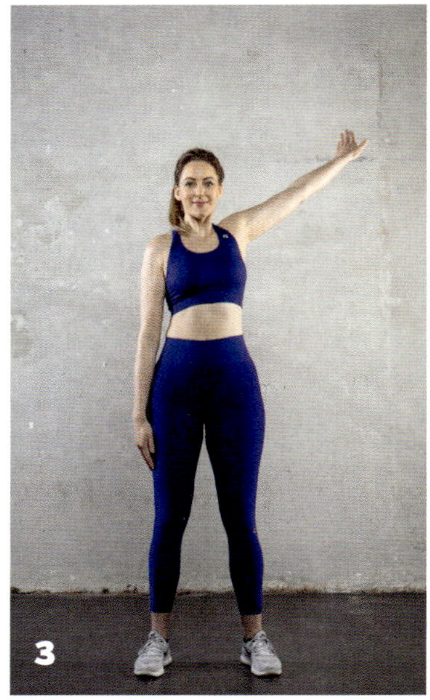

Ausgangsposition: neutraler Stand; der Blick ist während der Übung nach vorn gerichtet

1. Strecke einen Arm nach vorn aus.
2. Führe den Arm nach oben.
3. Drehe die Handfläche nach hinten und ziehe den Arm in einem großen Kreis über hinten nach unten.

Dauer: 20 Sekunden pro Arm

Hinweis: Lasse die Kreise immer größer werden und führe die Übung anschließend mit dem anderen Arm aus.

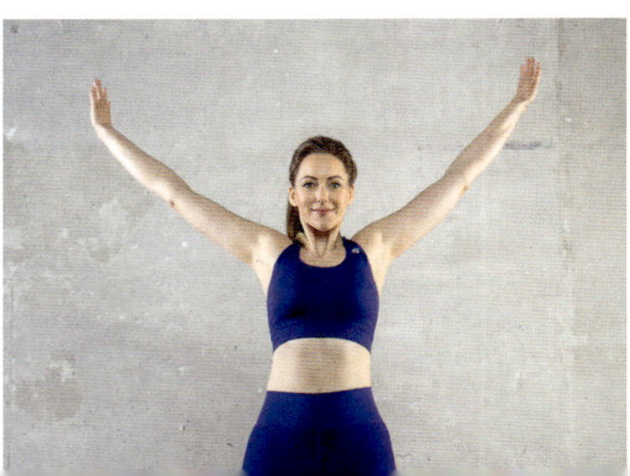

VARIANTE

Kreise mit beiden Armen gleichzeitig.

Katze und Kuh

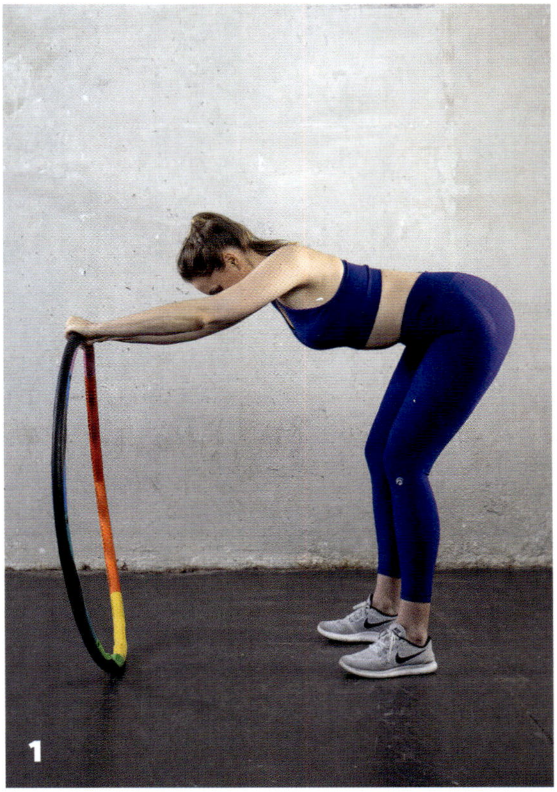

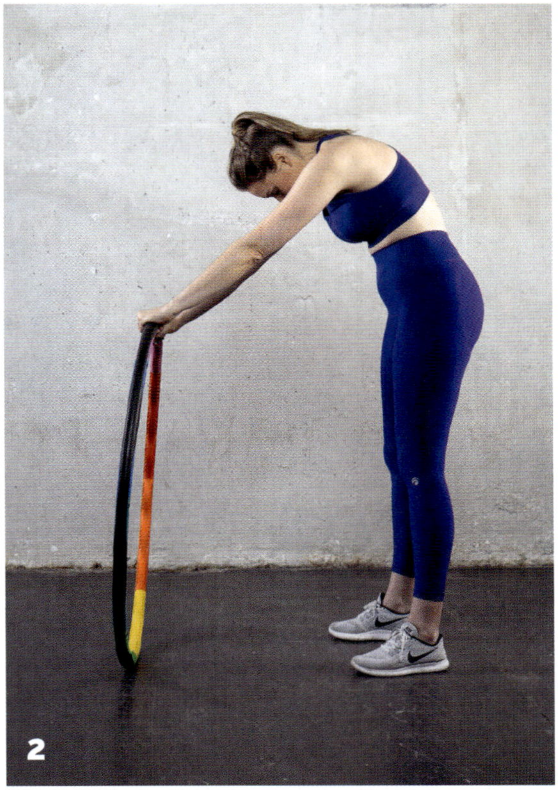

Ausgangsposition: zwei Drittel Körperlänge vom Reifen entfernt aufstellen; die Hände auf den Reifen legen und den Blick zu Boden richten

1. Drücke den Rücken durch und komme aktiv in ein Hohlkreuz. Atme währenddessen ein.
2. Atme aus und mache einen runden Rücken.

Wiederholungen: 20-mal

Hüftmobilisation I

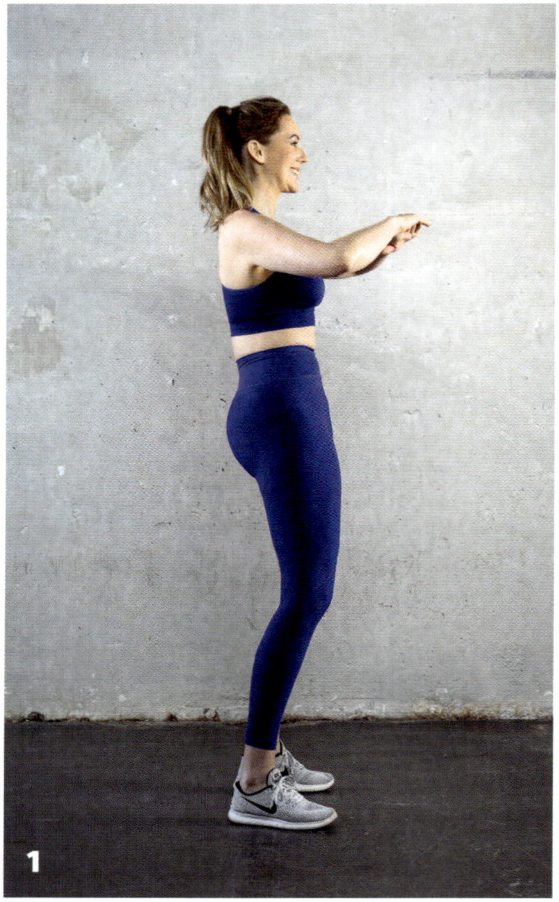

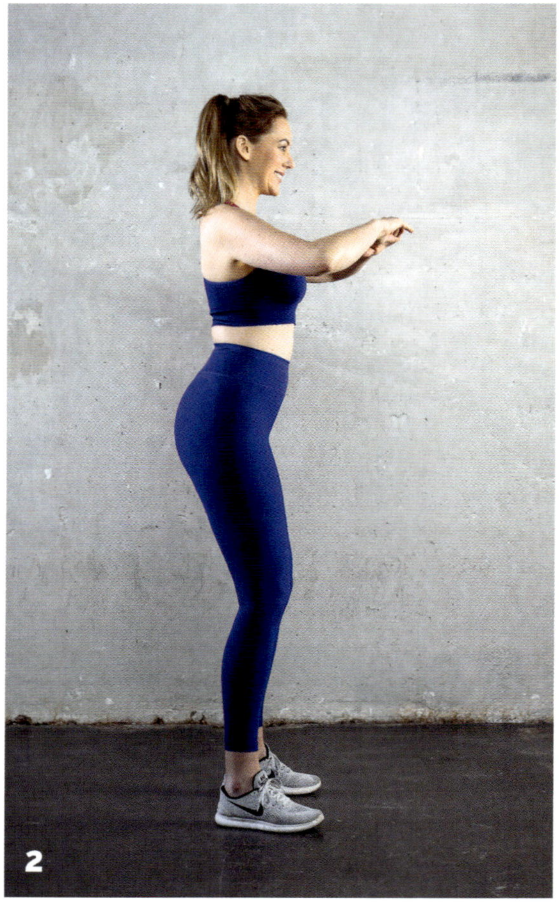

Ausgangsposition: neutraler Stand, Arme auf Brusthöhe

1. Spanne die Bauchmuskulatur aktiv an und kippe das Becken nach vorn.
2. Kippe das Becken nun nach hinten und komme ins Hohlkreuz.

Wiederholungen: 20-mal in jede Richtung

Hüftmobilisation II

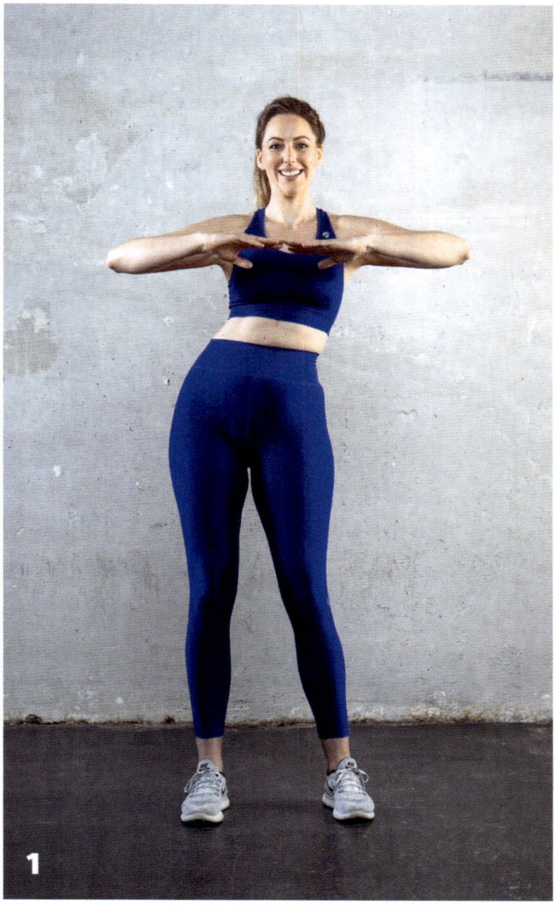

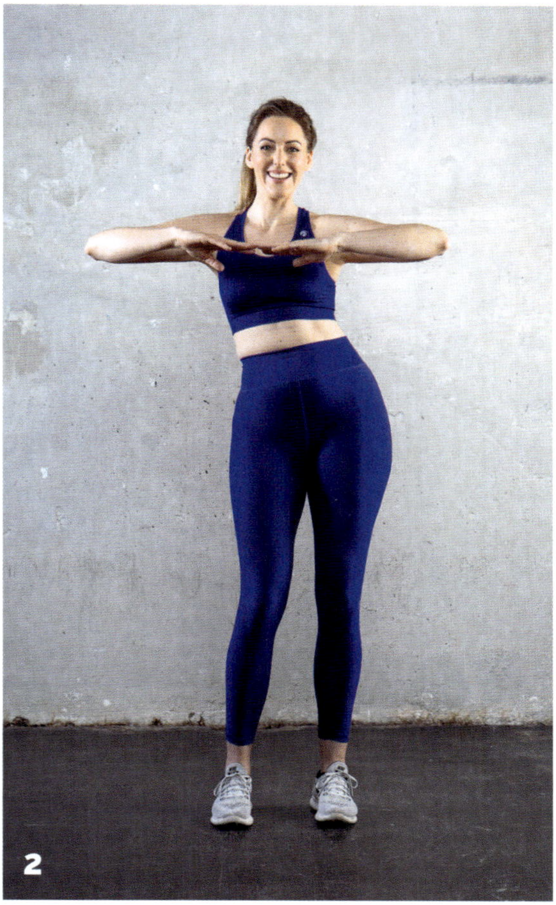

Ausgangsposition: neutraler Stand, Arme auf Brusthöhe

1. Spanne die Bauchmuskulatur aktiv an und schiebe die Hüfte zur rechten Seite.
2. Schiebe die Hüfte nun zur linken Seite.

Wiederholungen: 20-mal pro Seite

Arm- und Schulterübungen beim Hulern

Armschere nach vorn

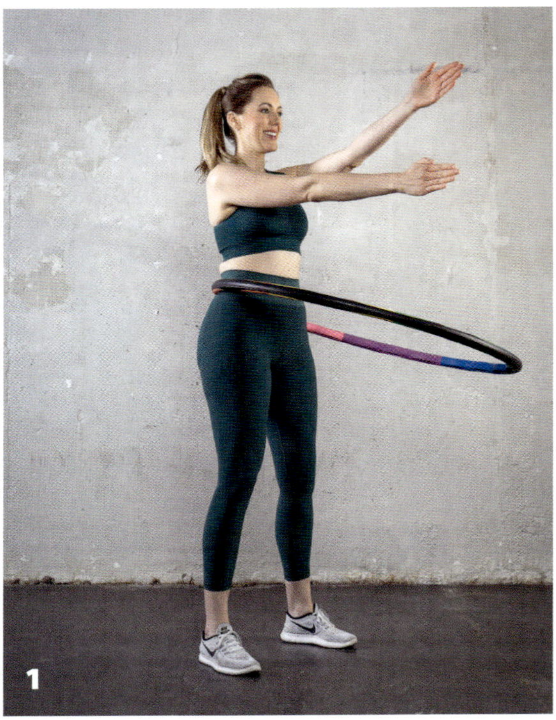

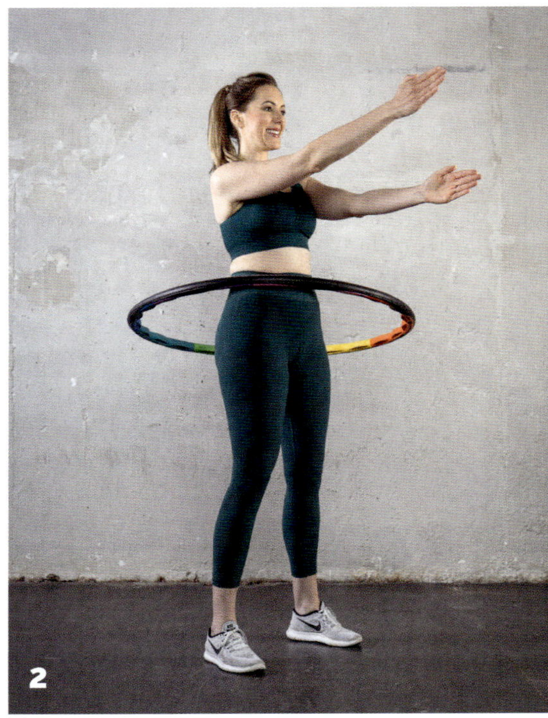

Ausgangsposition: neutraler Stand, die Füße parallel und hüft- bis schulterbreit geöffnet, die Arme sind nach vorn ausgestreckt, die Handflächen zeigen zueinander

1. Bewege nun einen Arm hoch und den anderen tief.
2. Wechsle die Richtung und bringe den anderen Arm nach unten und den entgegengesetzten nach oben. Fahre mit den Armbewegungen so im Wechsel fort.

Dauer: 30 Sekunden

Hinweis: Achte darauf, die Arme auf Schulterhöhe und die Schultern tief zu halten. In der Schnelligkeit und im Bewegungsumfang kannst du variieren.

VARIANTE A

Behalte die Auf-und-Abbewegung bei und bewege deine Arme währenddessen zu beiden Seiten nach außen.

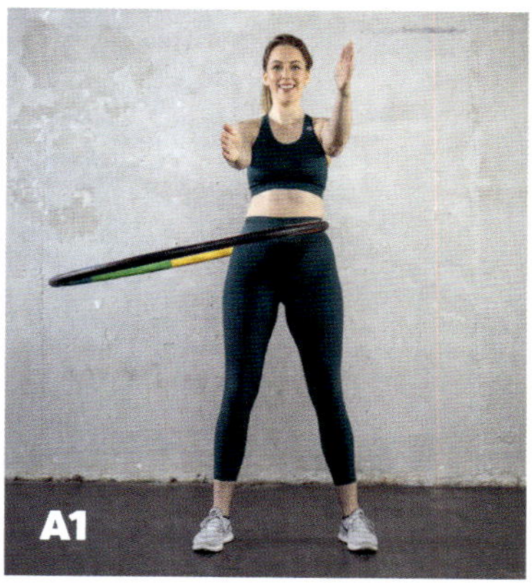

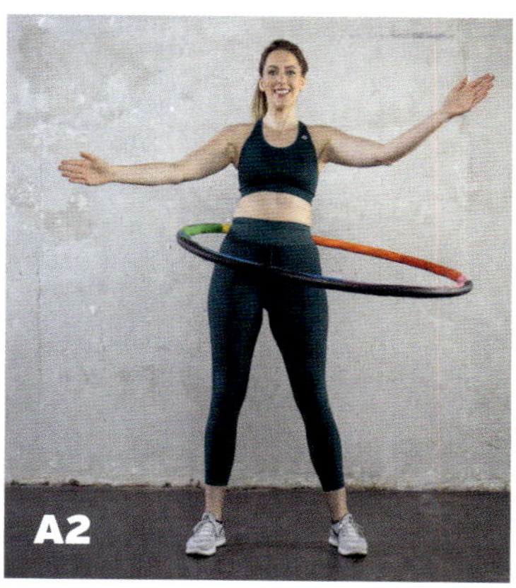

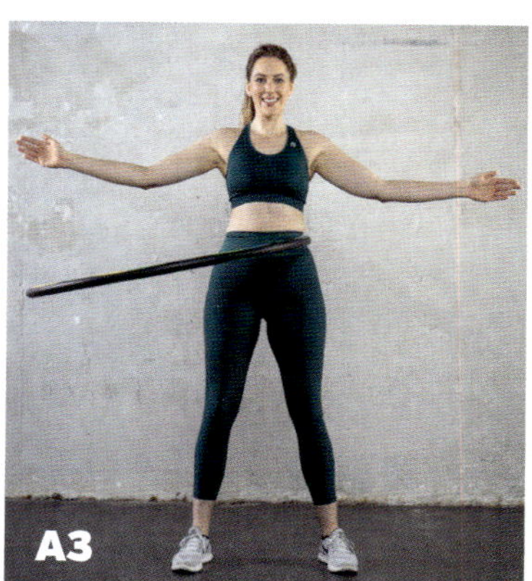

VARIANTE B

Strecke die Arme nach oben aus, deine Schultern bleiben tief. Achte hier noch einmal verstärkt darauf, dass die Bauchmuskulatur angespannt ist. Bewege die Arme in großen Bewegungen nach oben und unten. Variiere die Bewegung im Abstand und der Geschwindigkeit.

VARIANTE C

1. Strecke die Arme nach vorn aus, die Handflächen zeigen zum Boden. Achte darauf, dass die Arme auf Schulterhöhe und die Schultern unten bleiben.
2. Beginne nun, die Hände abwechselnd übereinander zu überkreuzen. Führe kleine Bewegungen aus und halte während der ganzen Übung Spannung in den Armen.

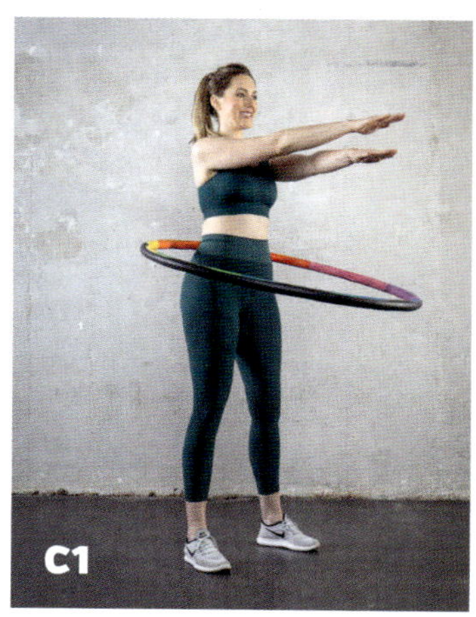

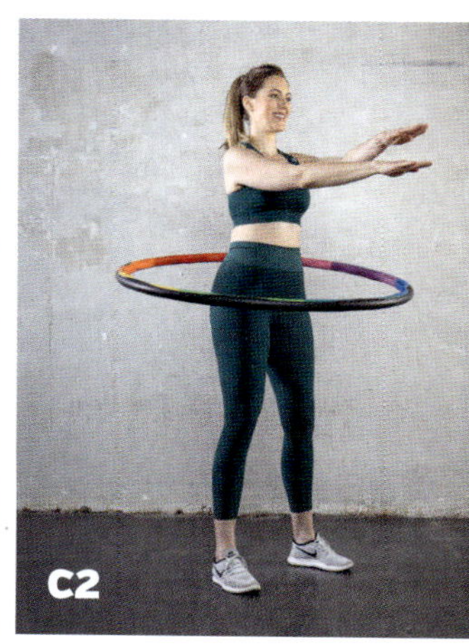

Breites Klatschen

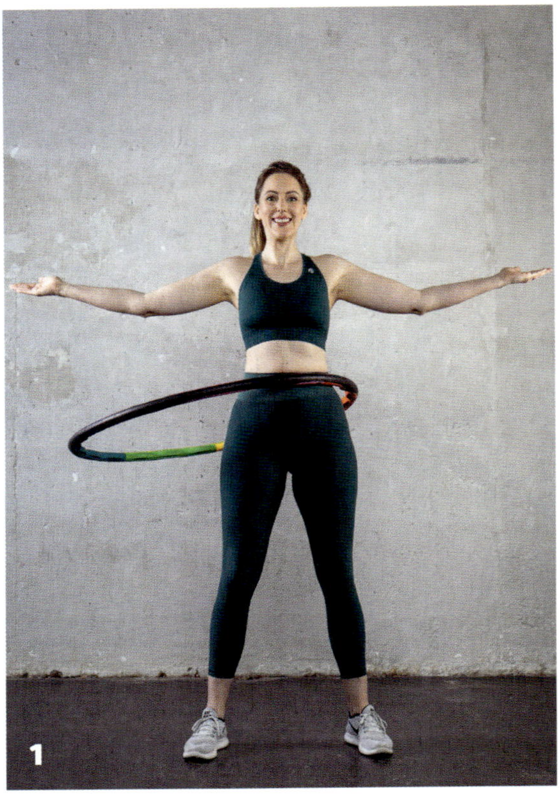

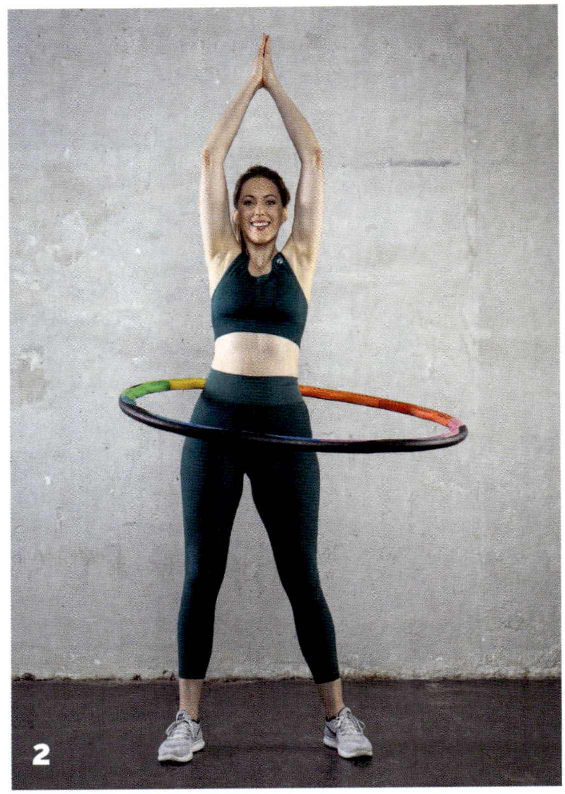

Ausgangsposition: neutraler Stand, die Füße parallel und etwa schulterbreit geöffnet

1. Strecke die Arme auf Schulterhöhe zu beiden Seiten aus, die Handflächen zeigen nach oben.
2. Lasse die Schultern tief und führe die Arme nun nach oben, sodass sich die Hände über deinem Kopf treffen. Von hier bewegst du die Arme wieder nach unten zu beiden Seiten.

Wiederholungen: 20-mal

VARIANTE

Variiere die Armbewegung in der Schnelligkeit. Versuche, die Arme so schnell wie möglich nach oben und unten zu bewegen.

Seitliches Auf- und Abwippen

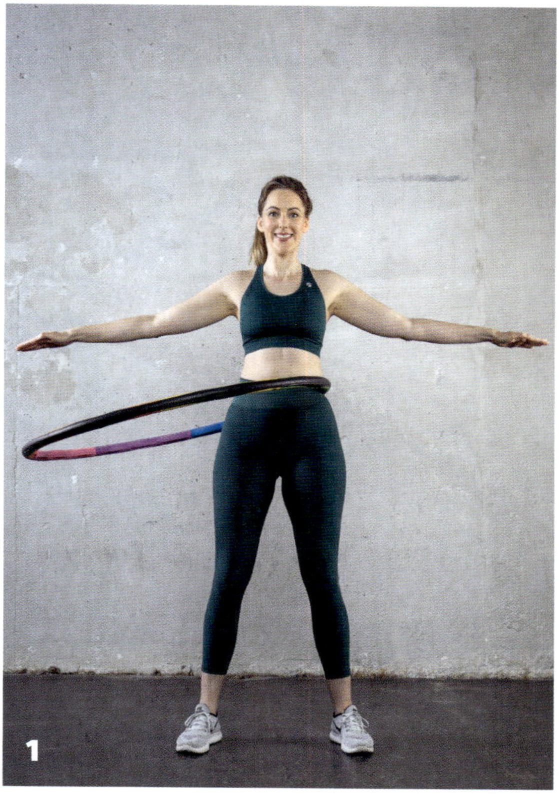

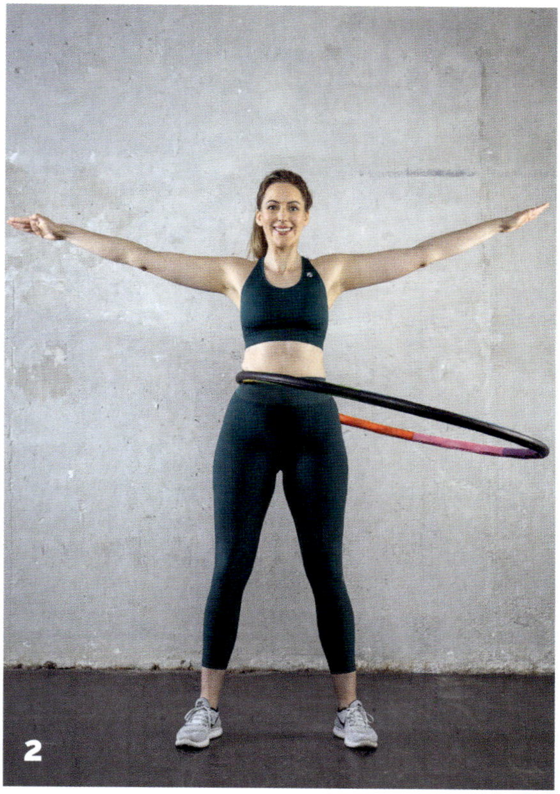

Ausgangsposition: neutraler Stand, die Füße parallel und etwa schulterbreit geöffnet

1. Breite die Arme aus und halte sie waagerecht zum Boden. Die Schultern sind tief. Richte den Blick nach vorn.
2. Hebe nun die Arme an und senke sie wieder ab.

Wiederholungen: 20-mal

Hinweis: Variiere in der Geschwindigkeit. Stelle dir dabei die ganze Zeit vor, du hättest einen imaginären Widerstand, gegen den du drücken musst.

Schwimmer

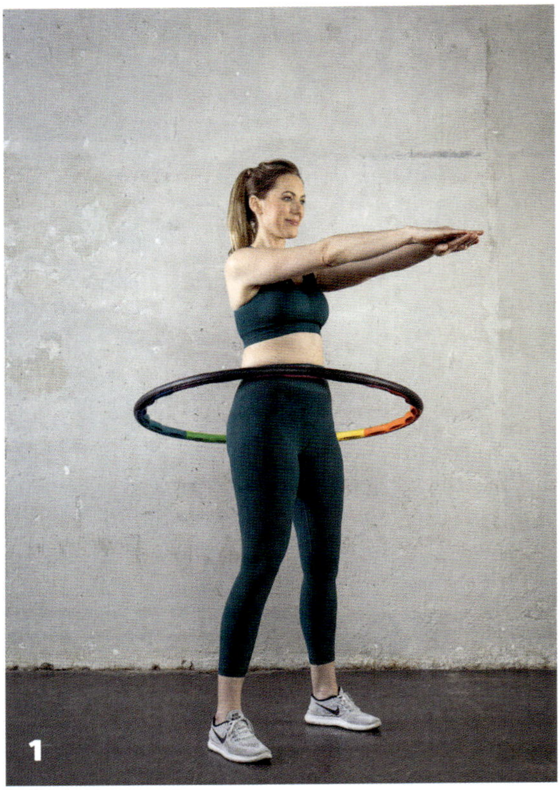

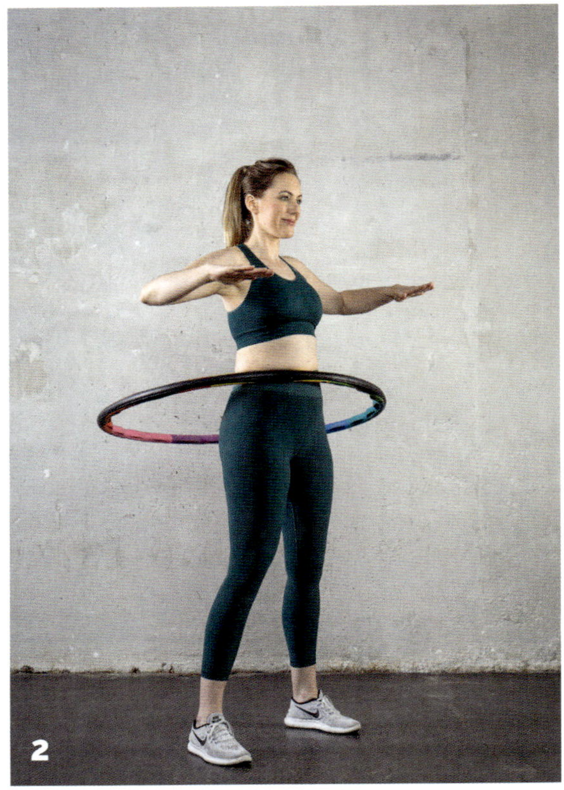

Ausgangsposition: neutraler Stand, die Füße parallel und etwa schulterbreit geöffnet

1. Strecke die Arme nach vorn aus, die Handflächen zeigen zum Boden. Achte darauf, dass die Schultern unten bleiben.
2. Ziehe die Ellenbogen nach hinten und erzeuge in der Armbeuge einen rechten Winkel. Die Arme bleiben die ganze Zeit auf Schulterhöhe. Wenn du hinten angekommen bist, ziehe aktiv die Schulterblätter zusammen.

Wiederholungen: 20-mal

VARIANTE A

Setze, sobald du hinten angekommen bist, kleine Impulse. Ziehe hierfür die Ellenbogen nur ganz kurz und pulsierend nach hinten. Achte darauf, dass die Schultern tief bleiben.

VARIANTE B

1. Strecke die Arme nach oben aus, sodass sie sich die Finger berühren.
2. Ziehe nun die Ellenbogen nach unten, ähnlich wie beim Latzug, und gleichzeitig die Schulterblätter aktiv zusammen.

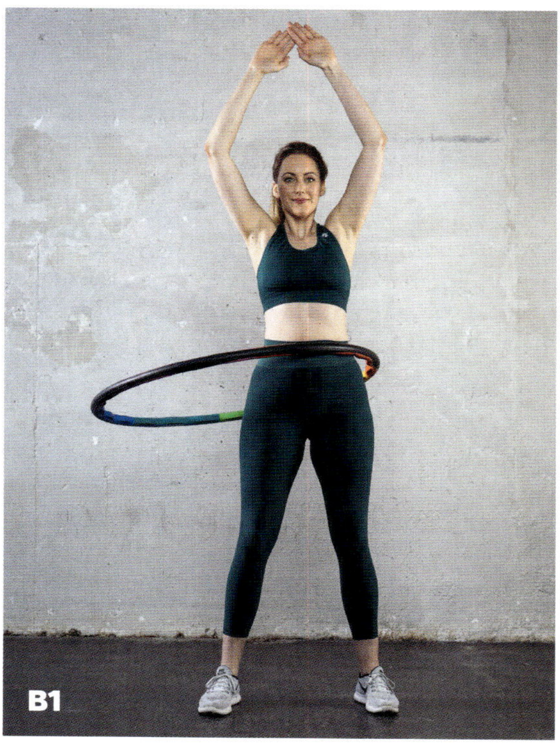
B1

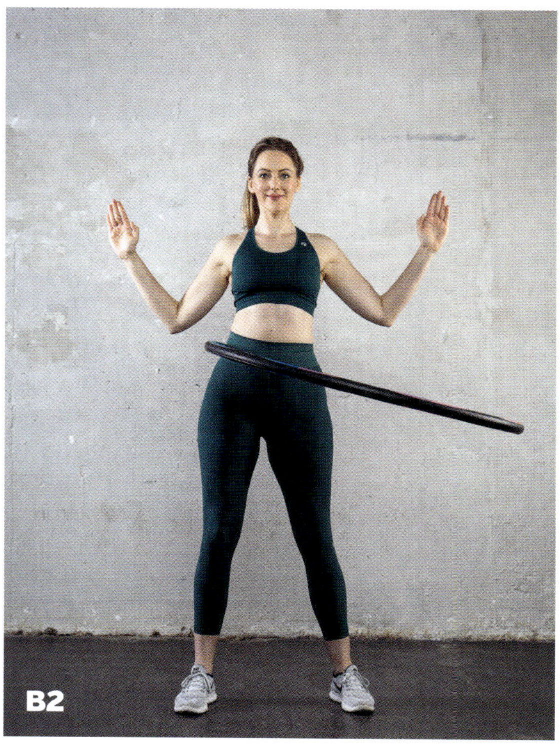
B2

VARIANTE C

Kombiniere den Schwimmer in der Originalfassung mit Variante B im Wechsel.

Armkreise nach hinten

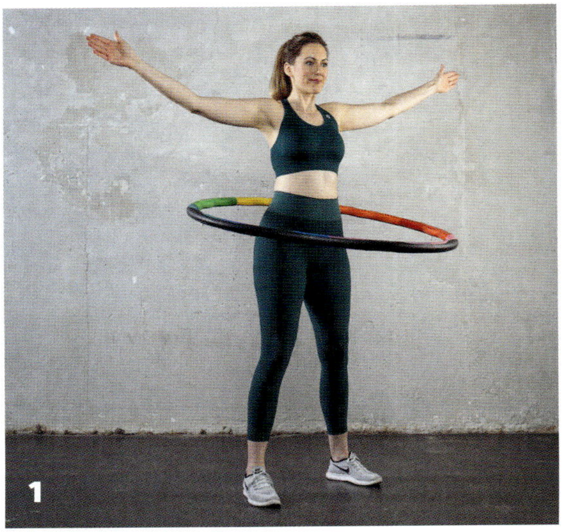

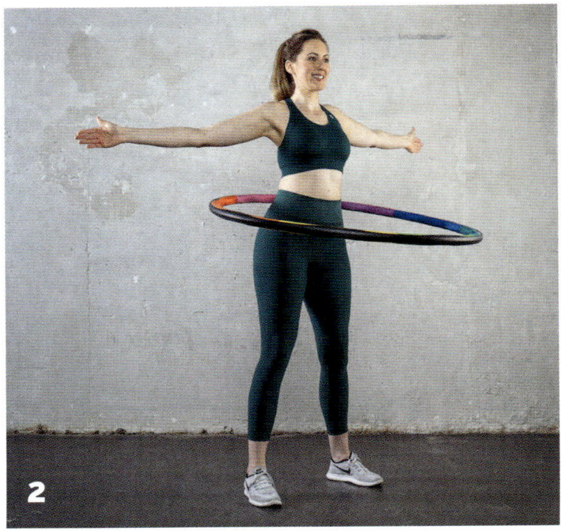

Ausgangsposition: neutraler Stand, die Füße parallel und etwa schulterbreit geöffnet

1. Strecke die Arme zu beiden Seiten etwa auf Schulterhöhe aus. Drehe die Handflächen nach vorn, die Daumen zeigen nach oben.
2. Kreise mit den Armen nach hinten.

Wiederholungen: 20-mal

VARIANTE A

Variiere in der Geschwindigkeit. Die Herausforderung besteht darin, die Arme in einer anderen Geschwindigkeit zu bewegen als die Hüften, die den Reifen durch ihre Bewegung oben halten.

VARIANTE B

Variiere die Größe der Kreise. Achte darauf, dass du an der tiefsten Stelle nicht mit dem Arm an den Reifen kommst.

Latzug

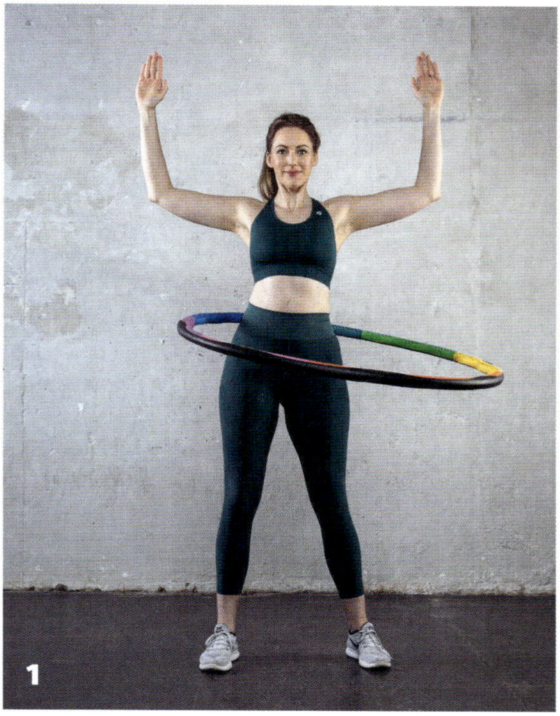
1

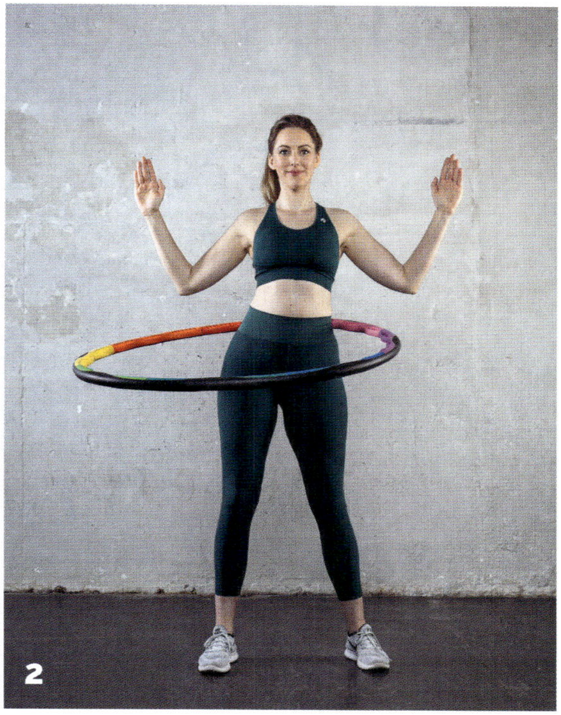
2

Ausgangsposition: neutraler Stand, die Füße parallel und etwa schulterbreit geöffnet

1. Strecke die Arme zu beiden Seiten und winkle sie an, sodass die Oberarme parallel zum Boden und die Unterarme im 90-Grad-Winkel gebeugt sind.
2. Ziehe die Ellenbogen seitlich nach unten und spanne den Latissimus (den breiten Rückenmuskel) aktiv an.

Wiederholungen: 20-mal

VARIANTE

Wenn du am untersten Punkt angekommen bist, führe kleine pulsierende Bewegungen aus. Ziehe hierfür die Ellenbogen nur ganz kurz und in Minibewegungen noch ein Stück weiter nach unten.

Butterfly

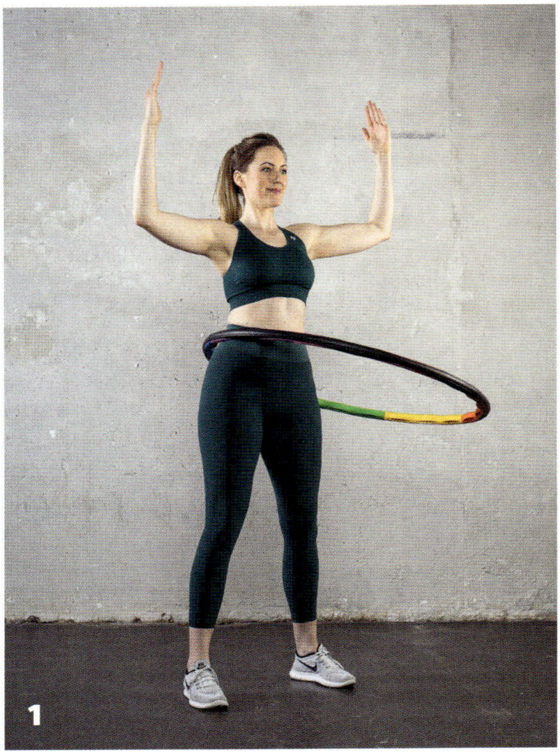
1

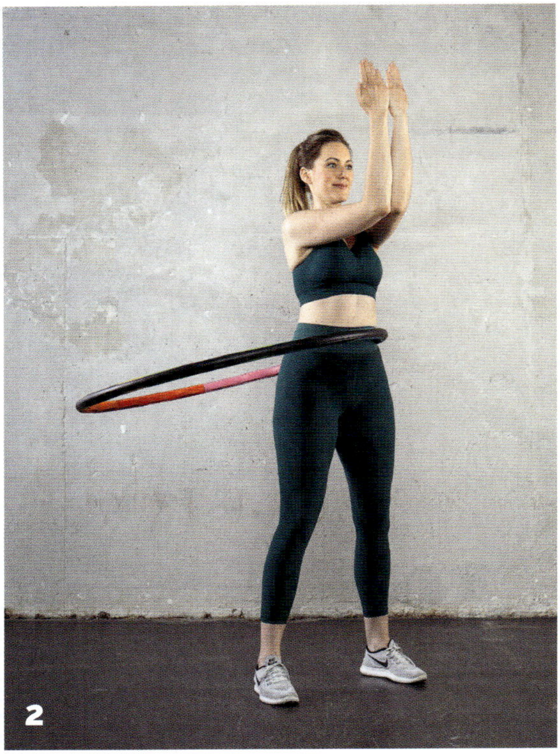
2

Ausgangsposition: neutraler Stand, die Füße parallel und etwa schulterbreit geöffnet

1. Strecke die Arme zu beiden Seiten auf Schulterhöhe aus. Winkle die Unterarme an, sodass sie einen 90-Grad-Winkel zu den Oberarmen bilden. Die Handflächen zeigen nach vorn.
2. Führe die Arme vor dem Körper zusammen, sodass sich die Unterarme berühren. Achte darauf, dass die Oberarme immer auf Schulterhöhe bleiben.

Wiederholungen: 20-mal

VARIANTE A

Führe, wenn du die Arme zur Seite öffnest, kleine pulsierende Bewegungen nach hinten aus.

VARIANTE B

Kombiniere den Butterfly mit dem Latzug immer im Wechsel: Führe die angewinkelten Arme im Butterfly vorn zusammen, öffne sie wieder und ziehe anschließend die Ellbogen nach hinten unten in den Latzug.

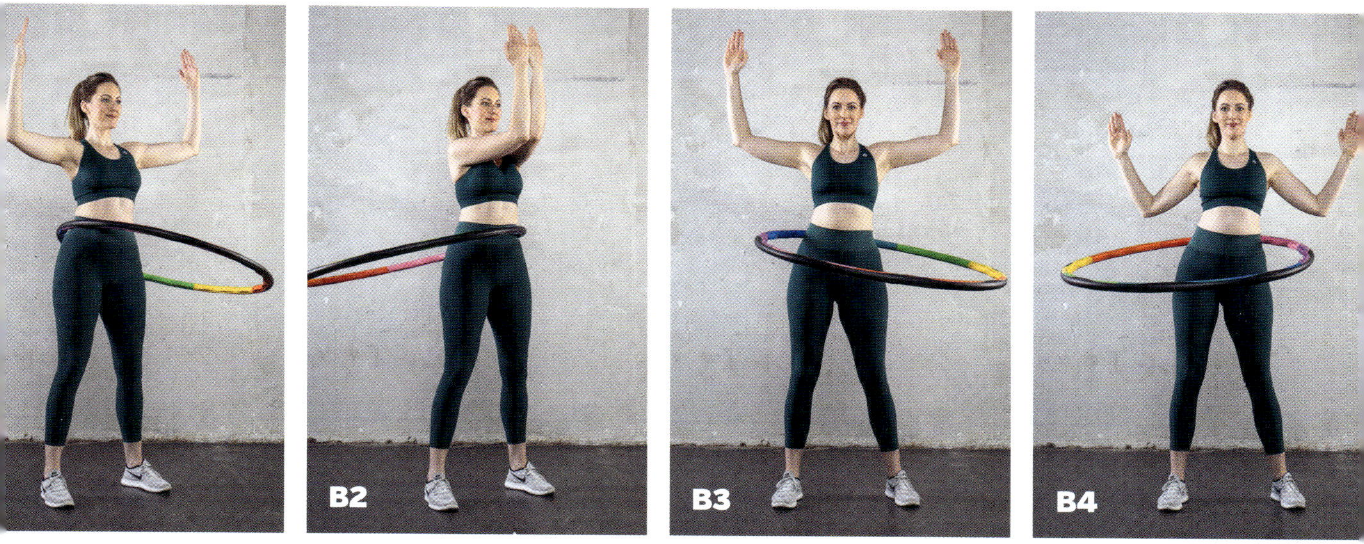

VARIANTE C

Wenn die Arme sich vor dem Körper treffen, versuche, immer im Wechsel einen Unterarm mit dem gegenüberliegenden Ellenbogen zu berühren. Führe diese Bewegung so schnell wie möglich aus.

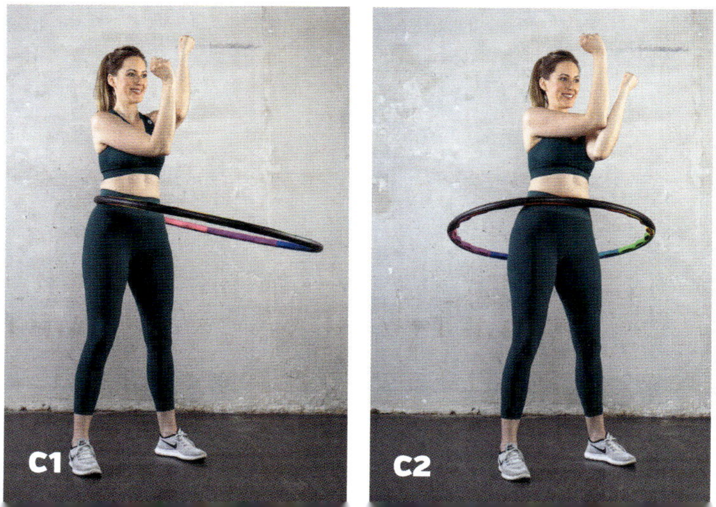

Speedball

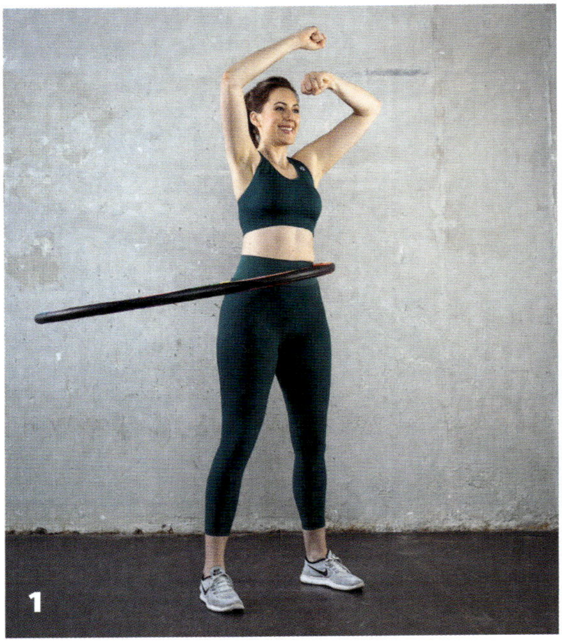
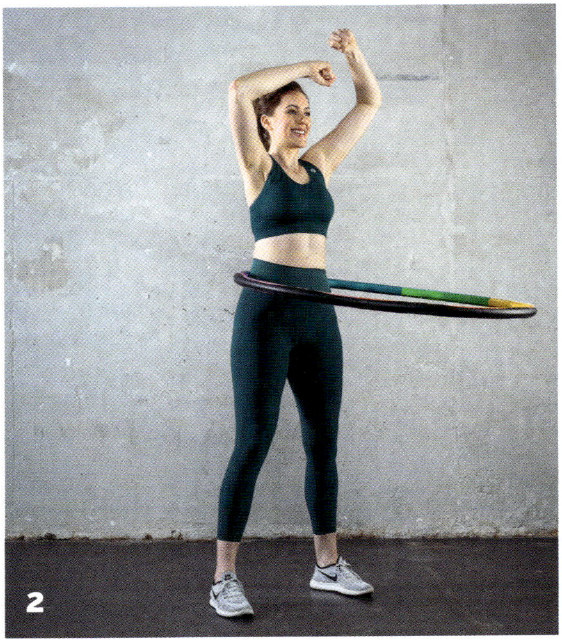

Ausgangsposition: neutraler Stand, die Füße parallel und etwa schulterbreit geöffnet

1. Balle die Hände zu Fäusten und halte sie versetzt oberhalb des Gesichts.
2. Umkreise sie nun so schnell, wie du kannst.

Dauer: 30 Sekunden

VARIANTE A

Führe die Speedballs nach links und rechts aus. Drehe dich aus der Brustwirbelsäule ebenfalls leicht nach rechts und links.

VARIANTE B

Wechsle die Richtung, in die du die Hände umeinanderkreisen lässt.

Boxen nach vorn

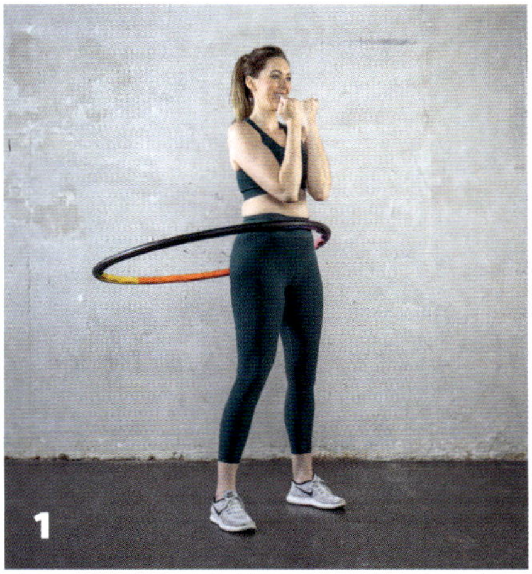

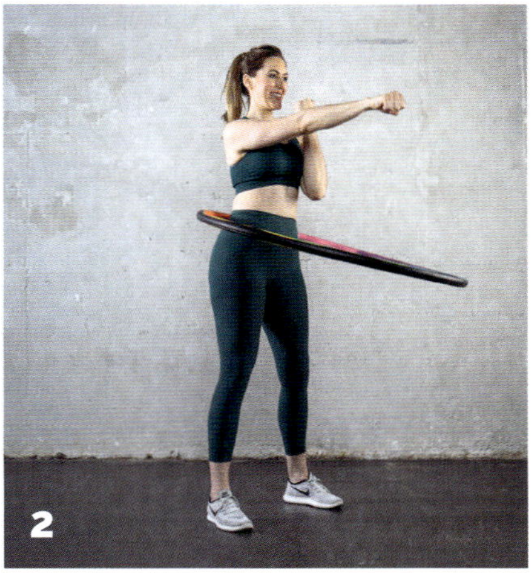

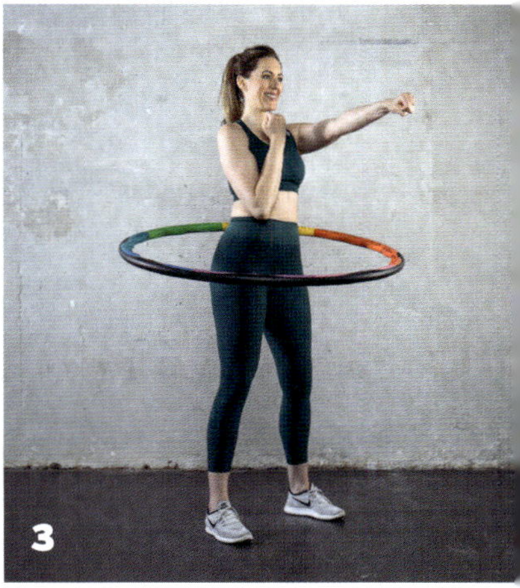

Ausgangsposition: neutraler Stand, die Füße parallel und etwa schulterbreit geöffnet

1. Balle die Hände zu Fäusten und halte sie unter deinem Kinn.
2. Führe mit einer Faust einen kräftigen Schlag nach vorn aus.
3. Ziehe den Arm wieder zurück und führe nun einen Schlag mit der anderen Faust aus.

Wiederholungen: 20-mal pro Seite

VARIANTE A

Boxe aus der gleichen Ausgangsposition heraus zur Seite.

VARIANTE B

Variiere sowohl beim Vor- als auch beim Seitboxen in der Schnelligkeit. Versuche, in einem anderen Rhythmus zu hulern, als du boxt.

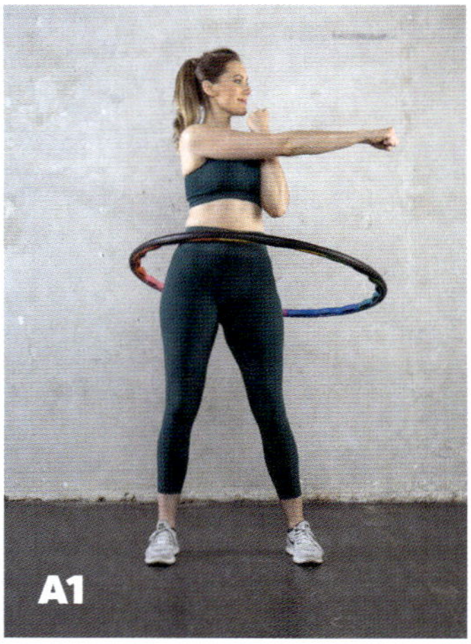

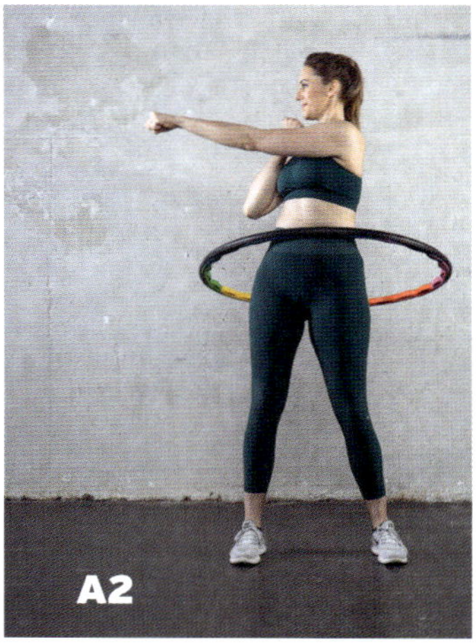

Kinnhaken

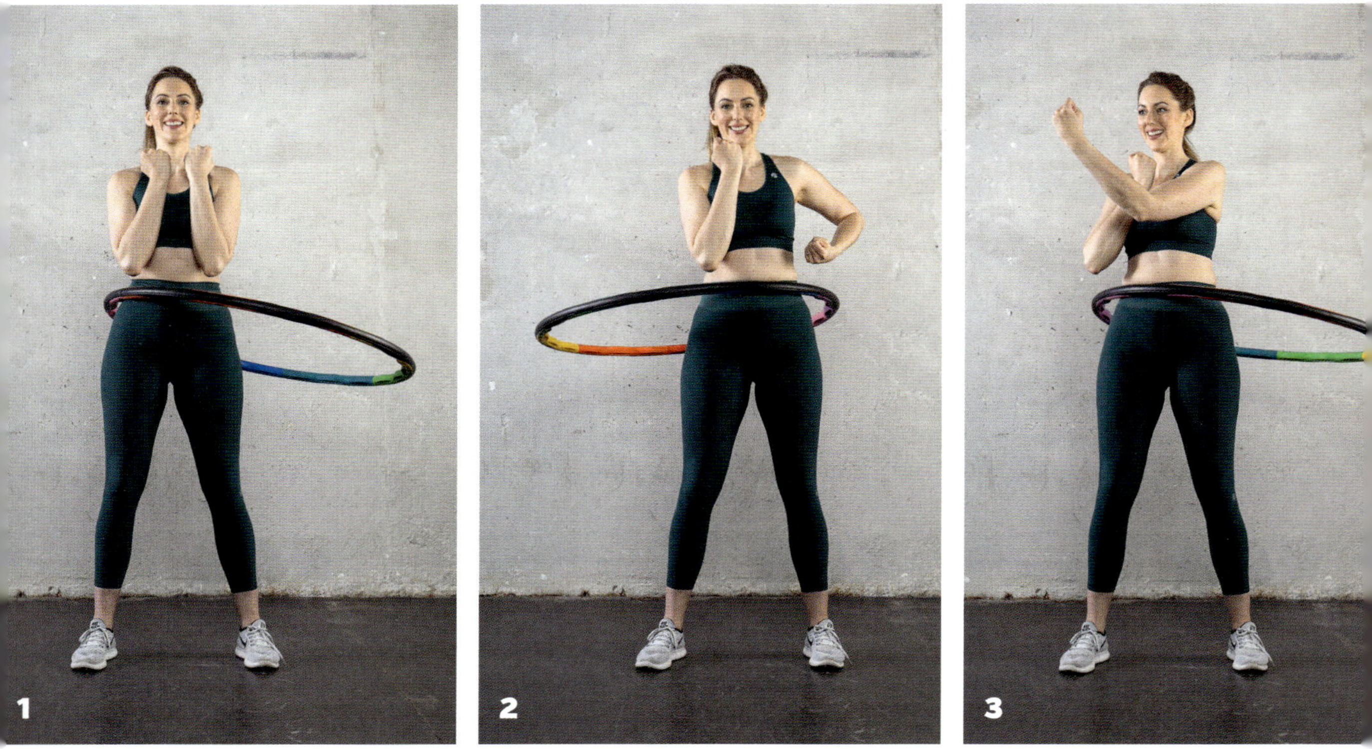

Ausgangsposition: neutraler Stand, die Füße parallel und etwa schulterbreit geöffnet

1. Balle die Hände zu Fäusten und halte sie unter dem Kinn.
2. Setze nun den Ellenbogen eines Arms nach hinten und hole Schwung.
3. Führe einen kräftigen Schlag mit der Faust diagonal nach vorn oben, ungefähr auf Gesichtshöhe, aus.

Wiederholungen: 20-mal pro Seite

Boxen nach oben

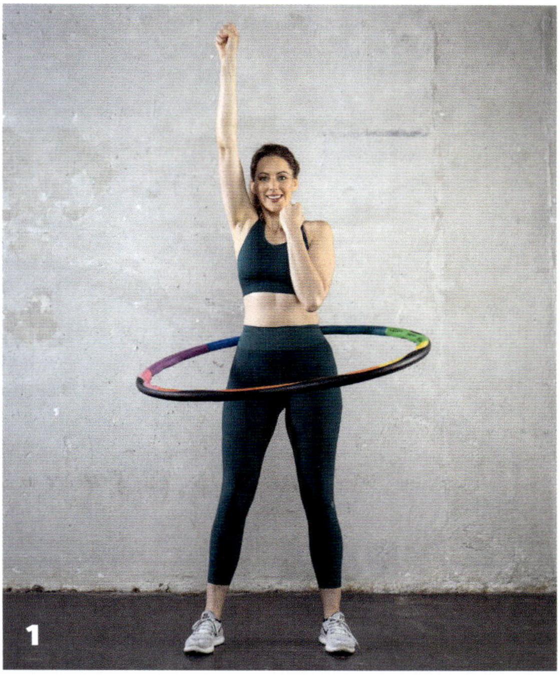
1

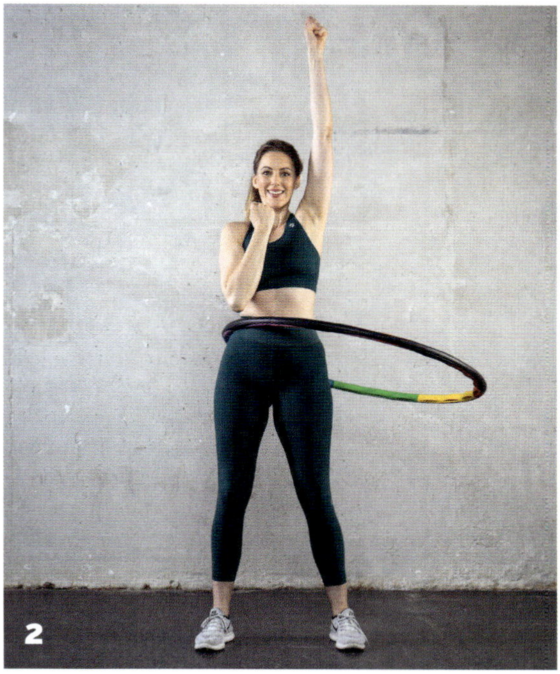
2

Ausgangsposition: neutraler Stand, die Füße parallel und etwa schulterbreit geöffnet

1. Balle die Hände zu Fäusten und halte sie unter dem Kinn.
2. Führe abwechselnd mit der rechten und der linken Faust kräftige Schläge nach oben aus.

Wiederholungen: 20-mal pro Seite beziehungsweise Richtung

VARIANTE A

Variiere die Boxbewegung in der Schnelligkeit.

VARIANTE B

Kombiniere das Boxen nach oben mit dem Boxen nach vorn (Seite 63).

Kerze

Ausgangsposition: neutraler Stand, die Füße parallel und etwa hüftbreit geöffnet

Strecke beide Arme nach oben aus und mache dich so lang, wie es geht. Achte dabei auf einen festen Stand und spanne noch einmal aktiv die Bauchmuskeln an.

Dauer: 30 Sekunden

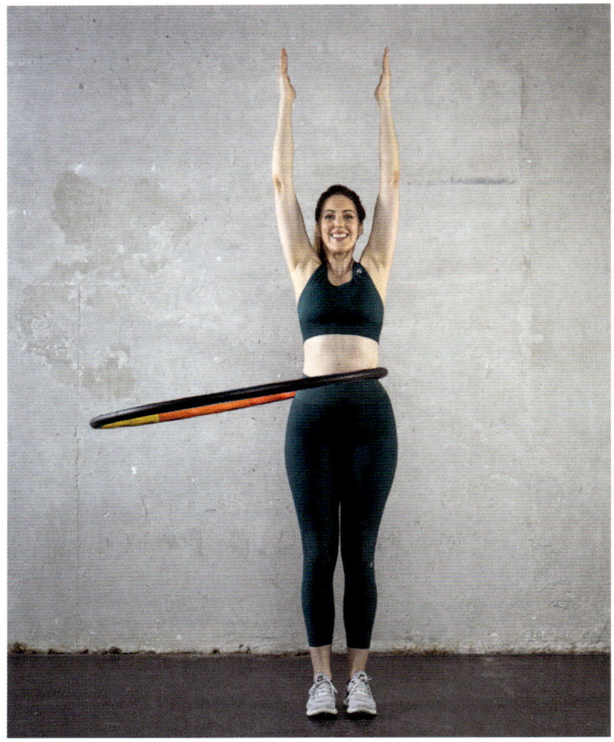

VARIANTE A

Stelle dich zusätzlich auf die Zehenspitzen.

VARIANTE B

Verringere den Abstand der Füße, sodass sie (fast) geschlossen sind.

VARIANTE C

Schließe die Füße und hebe die Fersen, sodass du auf den Zehenspitzen stehst, und halte die Arme nach oben gestreckt.

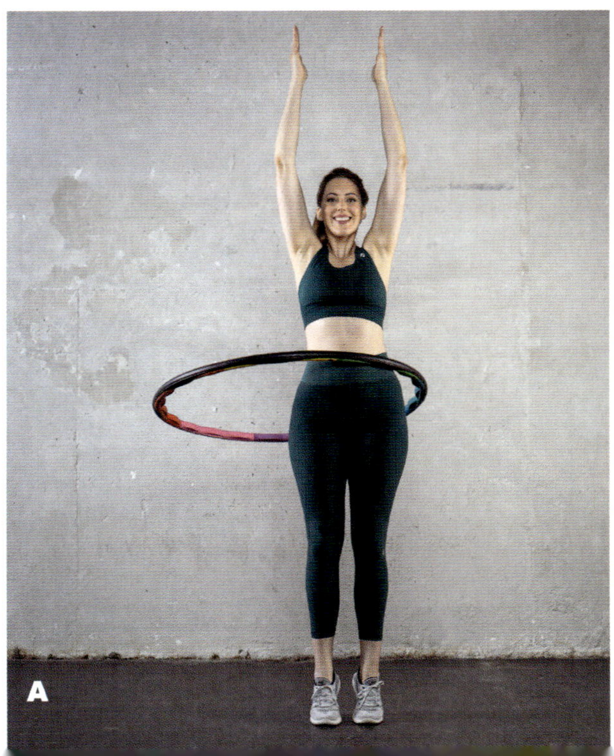
A

Statischer Bizeps-Curl

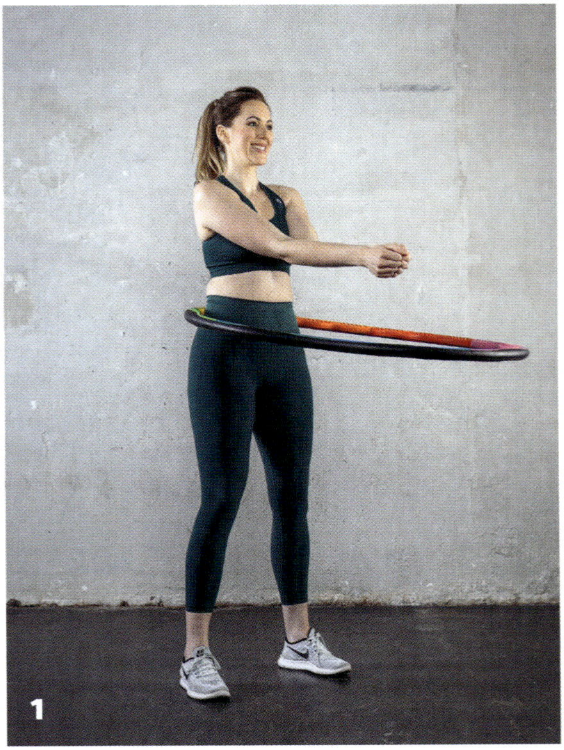

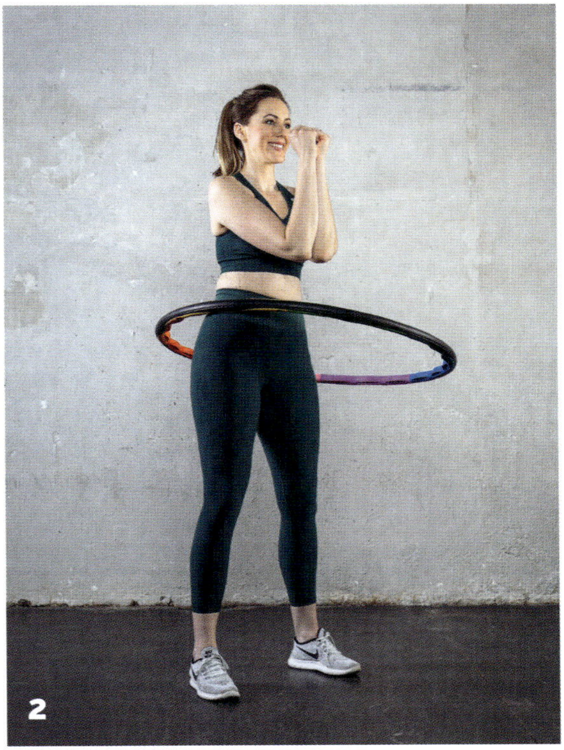

Ausgangsposition: neutraler Stand, die Füße parallel und etwa hüftschulterbreit geöffnet

1. Strecke die Arme so weit wie möglich nach vorn aus und balle die Hände zu Fäusten und halte sie eng zusammen.
2. Drücke die Unterarme so fest zusammen, wie du kannst, und winkle die Arme an. Führe die Fäuste dabei in dieser Position in Richtung Kinn und halte die Armposition.

Wiederholungen: 20-mal

VARIANTE

Führe aus der Endposition (also wenn die Ellenbogen gebeugt sind) kleine pulsierende Bewegungen nach oben aus.

Statisches Armheben nach vorn

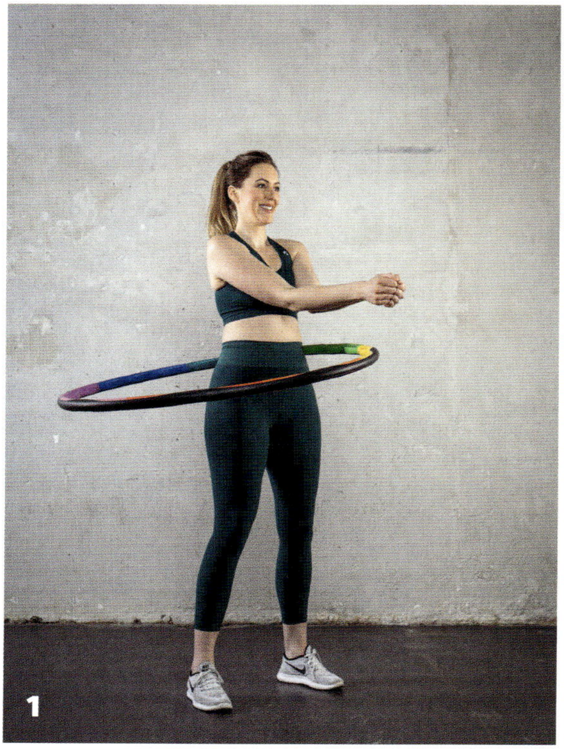

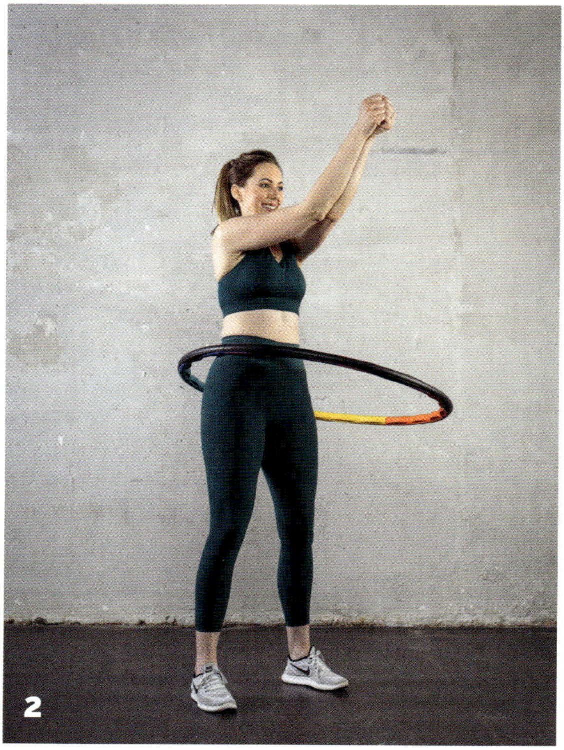

Ausgangsposition: neutraler Stand, die Füße parallel und etwa schulterbreit geöffnet

1. Strecke die Arme nach vorn aus und führe die Unterarme vor der Brust zusammen. Balle die Hände zu Fäusten.
2. Hebe nun beide Arme gleichzeitig weiter nach oben und achte darauf, dass die Arme während der Ausführung die ganze Zeit fest zusammendrücken.

Wiederholungen: 20-mal

VARIANTE

Führe, sobald du oben angekommen bist, kleine pulsierende Bewegungen nach oben aus.

Statischer Trizeps-Curl

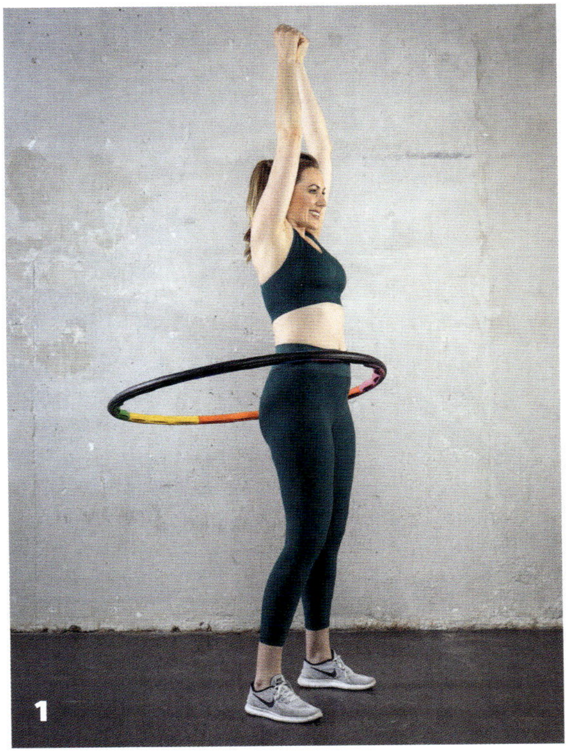

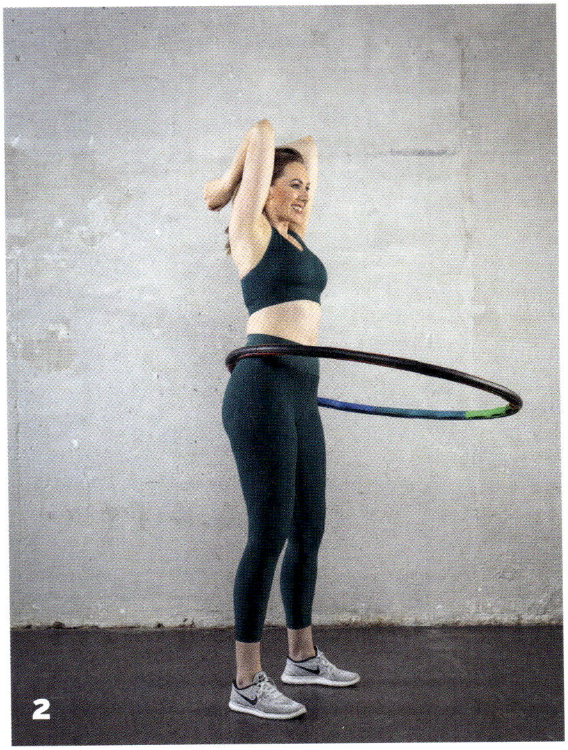

Ausgangsposition: neutraler Stand, die Füße parallel und etwa hüftschulterbreit geöffnet

1. Strecke die Arme nach oben, drücke die Handflächen in- oder leichte Fäuste gegeneinander. Die Oberarme berühren deine Ohren.
2. Senke die Hände nun hinter den Kopf und halte währenddessen die Spannung. Die Oberarme bleiben neben den Ohren, die Ellenbogen zeigen nach oben.

Wiederholungen: 20-mal

VARIANTE

Führe am tiefsten Punkt mit den Unterarmen kleine pulsierende Bewegungen aus.

Armwedeln für eine starke Brustmuskulatur

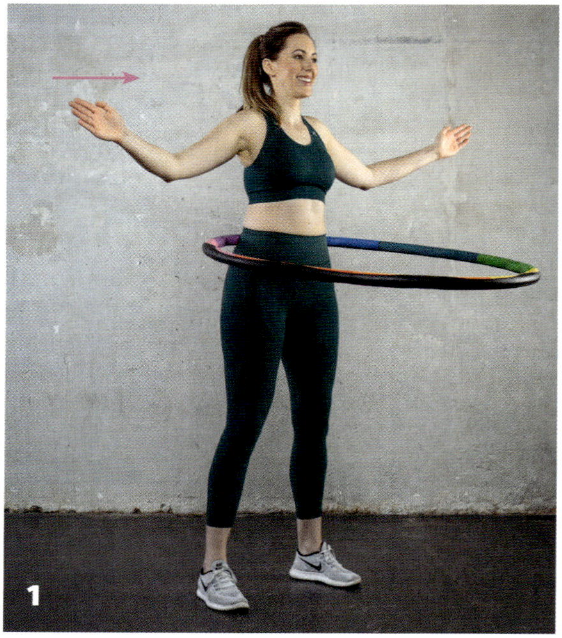
1

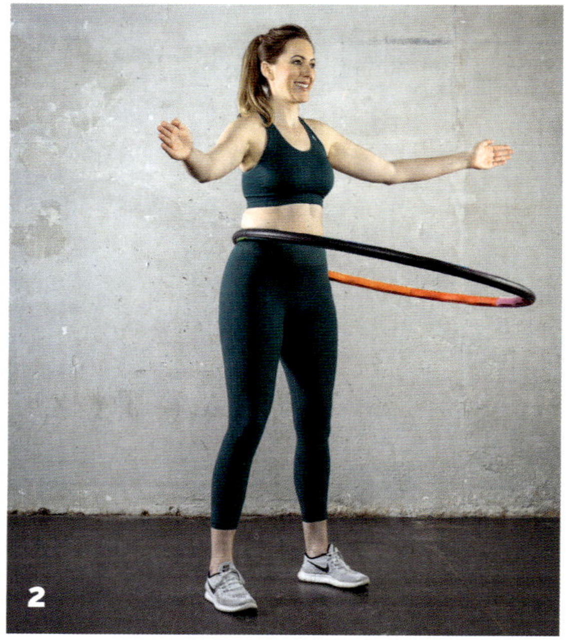
2

Ausgangsposition: neutraler Stand, die Füße parallel und etwa schulterbreit geöffnet

1. Strecke die Arme seitlich auf Höhe der Schultern aus, ohne sie durchzustrecken; die Handflächen zeigen nach vorn. Achte darauf, dass du die Schultern tief hältst.
2. Spanne die Brustmuskulatur nun aktiv an und bewege deine Arme nach vorne. Spiele mit der Geschwindigkeit und wedele mit den Armen immer kräftig nach vorn.

Dauer: 30 Sekunden

VARIANTE

Halte die Arme einmal höher und einmal etwas niedriger. Wenn du die Bewegungen auch etwas weiter oben oder unten ausführst, trainierst du so weitere Teile deiner Brustmuskulatur.

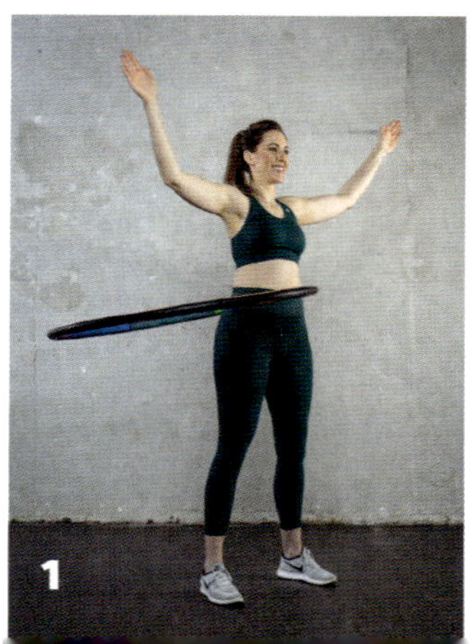
1

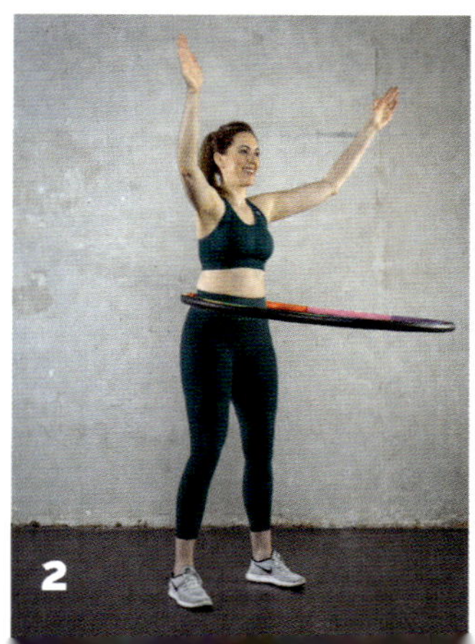
2

Armwedeln für einen starken Rücken

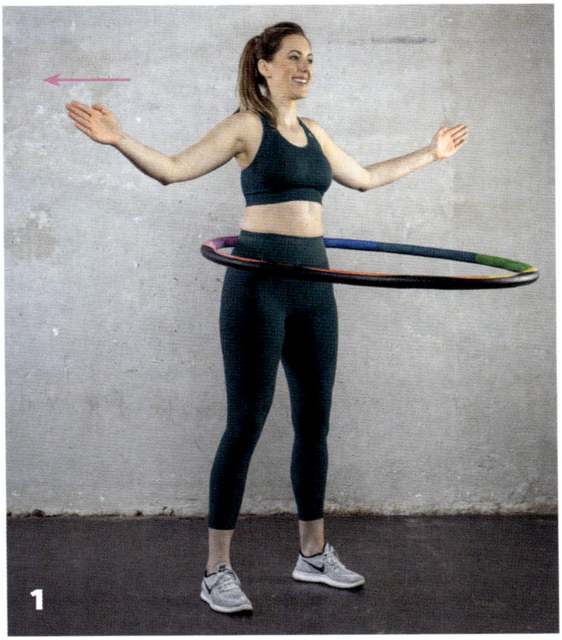

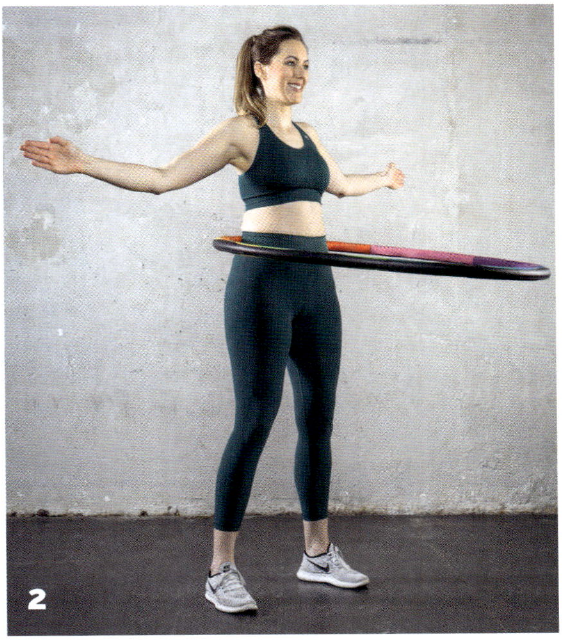

Ausgangsposition: neutraler Stand, die Füße parallel und etwa schulterbreit geöffnet

1. Strecke die Arme seitlich auf Höhe der Schultern aus, die Handflächen zeigen nach vorn. Achte darauf, dass du die Schultern tief hältst.
2. Spanne deinen großen Rückenmuskel nun aktiv an und bewege die Arme nach hinten. Spiele mit der Geschwindigkeit und wedele mit den Armen immer kräftig nach hinten.

Dauer: 30 Sekunden

VARIANTE

Führe die Armbewegungen auch etwas weiter oben oder unten aus, damit trainierst du weitere Bereiche deiner Rückenmuskulatur.

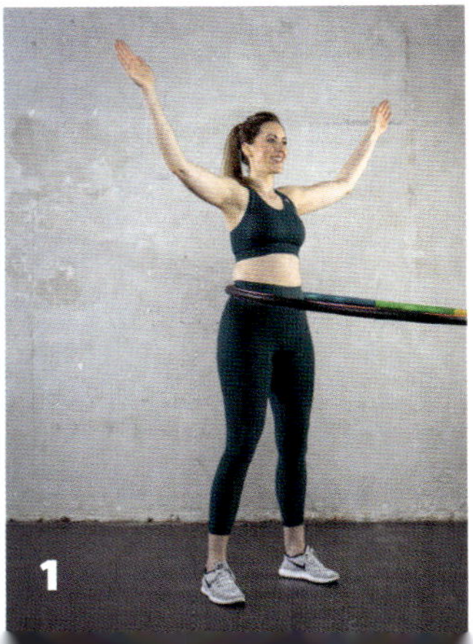

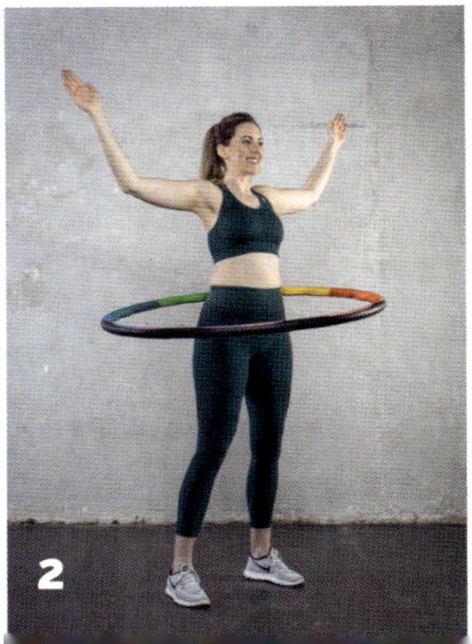

Hände zusammendrücken

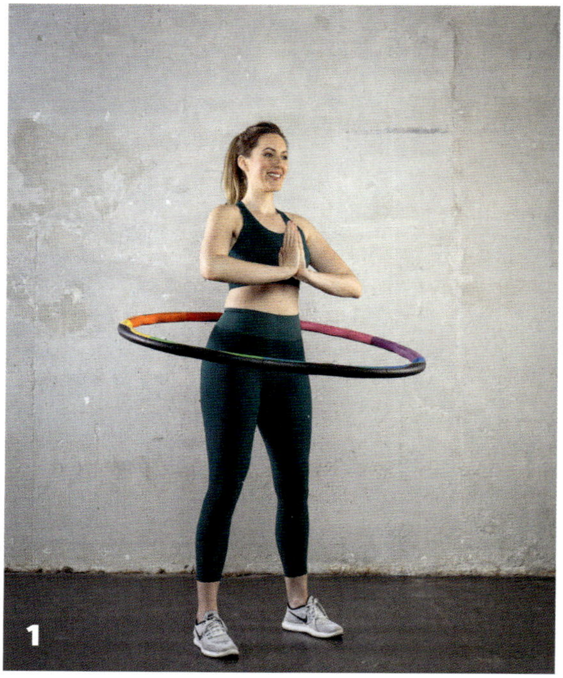

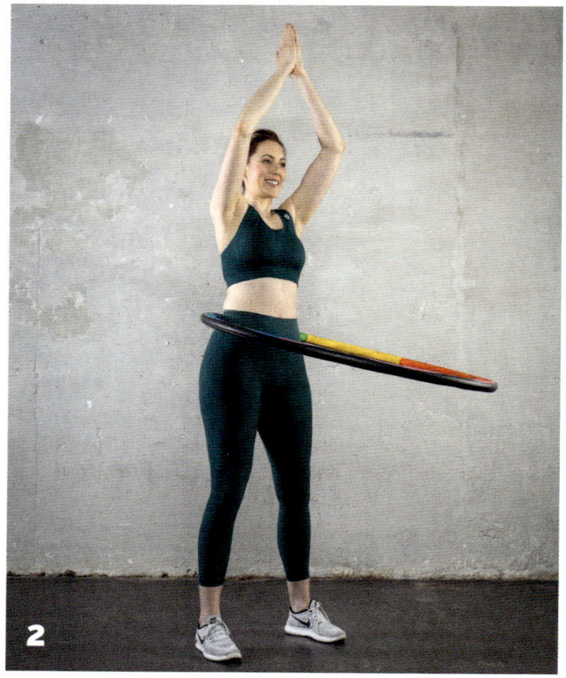

Ausgangsposition: neutraler Stand, die Füße parallel und etwa schulterbreit geöffnet

1. Drücke die Handflächen vor der Brust fest zusammen. Achte darauf, dass die Ellenbogen auf gleicher Höhe wie deine Handballen sind.
2. Führe die Hände nach oben. Presse die Handflächen weiterhin zusammen.

Dauer: 30 Sekunden oder 20 Wiederholungen

VARIANTE

Lasse die Fingerspitzen nach vorn zeigen, während du die Hände nach vorn führst. Presse die Handflächen weiterhin zusammen. Halte die Spannung während der ganzen Zeit.

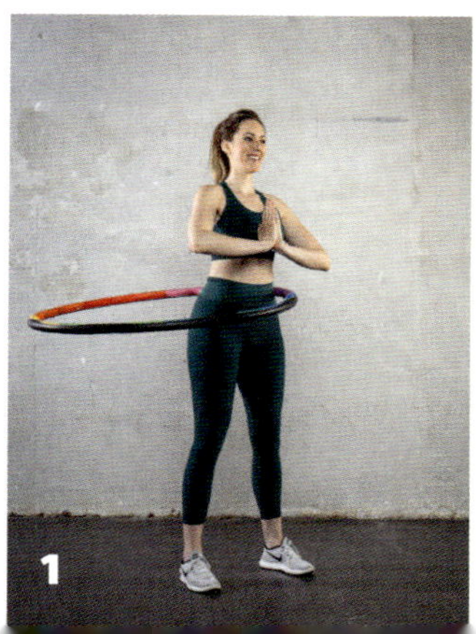

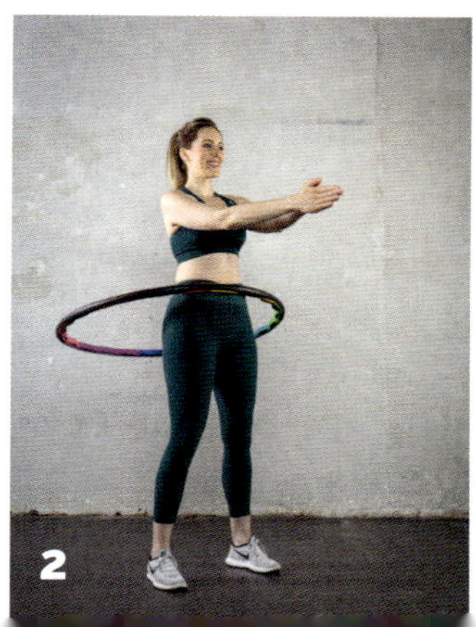

Unterarme aus- und einklappen

Ausgangsposition: neutraler Stand, die Füße parallel und etwa schulterbreit geöffnet

1. Hebe die Arme angewinkelt an, sodass die Hände unterhalb des Kinns schweben, die Ellenbogen zeigen auf Höhe deiner Schultern nach rechts und links. Balle die Hände zu Fäusten.
2. Öffne nun gleichzeitig beide Arme zur Seite und halte die Arme ausgestreckt auf Schulterhöhe. Bringe dann die Fäuste wieder unterhalb des Kinns zusammen.

Wiederholungen: 20-mal pro Seite

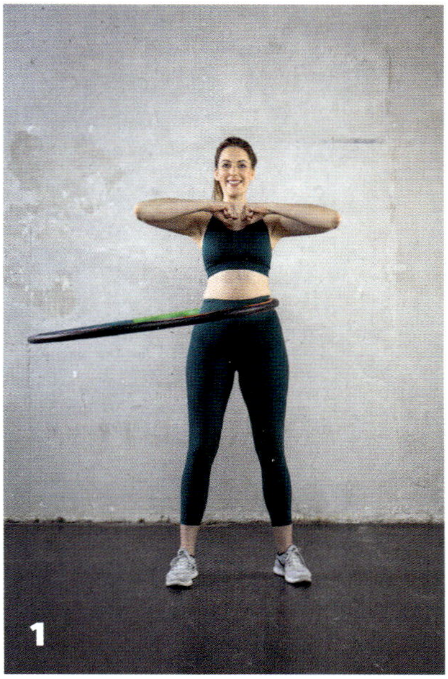

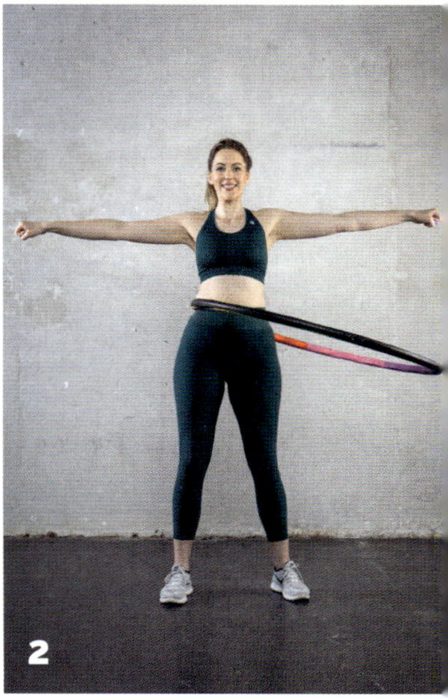

VARIANTE

1. Strecke erst nur einen Arm zur Seite aus.
2. Öffne danach den zweiten Arm zur anderen Seite.
3. Klappe den ersten Arm wieder ein.
4. Klappe auch den zweiten Arm wieder ein, sodass du wieder in der Ausgangsposition ankommst.

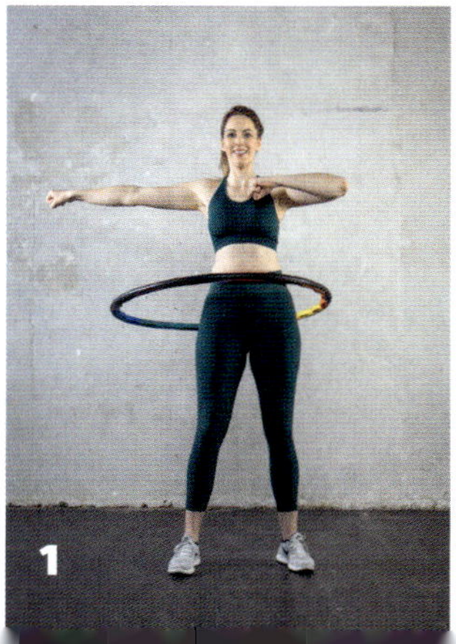

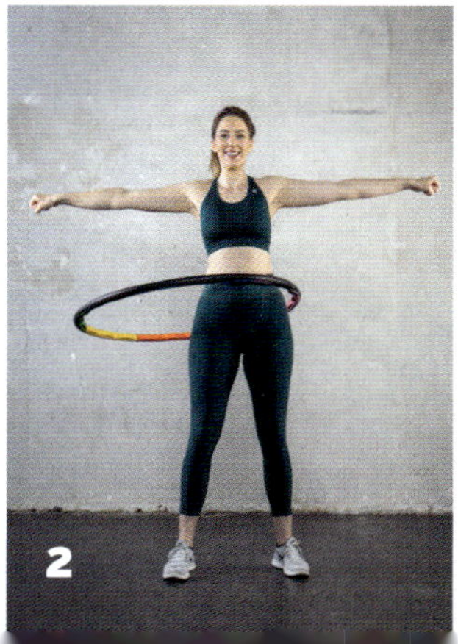

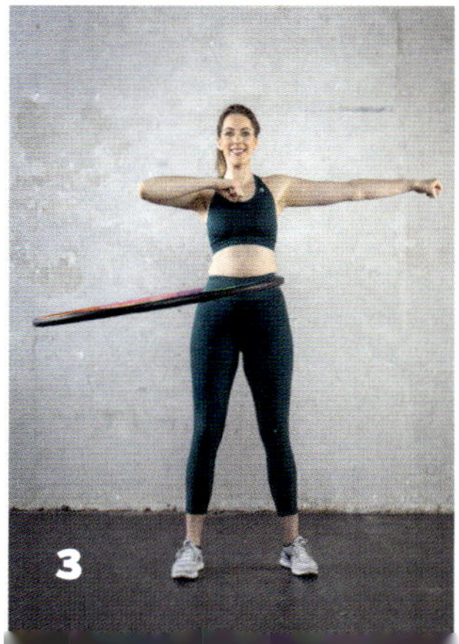

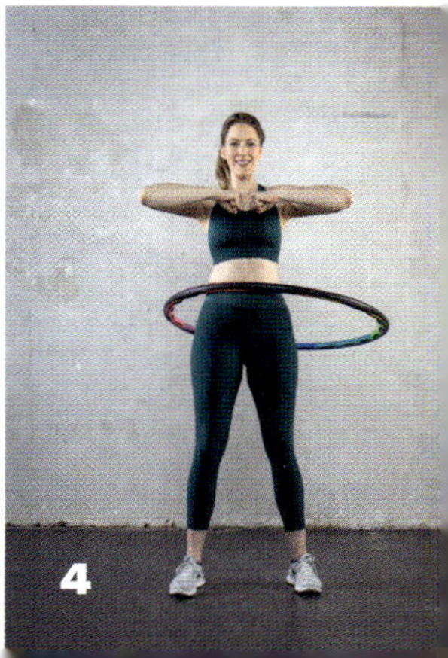

Nackendrücken

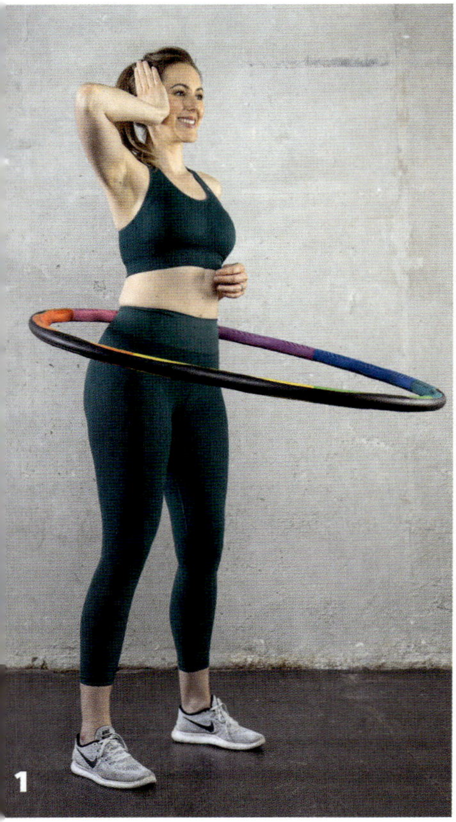

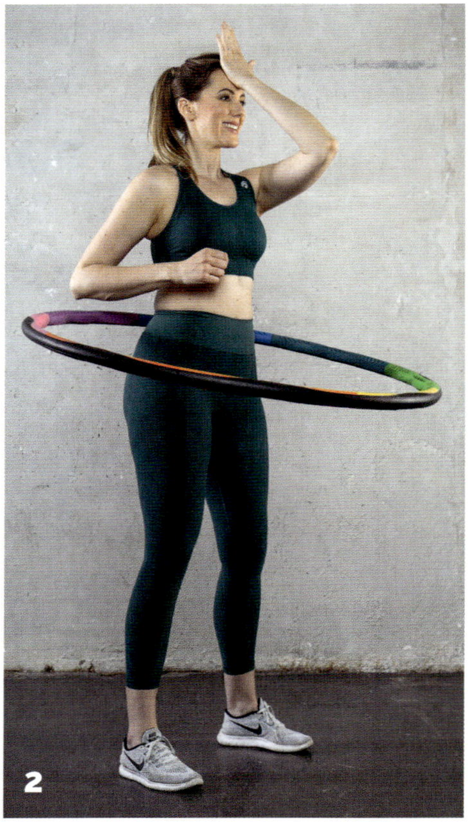

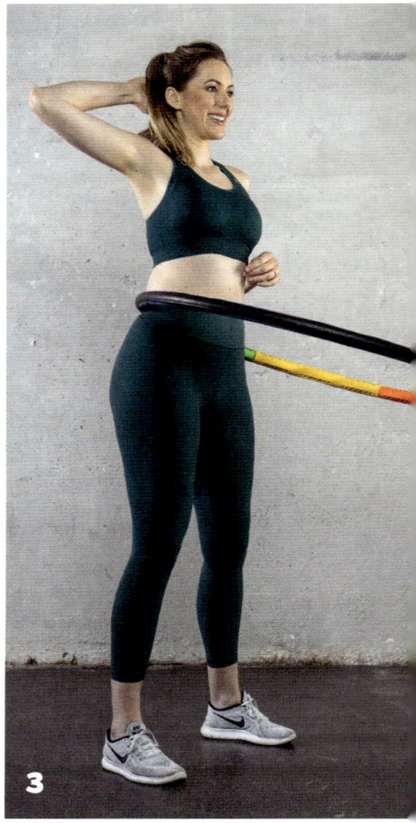

Ausgangsposition: neutraler Stand, die Füße parallel und etwa schulterbreit geöffnet

1. Lege die rechte Handfläche an deine rechte Kopfseite. Drücke nun so fest du kannst an deinen Kopf und gleichzeitig mit dem Kopf an deine Hand. Wechsle nach der angegebenen Zeit die Seite.
2. Drücke die flache Hand wie im ersten Schritt beschrieben gegen die Stirn.
3. Lege die Hand an den Hinterkopf und gehe wie im ersten Schritt beschrieben vor.

Dauer: 30 Sekunden pro Seite

Hinweis: Presse den Kopf immer aktiv gegen die Hand.

Mit Schrittfolgen beim Hulern die Beine trainieren

Squats beim Hulern

Ich sehe immer wieder, dass während des Hulerns Squats oder auch Lunges ausgeführt werden. Um deine Gelenke zu schonen, würde ich jedoch davon abraten. Bei Squats ist es wichtig, eine aufrechte Brust beizubehalten, und die Knie sollten beim aufgestellten Bein hinter den Zehen sein. Für viele Personen ist das bereits eine Herausforderung und eine saubere Ausführung erfordert höchste Präzision. Wenn nun noch das Hulern hinzukommt, ist es durch die kippende Bewegung des Beckens nicht möglich, in einen sauberen Squat zu kommen. Das kann sich auf die Kniegelenke auswirken, denn diese würden auch in der gebeugten Haltung mitschwingen.

Gewicht verlagern – Vorübung zum Laufen

Ausgangsposition: neutraler Stand, die Füße parallel und etwa schulterbreit geöffnet

1. Lehne dich zu einer Seite und verlagere das Körpergewicht auf einen Fuß.
2. Verlagere nun das Gewicht auf den anderen Fuß.

Wiederholungen: 20-mal pro Seite

Hinweis: Wechsle auf diese Weise von einem Fuß auf den anderen.

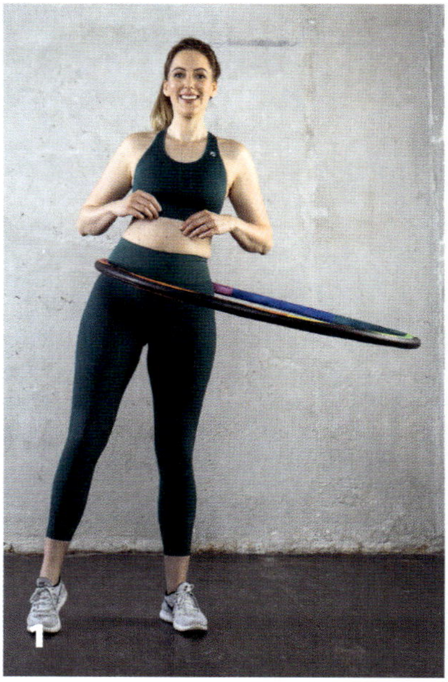

1

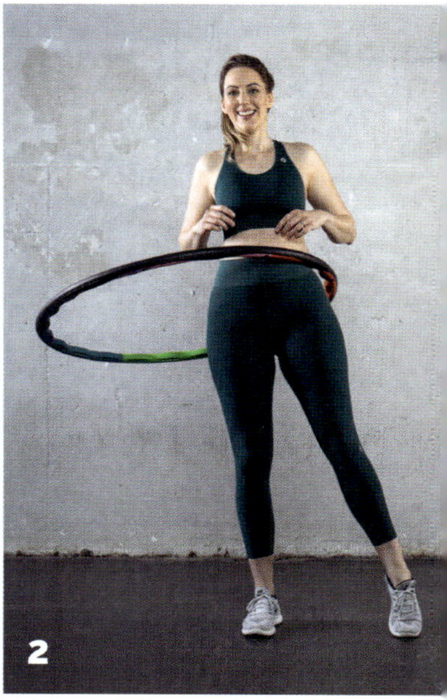

2

Fersen heben

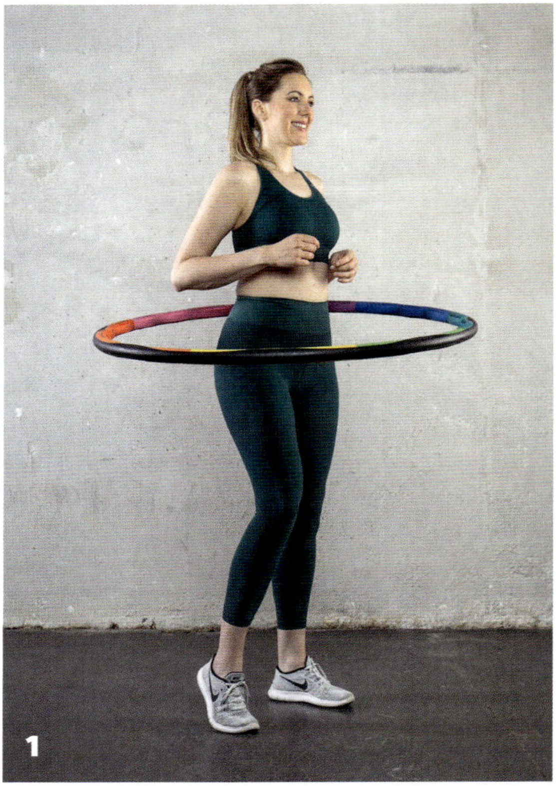

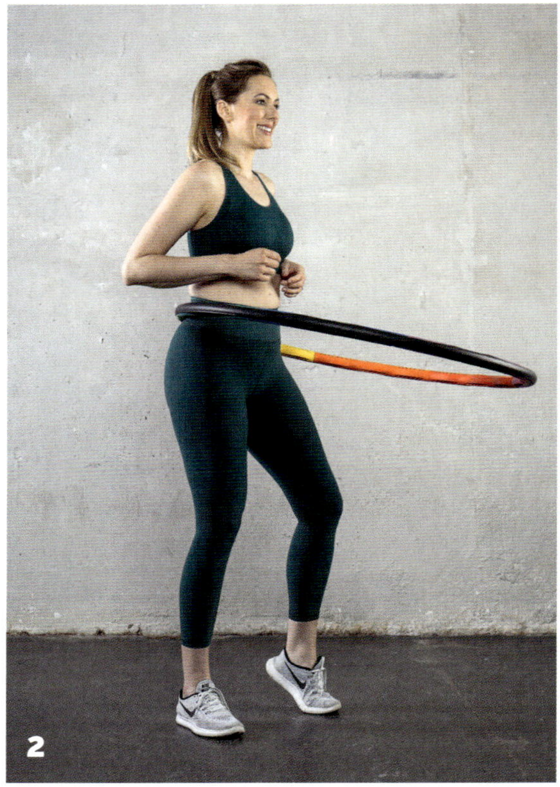

Ausgangsposition: neutraler Stand, die Füße parallel und etwas mehr als hüftbreit geöffnet

1. Hebe eine Ferse an und halte diese Stellung für einige Sekunden. Das Gewicht liegt nun auf dem Vorfuß.
2. Setze die Ferse wieder ab und löse nun die Ferse des anderen Fußes.

Dauer: 30 Sekunden

VARIANTE

Variiere die Bewegung in der Geschwindigkeit.

Marschieren am Platz

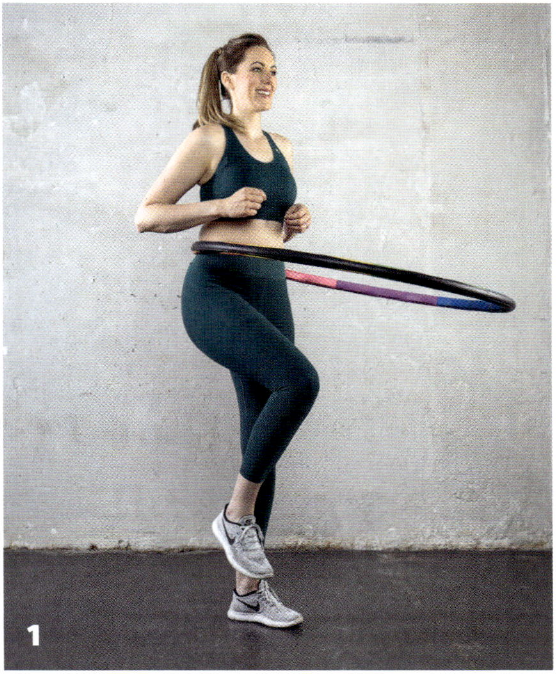

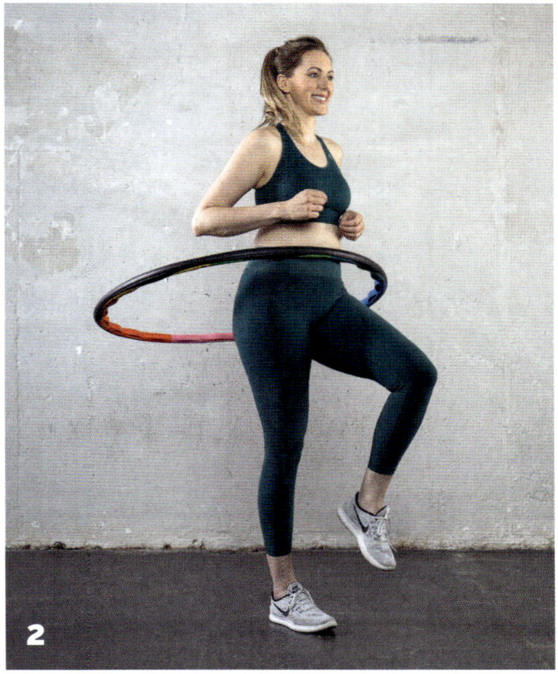

Ausgangsposition: neutraler Stand, die Füße parallel und etwas mehr als hüftbreit geöffnet

1. Hebe den rechten Fuß vom Boden ab. Versuche, den Fuß dabei komplett abzurollen.
2. Setze den Fuß wieder auf und rolle ihn dabei ebenfalls vollständig ab. Hebe gleichzeitig den anderen Fuß und fahre im Wechsel fort.

Dauer: 30 Sekunden

VARIANTE A

Variiere die Bewegung in der Geschwindigkeit. Wenn die Schrittgeschwindigkeit von der Schnelligkeit der Hulerbewegung abweicht, kann das zunächst eine Herausforderung sein, ist aber eine gute Koordinationsübung.

VARIANTE B

Marschiere noch schneller, sodass du ins Joggen kommst. Wenn das gut funktioniert, dann kannst du sogar kleine Sprints einbauen.

Runnings in der Grätsche

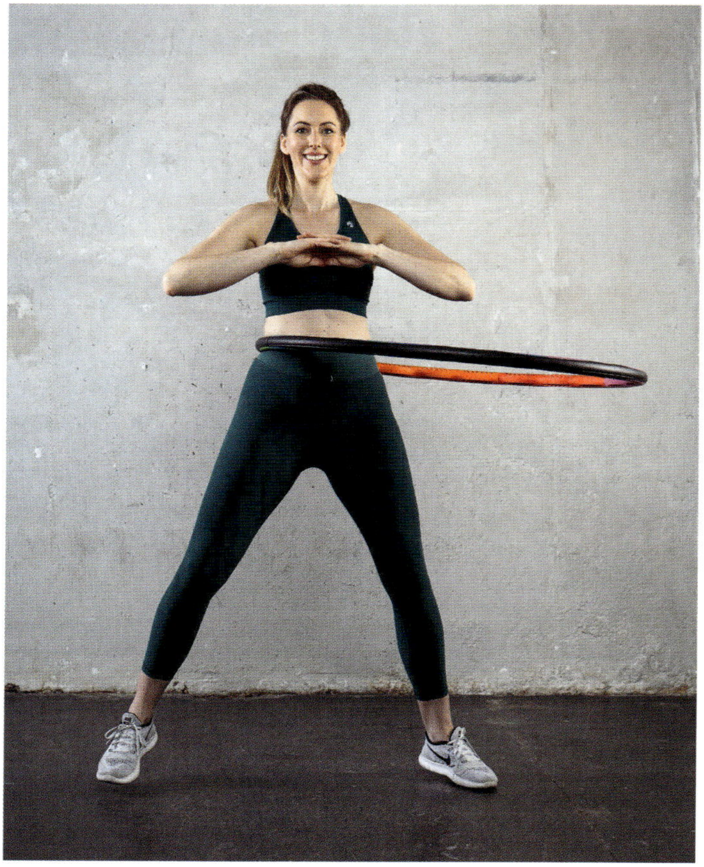

Ausgangsposition: aufrechterer Stand, die Beine in einer Grätsche geöffnet, die Fußspitzen zeigen leicht nach außen

Stelle dich mit geöffneten Beinen in eine Grätsche und bewege nun dein Gesäß leicht nach hinten. Hebe wie beim Marschieren einen Fuß an. Setze den Fuß wieder auf und hebe den anderen Fuß an. Fahre fort zu marschieren und steigere das Tempo, bis du so schnell du kannst auf der Stelle läufst.

Dauer: 30 Sekunden

High Knees

Ausgangsposition: neutraler Stand, die Füße parallel und etwas mehr als hüftbreit geöffnet

1. Hebe ein Knie an, sodass der Oberschenkel einen 90-Grad-Winkel zu deinem Oberkörper hat. Halte die Balance.
2. Wechsle nun zum anderen Bein und hebe das Knie des anderen Beins an.

Wiederholungen: 20-mal pro Seite

Hinweis: Hebe die Beine so hoch, wie es geht. Achte immer darauf, dass du kurz unter dem Reifen stoppst.

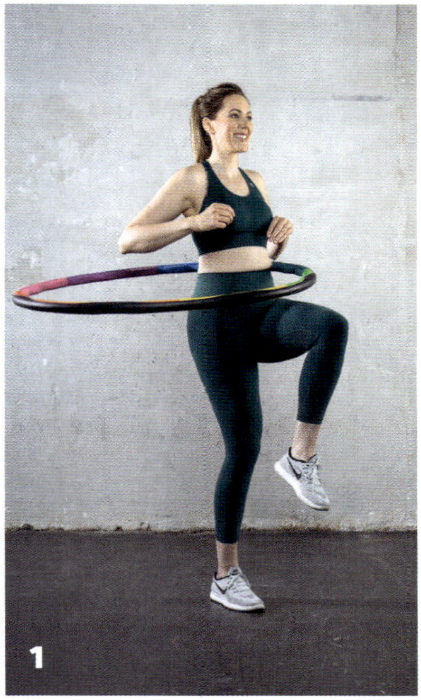

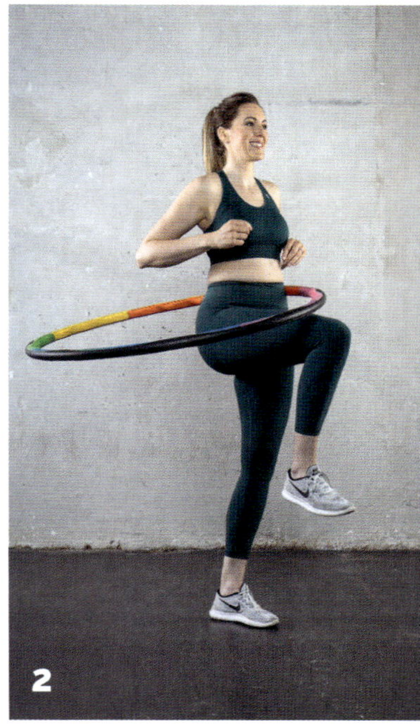

VARIANTE A

Variiere die Bewegung in der Geschwindigkeit. Hier beceutet eine langsamere Bewegung nicht unbedingt Erleichterung, denn während des Hulerns auf einem Bein zu stehen, bedarf einer starken Körperspannung. Außerdem wird hierbei deine Balance beansprucht und trainiert.

VARIANTE B

Variiere das Beinheben in der Höhe. Wenn du die Knie nicht ganz so hoch hebst, erlaubt dir das schnellere Wechselsprünge. Ziehst du die Knie höher, achte darauf, mit deinem Knie immer kurz unter dem Reifen bleiben.

Side Tap

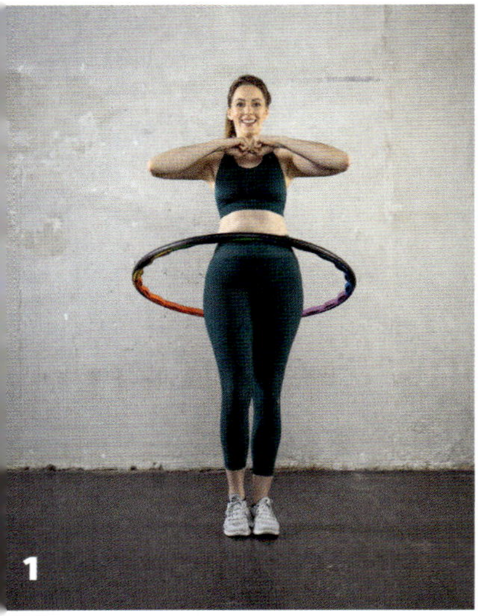

1

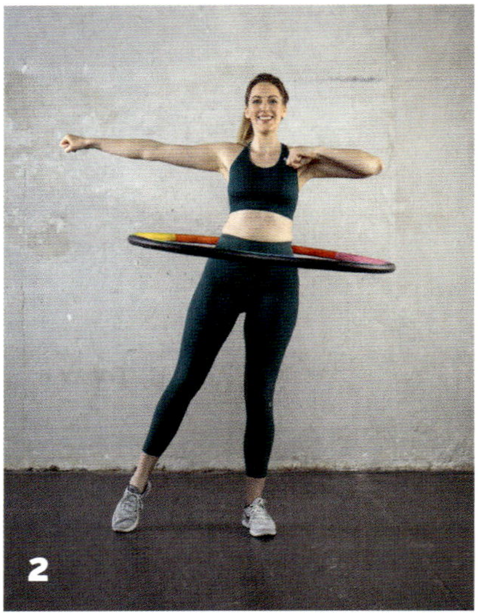

2

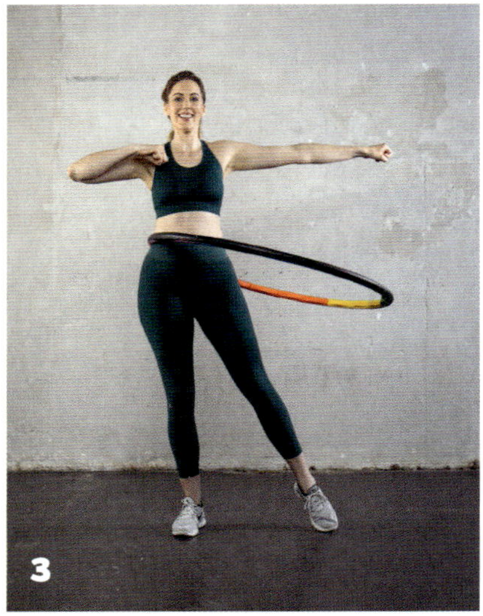

3

Ausgangsposition: neutraler Stand, die Füße parallel und hüftbreit geöffnet oder etwas enger

1. Hebe die Arme angewinkelt auf Brusthöhe und balle die Hände zu Fäusten; die Ellenbogen zeigen nach außen und sind auf Schulterhöhe.
2. Löse den rechten Fuß, strecke das Bein zur Seite und tippe mit der Fußspitze auf den Boden – nur die Zehen berühren kurz den Boden. Strecke gleichzeitig den rechten Arm zur Seite. Ziehe Arm und Bein wieder in die Ausgangsposition.
3. Wechsle nun die Seite und führe die Bewegung mit dem linken Bein und dem linken Arm aus.

Wiederholungen: 20-mal im Wechsel pro Seite

VARIANTE

Tippe mit dem rechten Fuß zur Seite, öffne aber deinen linken Arm. Komme zurück in die Ausgangsposition und führe die Bewegung andersherum aus.

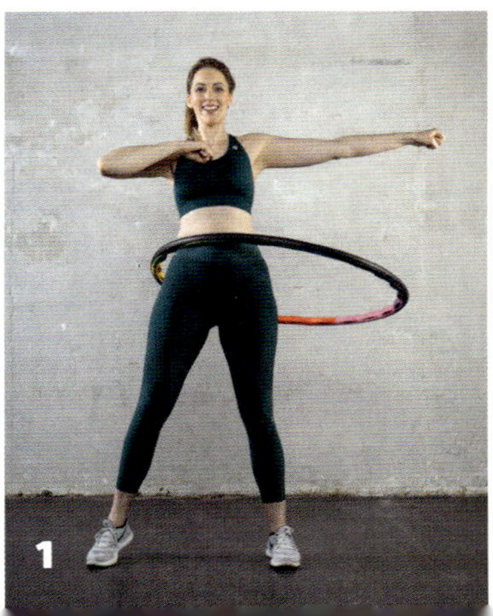

1

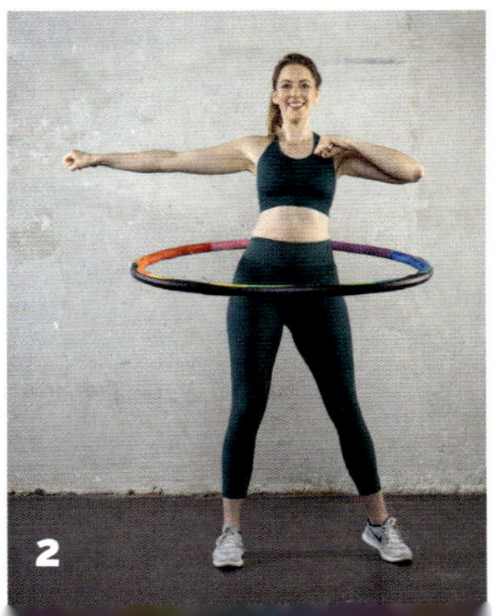

2

Side Step

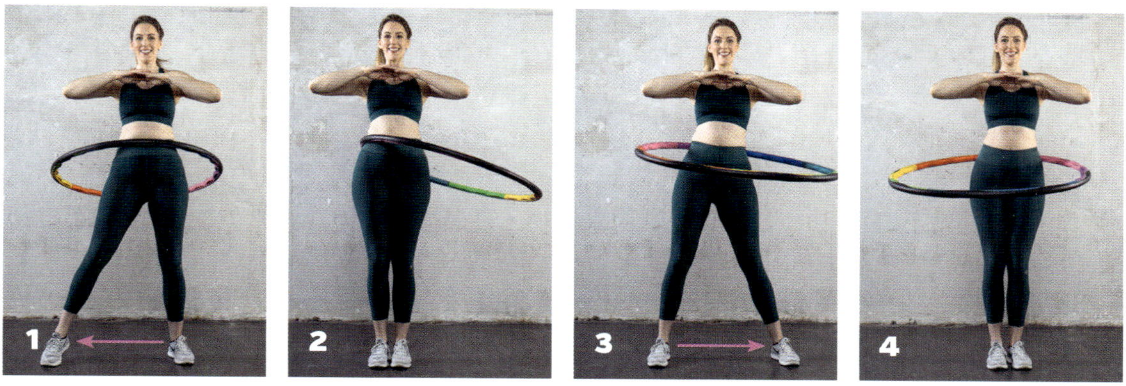

Ausgangsposition: neutraler Stand, die Füße parallel zueinander und hüftbreit geöffnet

1. Mache mit dem rechten Fuß einen Schritt zur Seite. Setze den rechten Fuß auf und verlagere das Gewicht darauf.
2. Hole das linke Bein nach und schließe die Füße.
3. Hebe den linken Fuß und mache mit ihm einen Schritt nach links. Verlagere das Gewicht auf beide Füße.
4. Verlagere das gesamte Gewicht auf den linken Fuß und setze den rechten Fuß direkt heran, sodass du dich wieder in der Ausgangsposition befindest.

Wiederholungen: 20-mal im Wechsel nach rechts und links

VARIANTE A

Kombiniere die Schritte zur Seite mit dem Latzug (Seite 59). Öffne die Füße und hebe die Arme seitlich angewinkelt nach oben. Wenn du die Füße schließt, ziehe die Ellenbogen tiefer und ein Stück nach hinten.

VARIANTE B

Integriere das Ellenbogen-Heben und Unterarme-Aus-und-Einklappen (Seite 73) in die Side Steps. Mit jeder Fußöffnung öffnen die Unterarme zu beiden Seiten. Schließt du deine Füße wieder, schließen sich auch die Unterarme. Die Ellenbogen zeigen immer auf Schulterhöhe zur Seite.

VARIANTE C

Kombiniere die Schritte zur Seite mit dem Butterfly (Seite 60). Öffne die Arme, wenn du einen Schritt zur Seite machst, und schließe sie, wenn sich auch deine Füße schließen.

Double Side Step

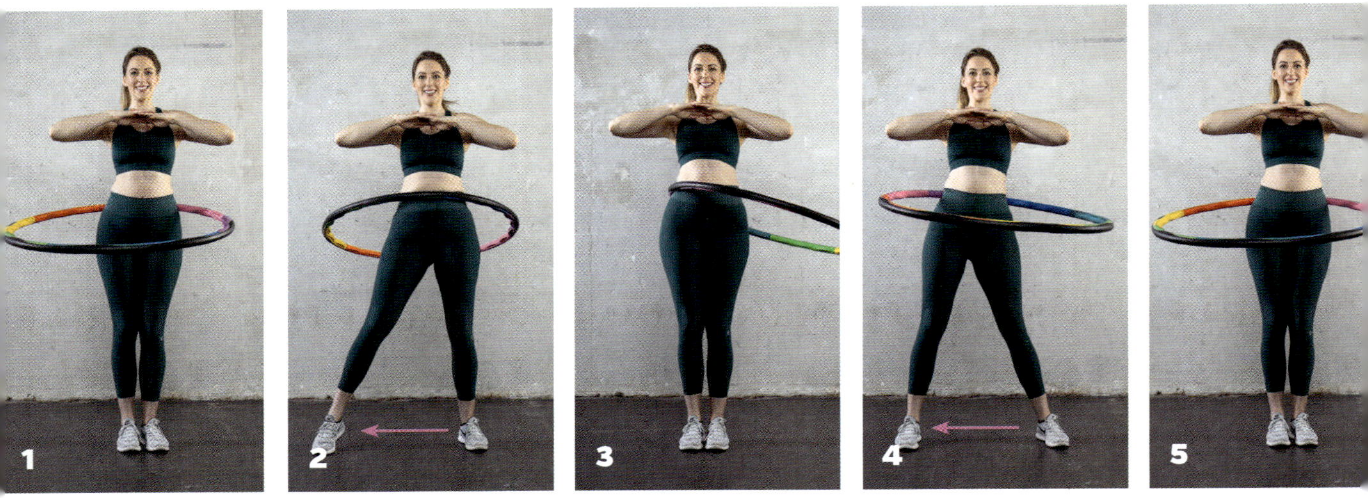

Ausgangsposition: neutraler Stand, die Füße parallel zueinander und geschlossen

1. Stehe aufrecht mit geschlossenen Füßen, die Hände über der Brust zusammen, die Ellenbogen zu den Seiten etwa schulterhoch angehoben.
2. Mache einen Schritt zur rechten Seite.
3. Ziehe den linken Fuß nach und die Füße.
4. Gehe im Anschluss einen zweiten Schritt zur rechten Seite.
5. Setze den linken Fuß an den rechten und schließe die Füße.

Wiederholungen: 20-mal zu jeder Seite

Hinweis: Wenn du zwei Schritte nach rechts gegangen bist, geht es danach zwei Schritte nach links.

VARIANTE

Integriere das Ellenbogen-Heben und Unterarme-Aus-und-Einklappen (Seite 73) in den Double Side Step. Öffne mit jedem Schritt zur Seite die Unterarme und klappe die Unterarme wieder ein, wenn du die Füße schließt.

Front Taps

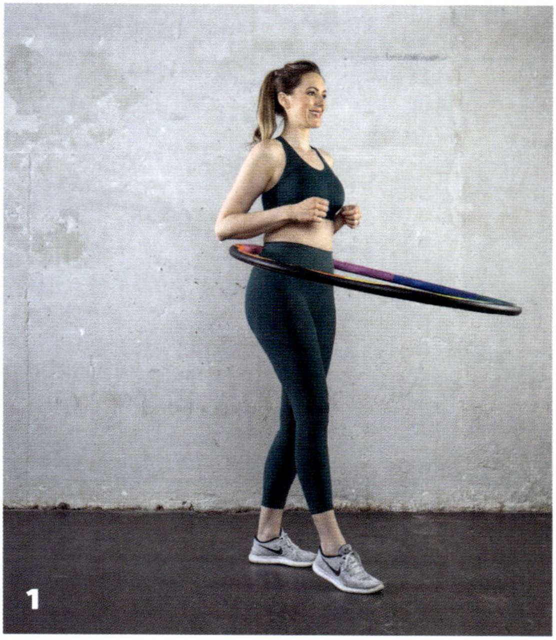

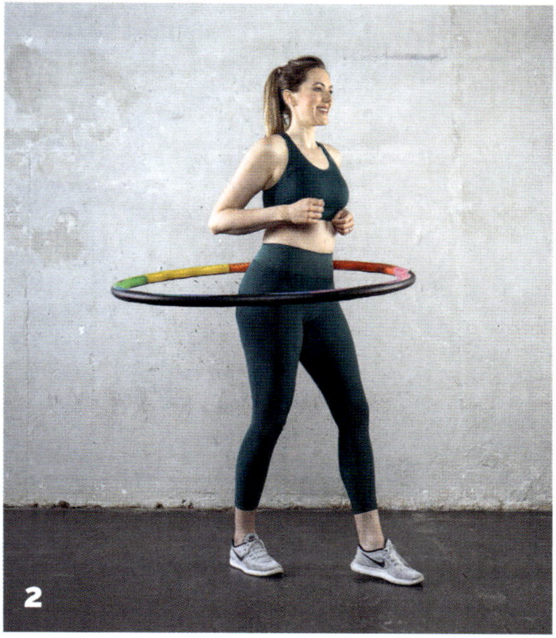

Ausgangsposition: neutraler Stand, die Füße parallel und etwas mehr als hüftbreit geöffnet

1. Verlagere das Gewicht auf das linke Bein, hebe den rechten Fuß und tippe mit der Fußspitze nach vorn auf den Boden. Setze den rechten Fuß dann wieder neben den linken.
2. Verlagere nun das Gewicht auf das rechte Bein und tippe mit dem linken Fuß nach vorn.

Wiederholungen: 20-mal pro Seite

Hinweis: Führe diese Bewegung abwechselnd mit dem rechten und linken Bein durch.

VARIANTE

Strecke jedes Mal, wenn dein rechter Fuß nach vorn tippt, den rechten Arm nach vorn aus und umgekehrt.

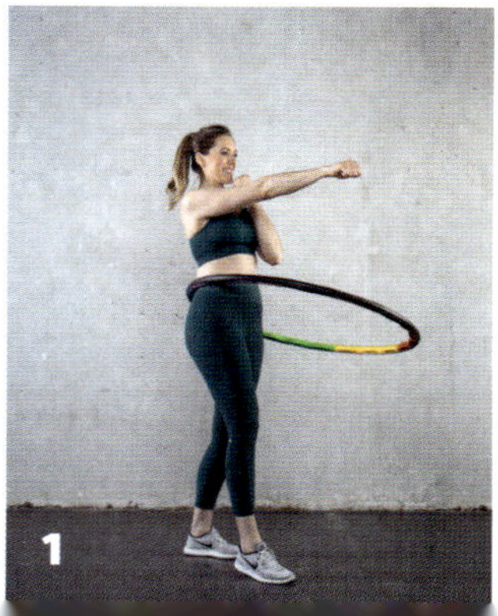

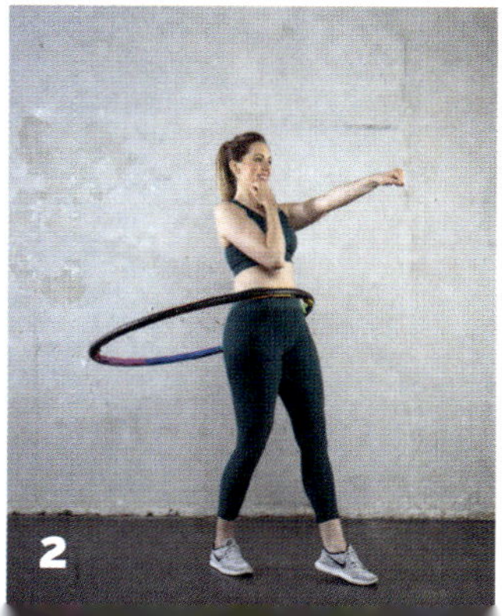

Back Taps

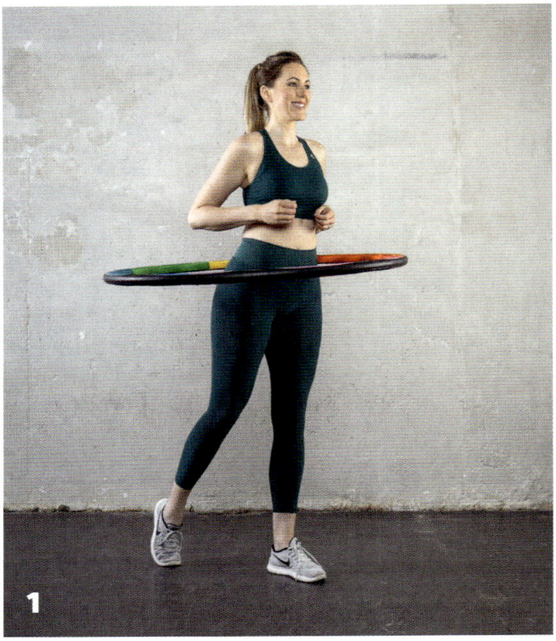

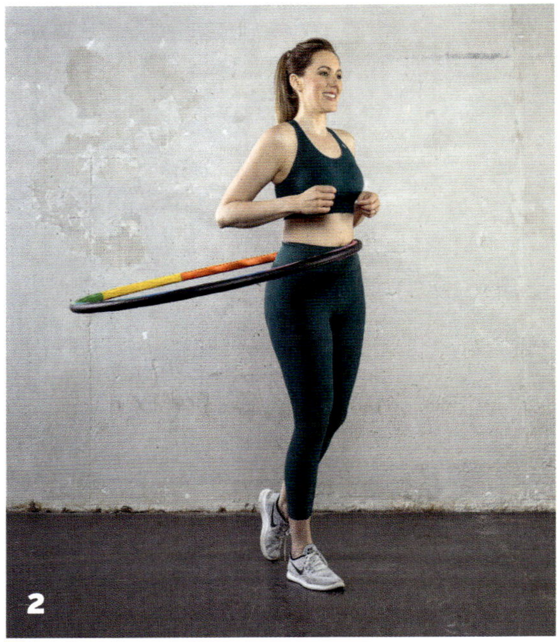

Ausgangsposition: neutraler Stand, die Füße parallel und etwas mehr als hüftbreit geöffnet

1. Verlagere das Gewicht auf den linken Fuß, löse den rechten Fuß vom Boden und tippe mit der Zehenspitze nach hinten auf den Boden. Setze den rechten Fuß dann wieder neben den linken.
2. Verlagere nun das Gewicht auf den rechten Fuß und tippe mit dem linken Fuß nach hinten.

Wiederholungen: 20-mal pro Seite

Hinweis: Führe diese Bewegung abwechselnd mit dem rechten und linken Bein durch.

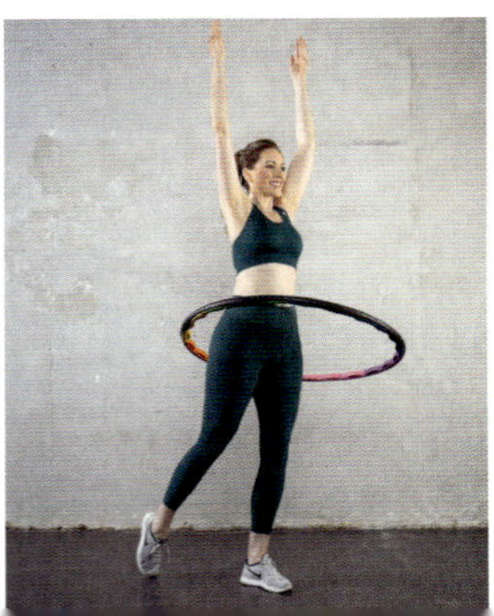

VARIANTE

Strecke jedes Mal, wenn ein Fuß nach hinten tippt, einen oder beide Arme nach oben aus.

Single Leg

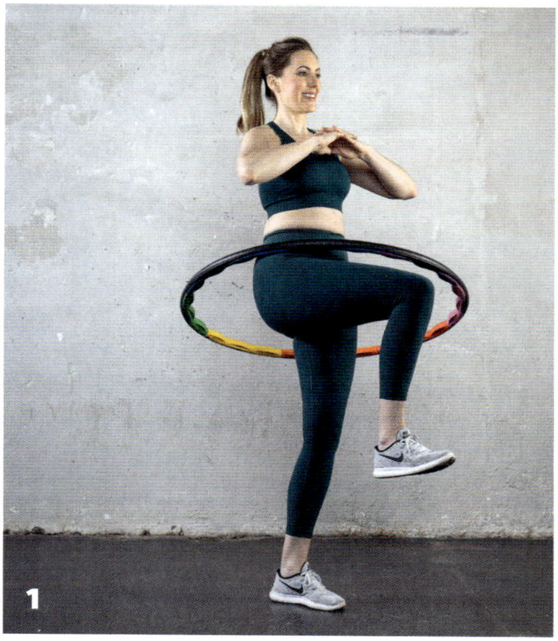

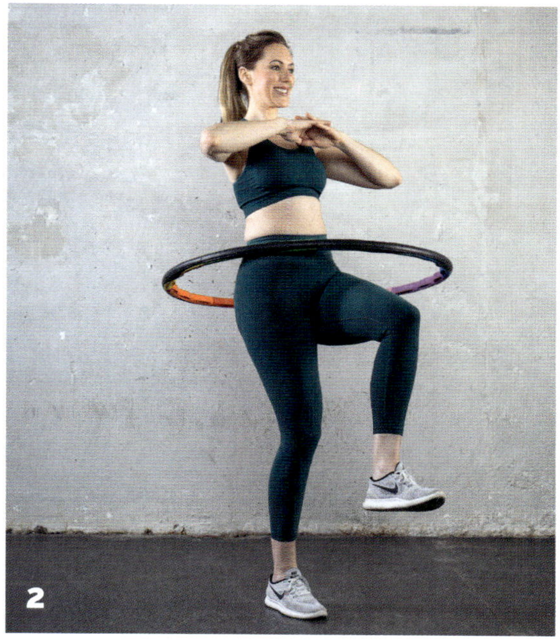

Ausgangsposition: neutraler Stand, die Füße parallel und etwas mehr als hüftbreit geöffnet

1. Hebe ein Knie nach oben an, sodass der Oberschenkel und dein Obe´körper einen 90-Grad-Winkel bilden. Bleib für einige Sekunden in dieser Position und hulere auf einem Bein stehend weiter.
2. Senke das Bein wieder ab und hebe nun das andere Bein an.

Dauer: 30 Sekunden pro Seite

VARIANTE

Hebe zusätzlich die Arme über den Kopf und halte die Position. Das macht die Übung noch etwas wackeliger, trainiert aber sehr gut Körperspannung und Balance.

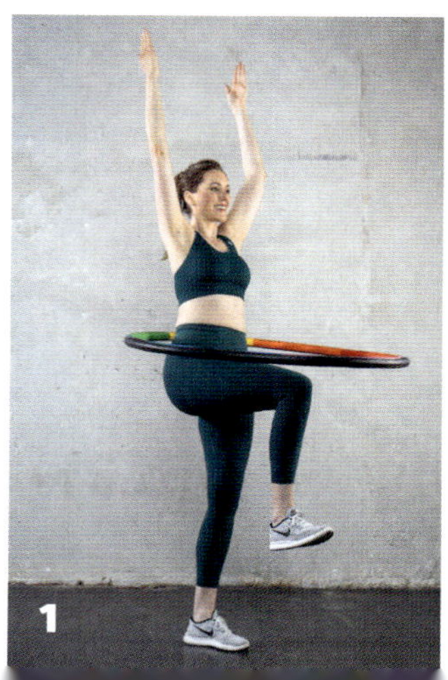

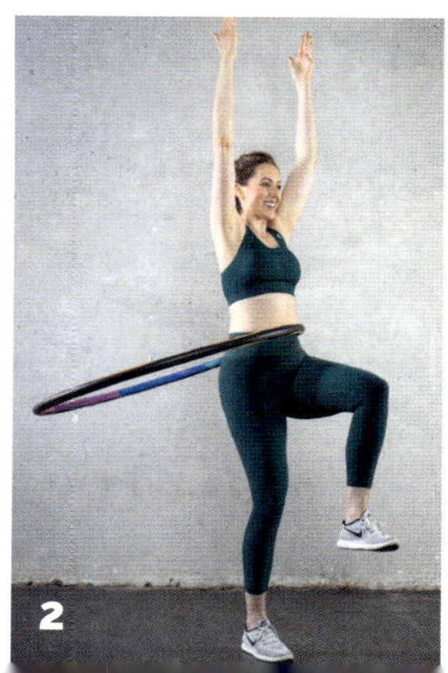

V-Step

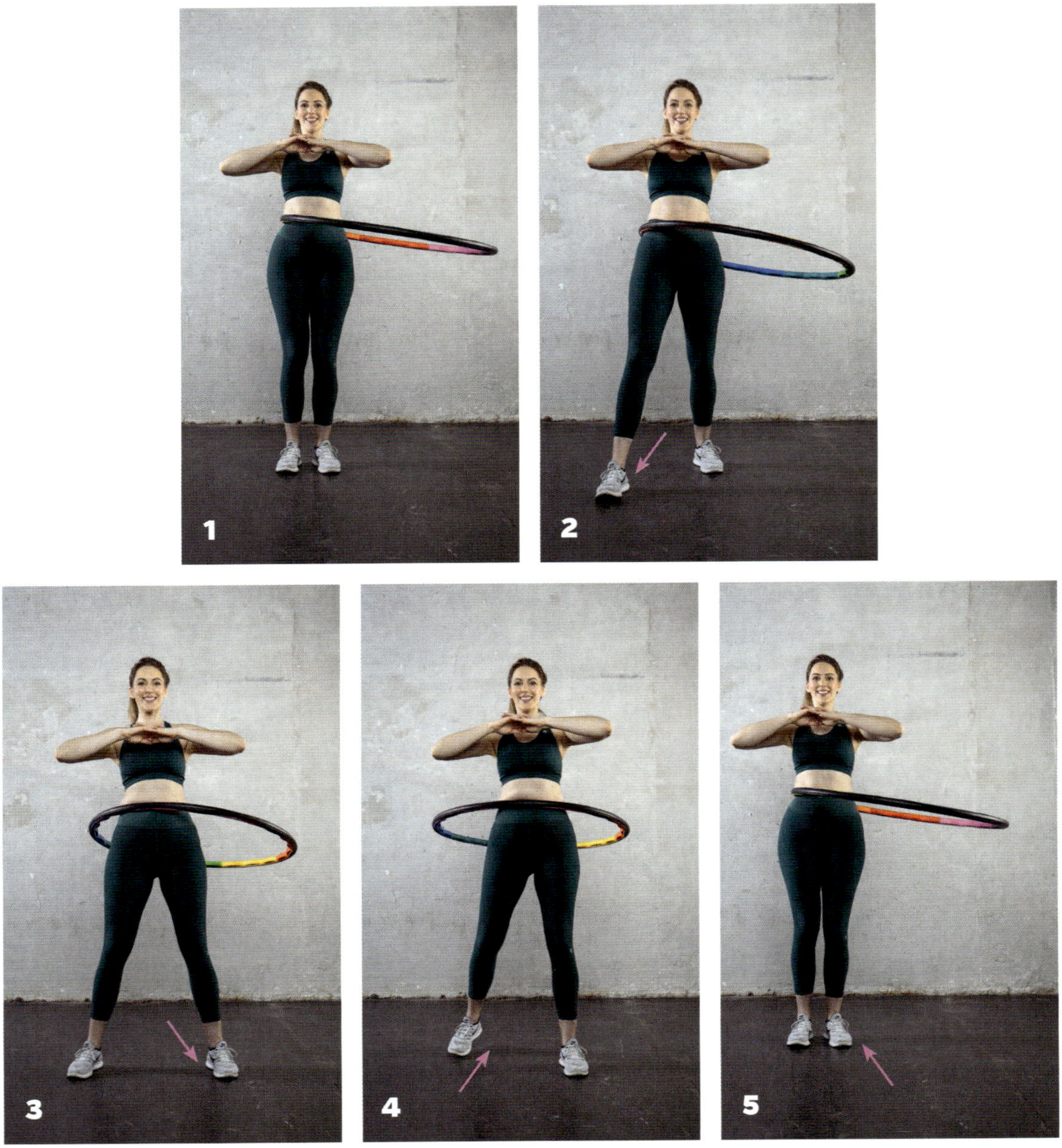

Ausgangsposition: neutraler Stand, die Füße parallel und etwa hüftbreit geöffnet

1. Führe die Hände vor die Brust und knapp unter dem Kinn zusammen; die Ellenbogen zeigen auf Schulterhöhe nach außen. Du kannst aber auch eine andere Armhaltung einnehmen (siehe die Armhaltungen auf Seite 35).
2. Mache mit dem rechten Bein einen großen Schritt diagonal nach vorn rechts.
3. Setze nun den linken Fuß nach links außen, auf die gleiche Höhe wie den rechten Fuß, sodass die Beine mehr als schulterbreit geöffnet sind.
4. Steige mit dem rechten Fuß wieder zurück.
5. Ziehe den linken Fuß heran, sodass du dich wieder in der Ausgangsposition befindest, die Füße geschlossen.

Wiederholungen: 20-mal pro Seite

Hinweis: Das Muster, das du hier auf dem Boden »abschreitest«, sieht aus wie der Buchstabe V. Führe diese Schrittfolge im Wechsel aus. Einmal steigt das rechte Bein zuerst nach vorn und dann führt das linke Bein die Bewegung an.

VARIANTE

Hebe mit jedem Schritt den Arm der gleichen Seite nach schräg oben. Sobald du die Füße schließt, ziehst du den jeweiligen Arm während des Rückwärtsschritts wieder zu dir heran.

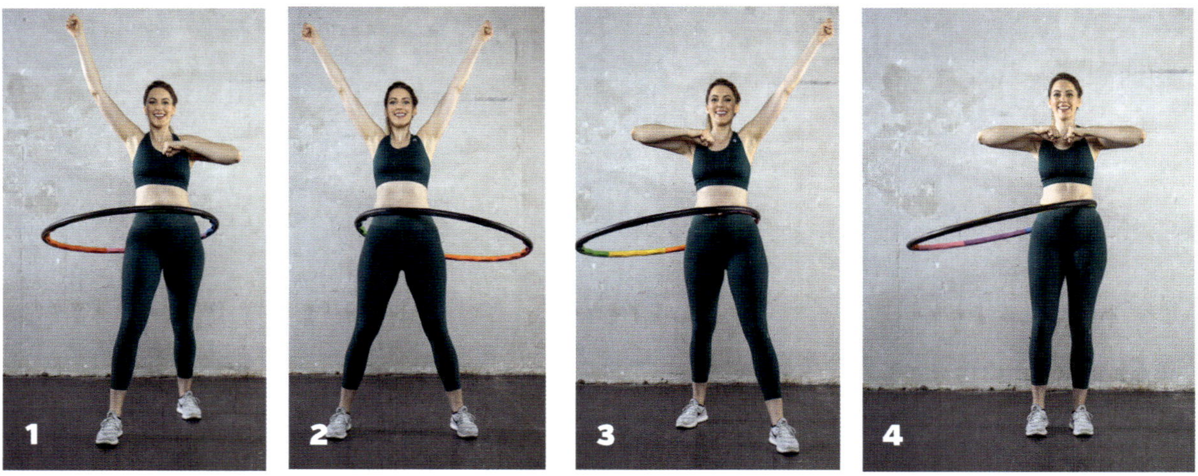

Heel Dig

Ausgangsposition: neutraler Stand, die Füße parallel und etwas mehr als hüftbreit geöffnet

1. Strecke ein Bein nach vorn aus und tippe mit der Ferse auf den Boden.
2. Setze den Fuß wieder zurück, sodass die Füße wieder parallel stehen. Setze dann die andere Ferse vorn auf.

Wiederholungen: 20-mal pro Seite

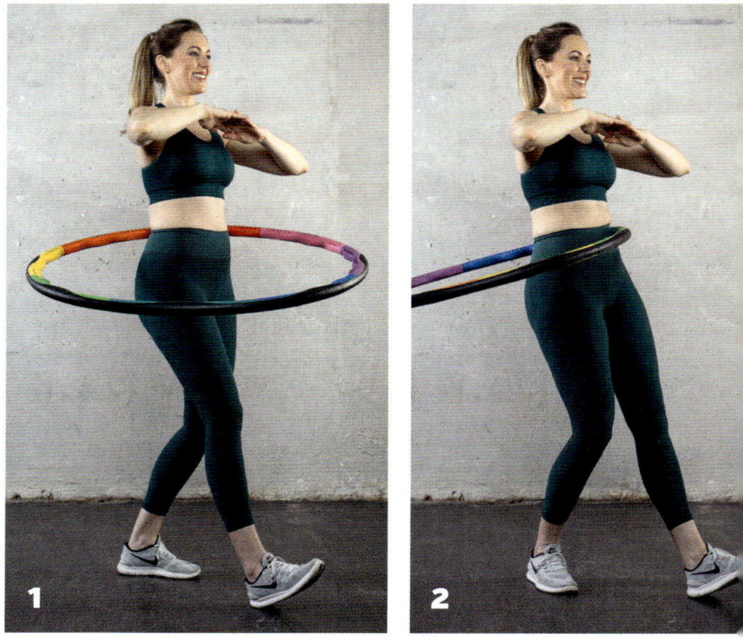

VARIANTE A

Führe, statt die Ferse auf dem Boden abzusetzen, jeweils einen kraftvollen Kick nach vorn aus, immer abwechselnd rechts und links.

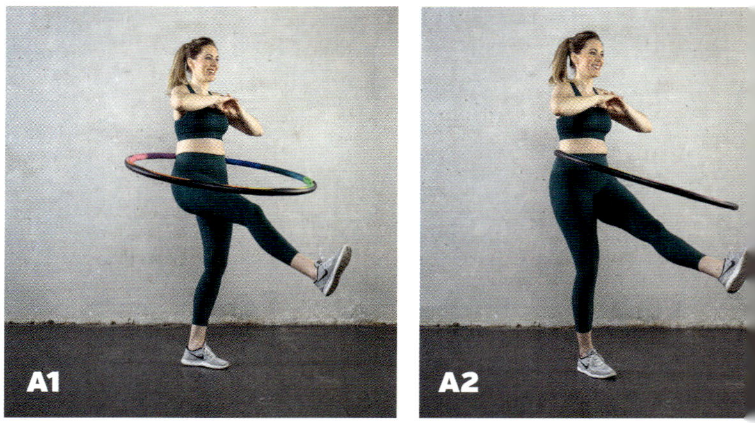

VARIANTE B

Um die Übung noch schwieriger zu gestalten, boxe mit jedem Kick mit einem Arm nach vorn.

Mambo

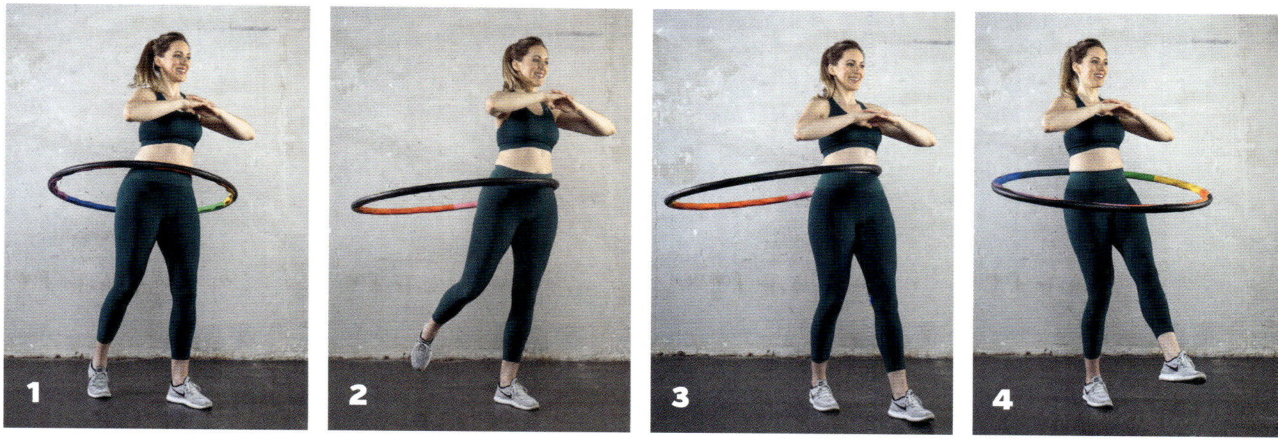

Ausgangsposition: neutraler Stand, die Füße parallel und etwas mehr als hüftbreit geöffnet

1. Gehe mit dem linken Fuß einen Schritt leicht diagonal nach vorn und verlagere das Körpergewicht auf den vorn stehenden Fuß.
2. Hebe den hinteren rechten Fuß kurz vom Boden ab. Achte beim Anheben des Fußes darauf, den Oberkörper möglichst aufrecht zu halten und nicht nach vorn zu kippen.
3. Setze den hinteren rechten Fuß gleich wieder auf.
4. Hebe den linken, vorn stehenden Fuß vom Boden ab und führe mit ihm nun einen Schritt diagonal nach hinten aus. Stelle den Fuß kurz auf. Im gleichen Moment hebt dein vorderer Fuß kurz vom Boden ab und setzt wieder auf. Auch hierbei sollte dein Oberkörper eine aufrechte Haltung beibehalten und sich nicht nach hinten lehnen.

Wiederholungen: 20-mal pro Seite

Hinweis: Wiederhole diesen Wiegeschritt mehrmals mit dem gleichen Bein, der eine Fuß bewegt sich im Wechsel einmal nach vorn und einmal nach hinten. Führe die Bewegung fließend aus.

VARIANTE

Kombiniere den Mambo mit einem Double Side Step. Hierfür führst du den Mambo zuerst mit einem Fuß aus und machst dann mit dem gleichen Bein zwei Schritte zur Seite. Jetzt erfolgt der Beinwechsel. Führe mit dem anderen Fuß einen Mambo aus und mache dann zwei Schritte mit diesem Bein zur Seite.

4er-Mambo

Ausgangsposition: neutraler Stand, die Füße parallel und etwa hüftbreit geöffnet

1. Führe einen Schritt mit dem rechten Fuß nach vorn aus, sodass das Körpergewicht gleichmäßig auf beide Beine verteilt ist.
2. Drehe dich über deine linke Schulter um 90 Grad in die Richtung des hinteren linken Fußes. Nun stehen die Füße wieder parallel zueinander.
3. Führe wieder einen Schritt mit dem rechten Fuß aus, in deine neue Blickrichtung.
4. Drehe dich wieder über deine linke Schulter um 90 Grad in die Richtung des hinteren linken Fußes, sodass deine Füße wieder parallel zueinander stehen.
5. Führe wieder einen Schritt mit dem rechten Fuß aus, in deine neue Blickrichtung, jetzt also nach hinten.
6. Drehe dich erneut über deine linke Schulter um 90 Grad in die Richtung des hinteren linken Fußes, sodass deine Füße wieder parallel zueinander stehen.
7. Führe wieder einen Schritt mit dem rechten Fuß aus, in deine neue Blickrichtung.
8. Drehe dich wieder über deine linke Schulter um 90 Grad in die Richtung des hinteren linken Fußes, sodass deine Füße wieder parallel zueinander stehen und du jetzt wieder nach vorn schaust.
9. Beende die letzte 90-Grad-Drehung und schließe die Füße. Du stehst wieder in der Ausgangsposition.

Wiederholungen: 10-mal mit jedem Bein

Hinweis: Du wiederholst bei dieser Schritt- und Drehabfolge den Ablauf insgesamt viermal, bis du wieder nach vorn schaust.

VARIANTE

Führe die Drehbewegung deiner Schritte entgegengesetzt der Schwungrichtung des Reifens aus. Das erfordert einige Konzentration und fördert die Koordinationsfähigkeit.

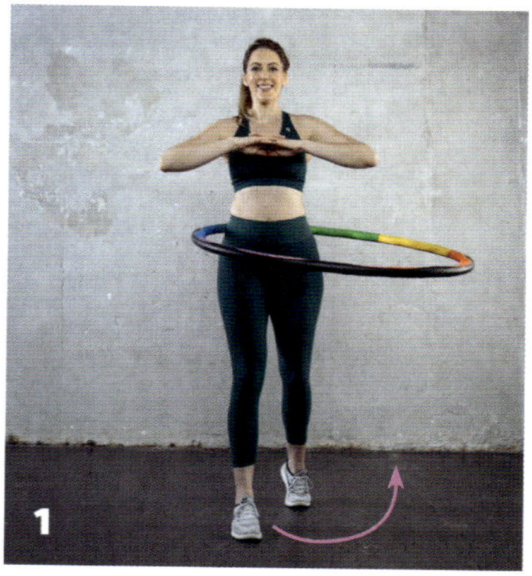
1

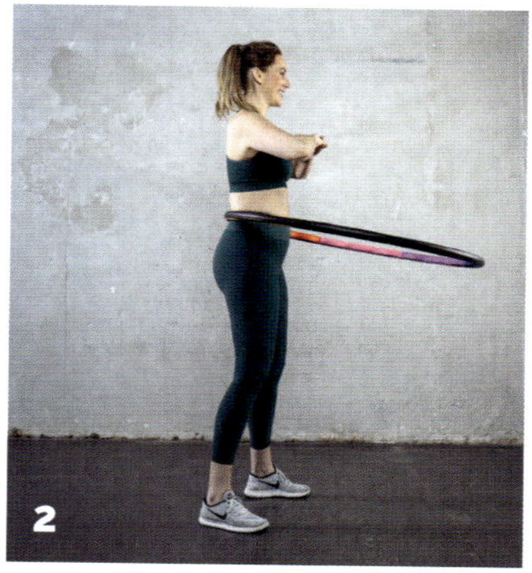
2

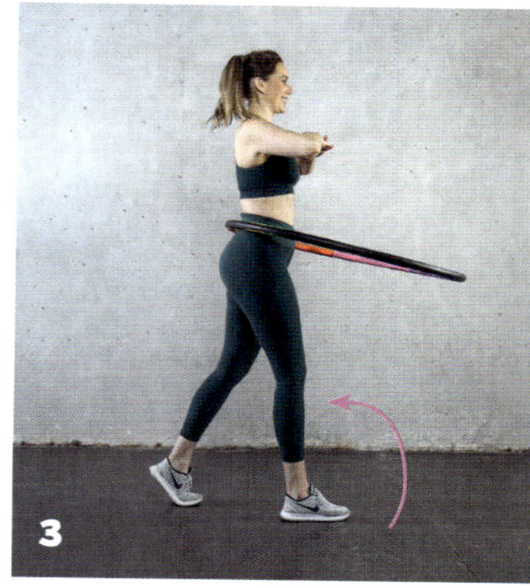
3

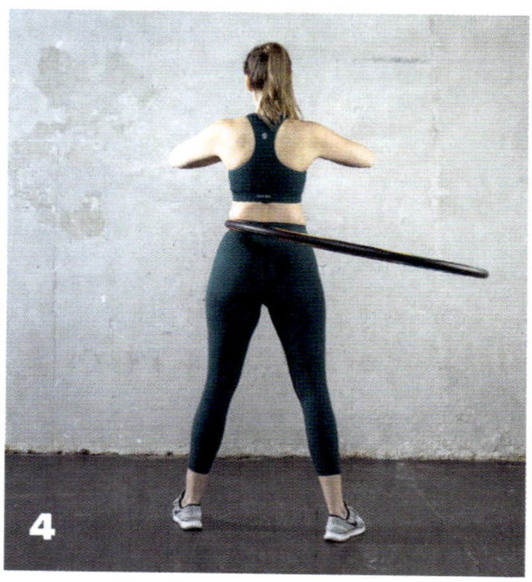
4

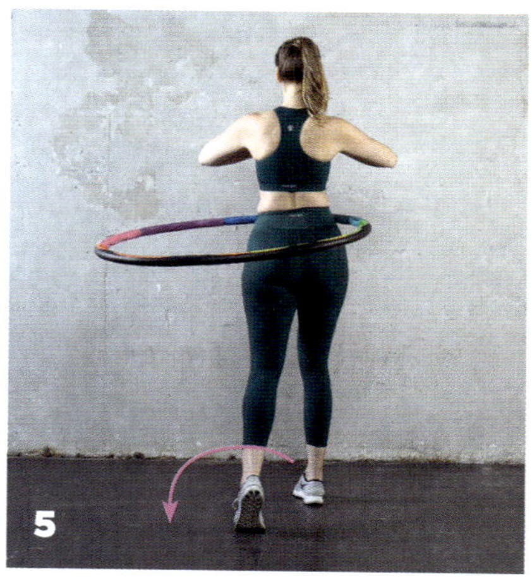
5

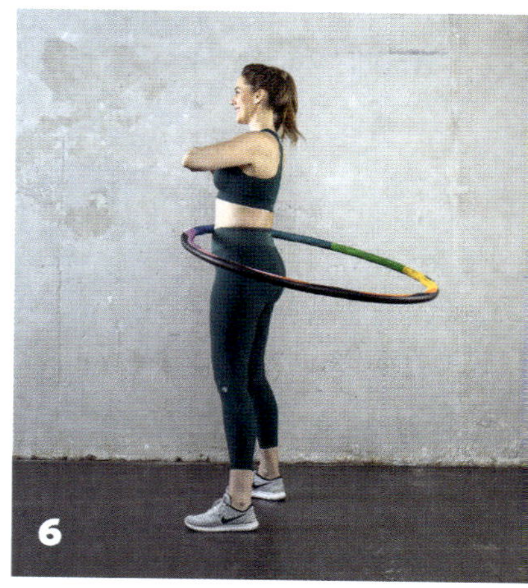
6

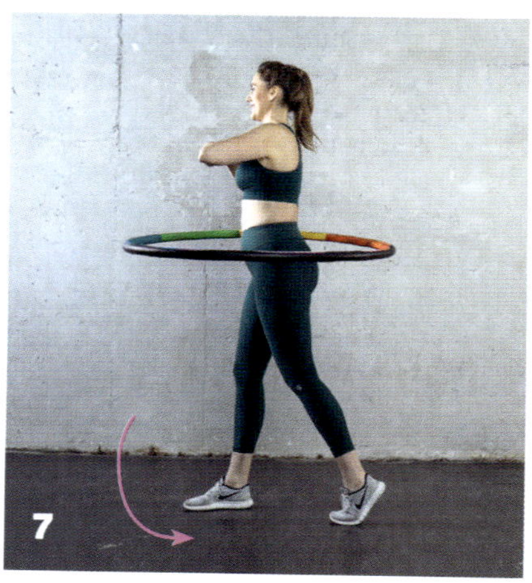
7

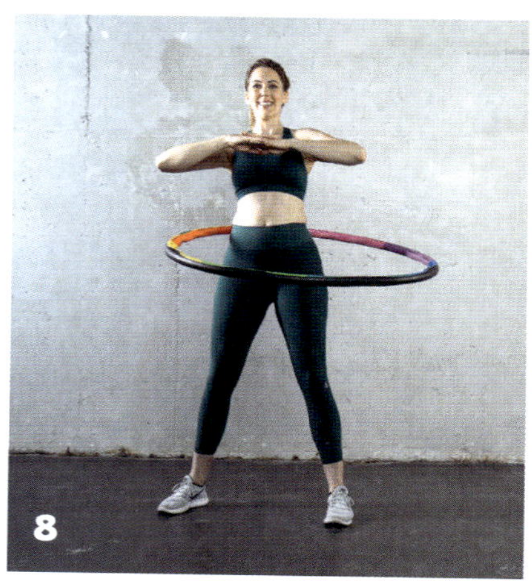
8

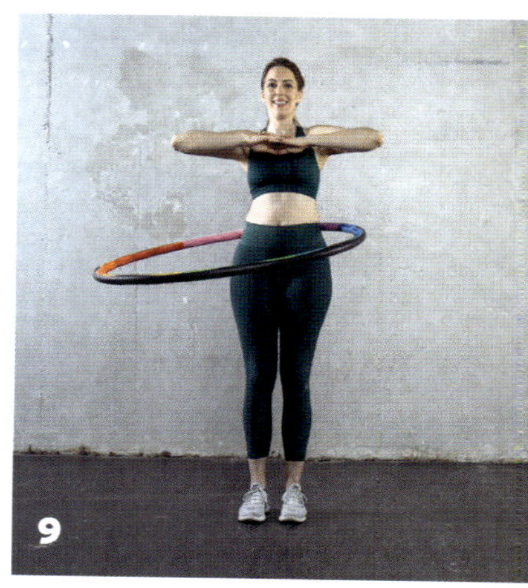
9

180-Grad-Drehung

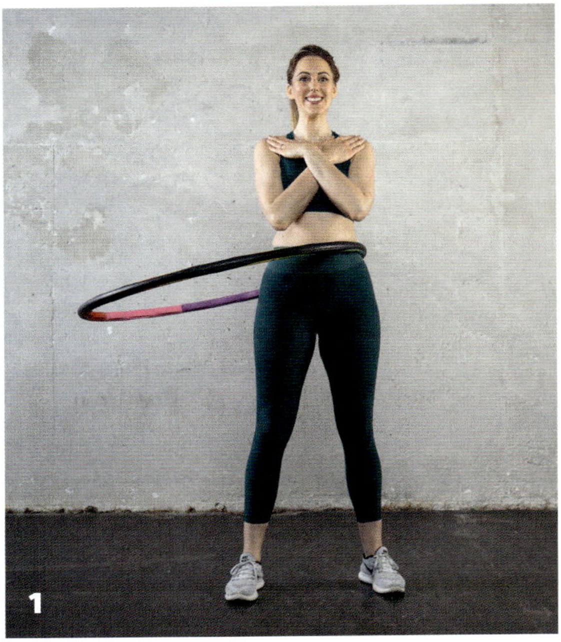
1

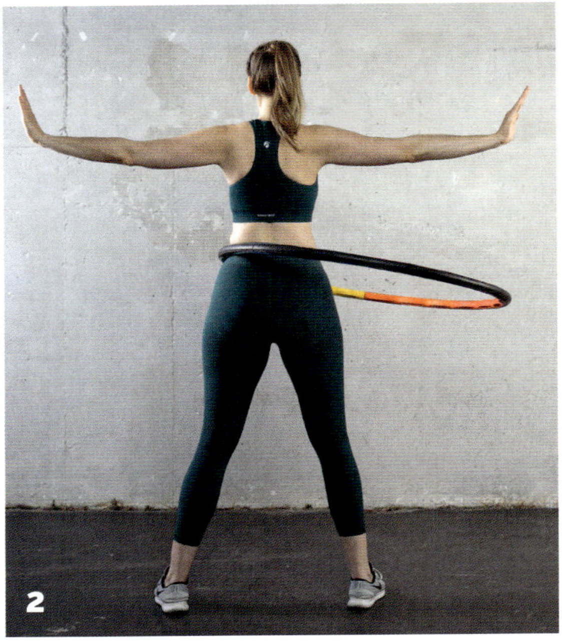
2

Ausgangsposition: neutraler Stand, die Füße parallel und etwas mehr als hüftbreit geöffnet

1. Konzentriere dich und spanne deine Bauchmuskulatur noch einmal aktiv ganz fest an. Kreuze am besten die Arme vor der Brust und lege die Hände an die Schultern.
2. Stoße dich aktiv mit dem rechten Fuß vom Boden ab und drehe dich um 180 Grad um die linke Schulter. Dein linkes Bein ist die Drehachse und bleibt an derselben Stelle, hebe aber die linke Ferse an, sodass du auf dem Vorderfuß drehst. Breite während der Drehung die Arme gestreckt zu beiden Seiten aus.

Wiederholungen: 10-mal zu jeder Seite

Hinweis: Drehe dich in die gleiche Richtung, in die du hulerst. Wenn du dich wie beschrieben drehst, hulere nach links. Probiere die Drehung auch zur anderen Seite aus.

VARIANTE

Drehe dich in die entgegengesetzte Richtung der Hulerbewegung deines Reifens.

Übungen für den Oberkörper

Push-up

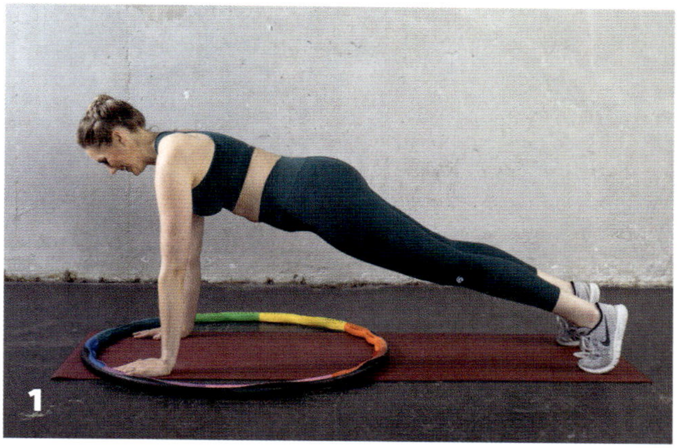

1

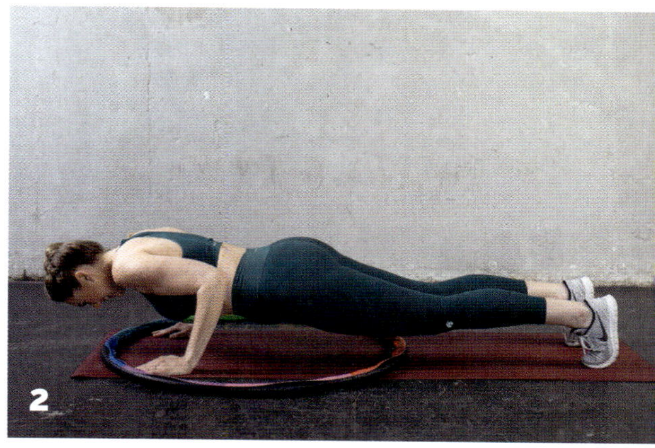

2

Ausgangsposition: hohe Plank, die Hände sind innerhalb des Reifens unterhalb der Schultern aufgestellt, die Beine gestreckt

1. Lege den Reifen auf den Boden vor dich, platziere die Hände innerhalb des Reifens unter den Schultern und strecke die Beine aus.
2. Spanne den Bauch an, beuge die Ellenbogen und komme so tief in den Liegestütz, dass dein Gesicht beinahe den Reifen berührt. Drücke dich dann wieder in die Ausgangsposition zurück.

Wiederholungen: 20-mal

VARIANTE A

Setze die Knie anstelle der Füße auf den Boden auf, das macht es etwas einfacher. Wichtig ist eine saubere Ausführung, um Verletzungen oder Haltungsschäden zu vermeiden.

VARIANTE B

Variiere in der Geschwindigkeit. Halte die Position einige Sekunden an der tiefsten Stelle, bevor du dich wieder hochdrückst.

Chest Press

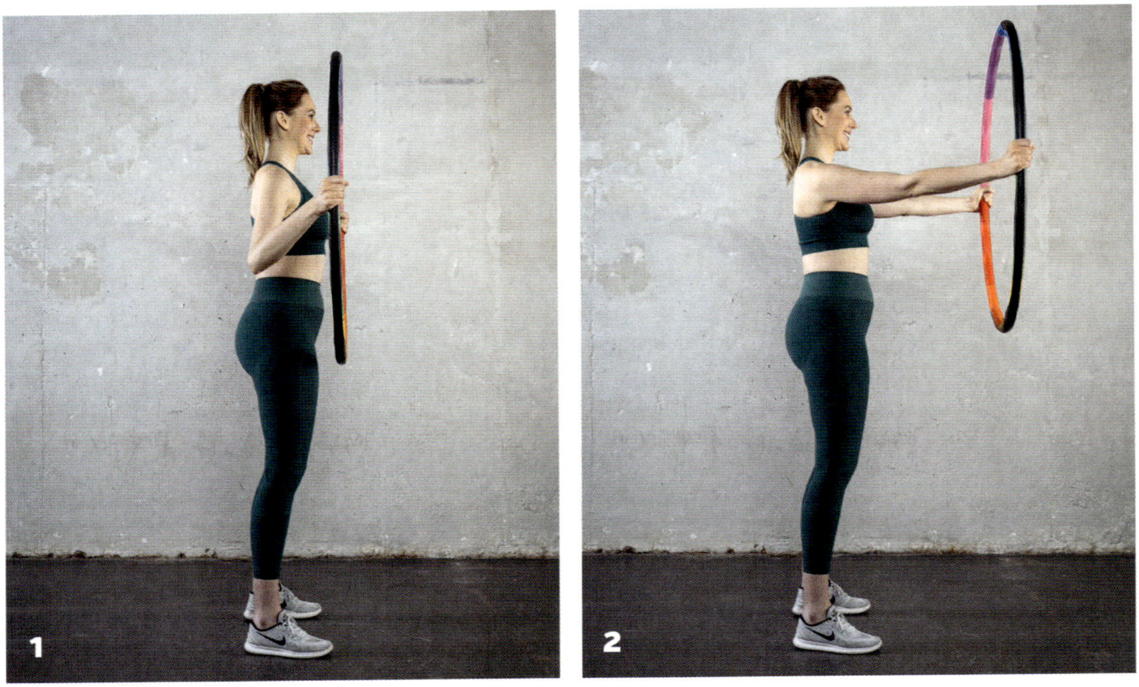

Ausgangsposition: neutraler Stand, die Füße parallel und hüft- bis schulterbreit geöffnet; die Knie sind leicht gebeugt

1. Halte den Reifen mit angewinkelten Armen auf Brusthöhe nah vor dem Körper und die Schultern tief.
2. Spanne die Oberarme und die Brustmuskulatur an, strecke die Arme und drücke den Reifen aktiv nach vorn. Ziehe den Reifen danach wieder zu dir heran.

Wiederholungen: 20-mal

Hinweis: Achte darauf, dass du beim Zurückziehen der Arme die Schulterblätter aktiv zusammenführst und die Hände den Reifen auch »zusammenpressen«.

VARIANTE A

Führe kleine pulsierende Bewegungen aus, sobald du beide Arme ausgestreckt oder zu dir herangezogen hast, und schüttele den Reifen. Spanne dabei den Bauch unc das Gesäß fest an, die Bewegung kommt nur aus den Armen.

VARIANTE B

Kombiniere die Übung mit Squats (Seite 112) oder Lunges (Seite 115). Achte darauf, dass du die Squats und Lunges immer sauber ausführst.

VARIANTE C

Führe die Übung in der Rückenlage aus; dabei arbeitest du gegen die Erdanziehungskraft, was etwas mehr Kraft erfordert.

VARIANTE D

Führe den Chest Press wechselseitig aus: Erst drückt der linke Arm vor und dann der rechte.

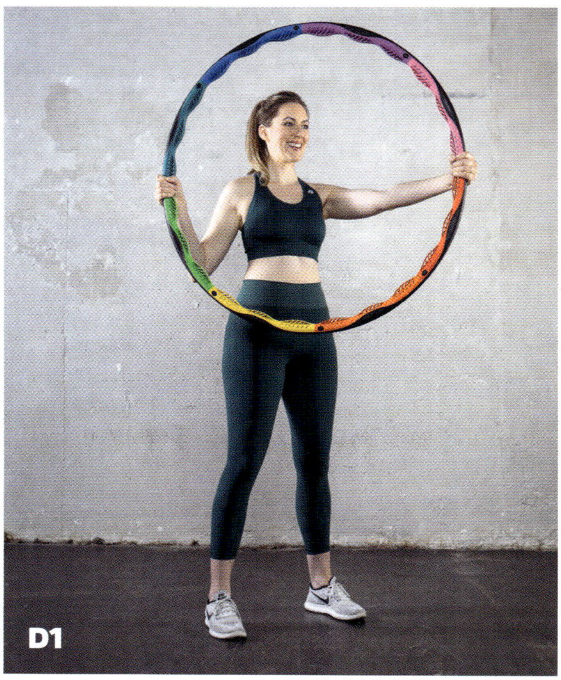

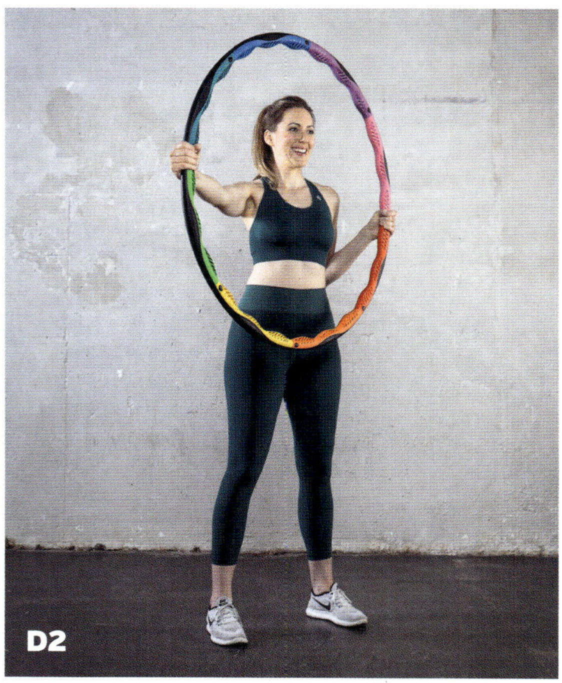

Shoulder Press

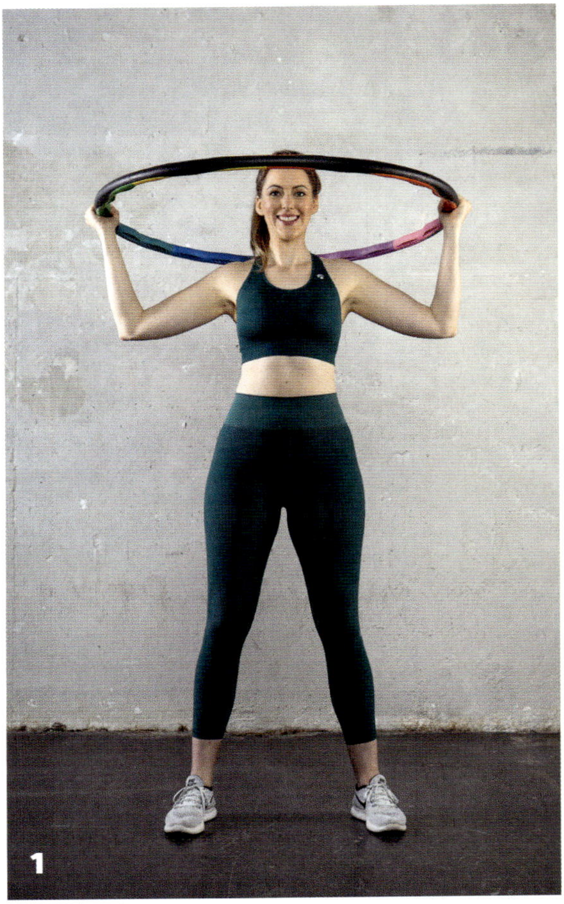

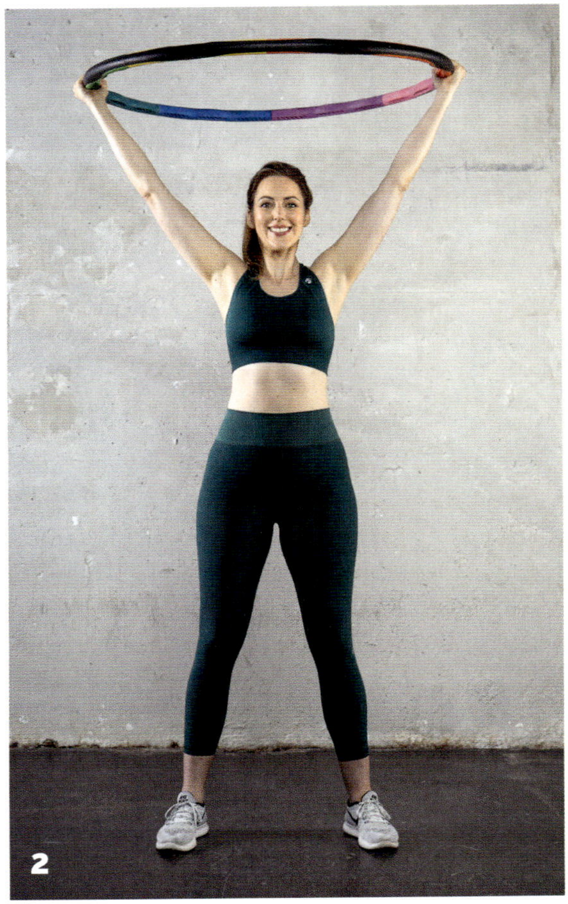

Ausgangsposition: neutraler Stand, die Füße parallel und etwa schulterbreit geöffnet; die Knie sind leicht gebeugt

1. Halte den Reifen über dem Kopf auf Höhe deiner Ohren. Ziehe die Schultern bewusst nach unten.
2. Drücke den Reifen nach oben, bis deine Arme fast durchgestreckt sind, und komme dann wieder in die Ausgangsposition.

Wiederholungen: 20-mal

VARIANTE A

Führe den Shoulder Press wechselseitig aus: Drücke erst den rechten Arm nach oben und dann den linken.

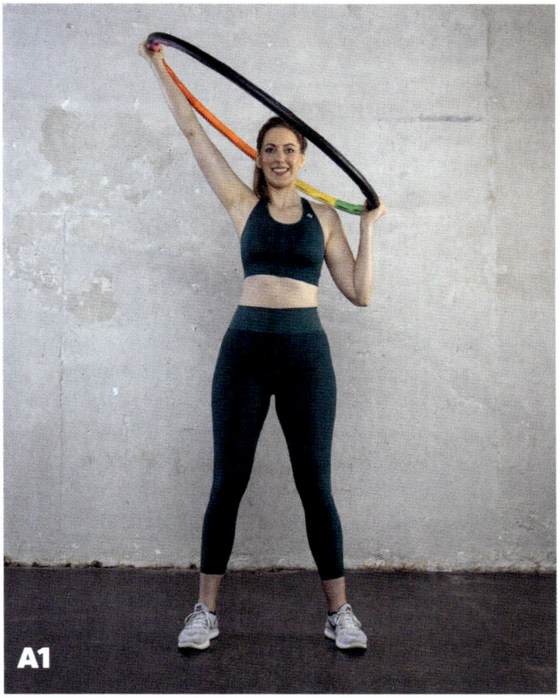

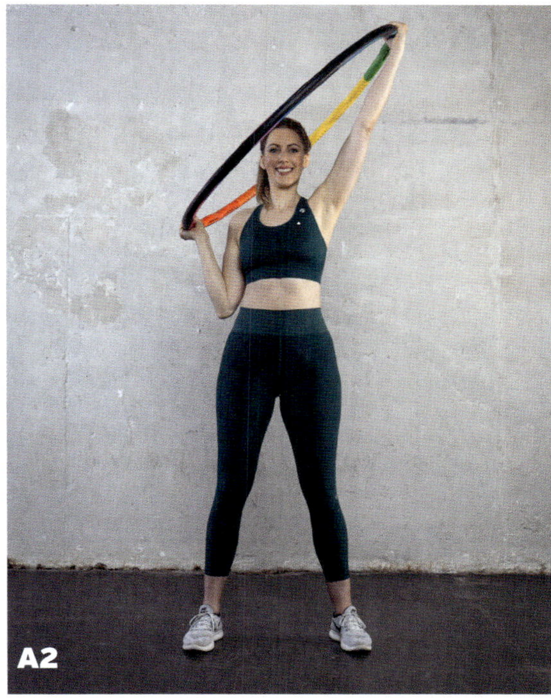

VARIANTE B

Führe kleine pulsierende Bewegungen aus, sobald du den Reifen zu dir herangezogen hast.

VARIANTE C

Führe die Übung im Squat (Seite 112) oder im Lunge (Seite 115) aus. Gehe dabei entweder bei jedem Shoulder Press in den Squat oder in den Lunge und schließe danach die Füße, oder bleibe in der tiefen Position und führe dort mehrere Shoulder-Press-Bewegungen aus. Probiere alle Varianten aus.

Busfahrer

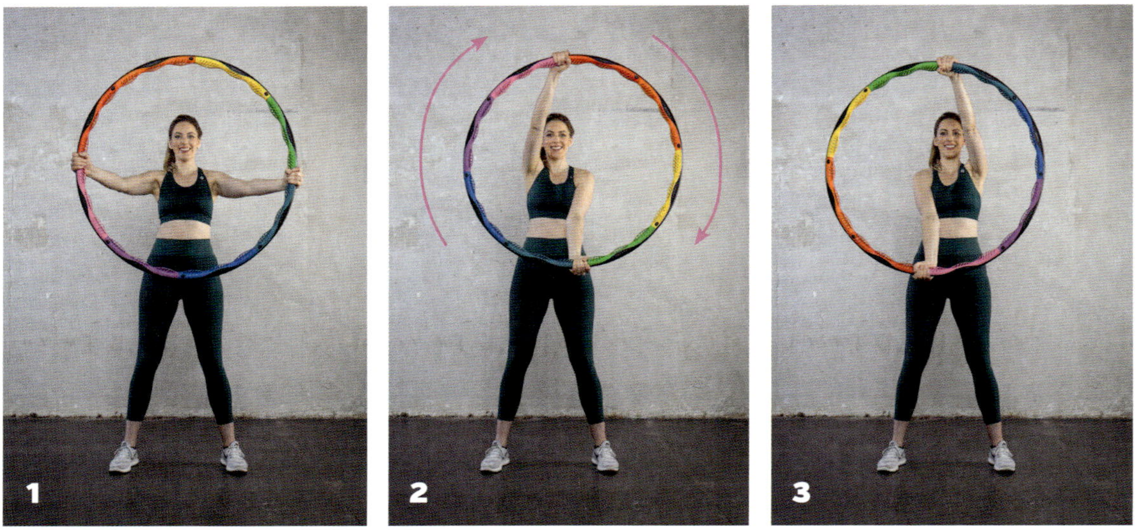

Ausgangsposition: neutraler Stand, die Füße parallel und etwa schulterbreit geöffnet; die Knie sind leicht gebeugt

1. Halte den Reifen mit ausgestreckten Armen senkrecht vor dem Oberkörper. Achte darauf, dass die Schultern tief bleiben, ziehe das Kinn leicht zur Brust.
2. Stelle dir vor, der Reifen gleicht einem großen Lenkrad. Drehe nun den Reifen, als wolltest du in eine Kurve fahren und bringe eine Hand auf 12 Uhr, die andere auf 6 Uhr.
3. Hier angekommen, drehst du zurück und gleich in die andere Richtung. Nutze den kompletten dir zur Verfügung stehenden Bewegungsumfang (ROM).

Wiederholungen: 20-mal in beide Richtungen

VARIANTE A

Variiere die Geschwindigkeit der Bewegung. Reiße dabei aber nicht zu sehr am Reifen, damit die Übung sauber ausgeführt wird.

VARIANTE B

Führe die Übung im Squat (Seite 112) oder im Lunge (Seite 115) aus. Du kannst sie auch mit einem Side Tap (Seite 80) oder Side Step (Seite 81) kombinieren.

Scheibenwischer

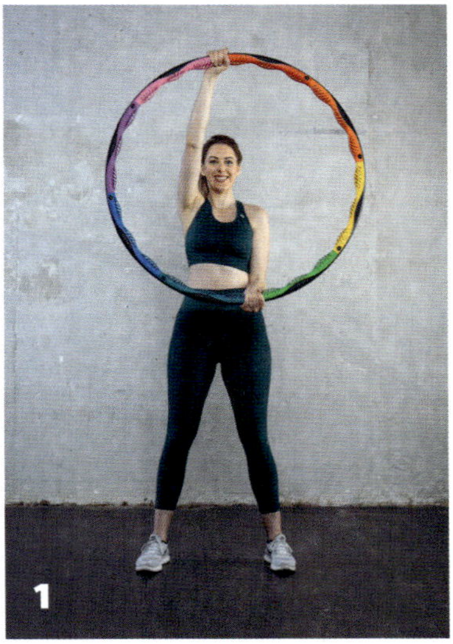

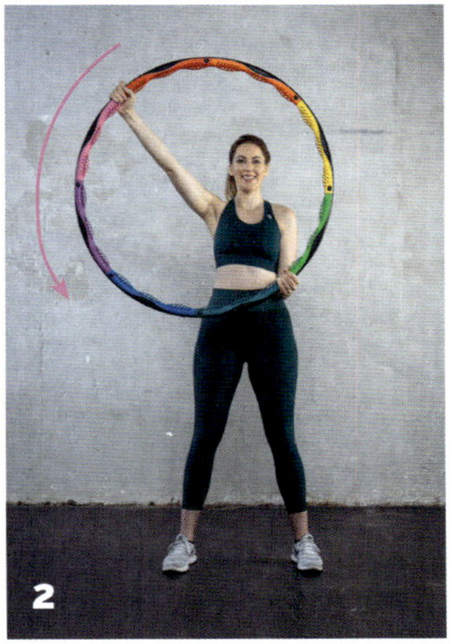

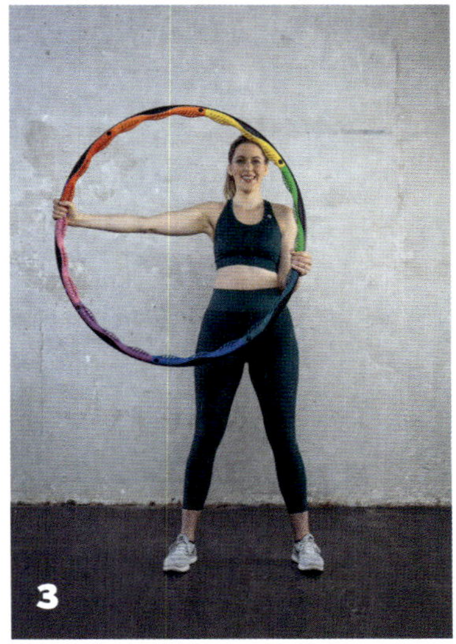

Ausgangsposition: neutraler Stand, die Füße parallel und etwa schulterbreit geöffnet; die Knie sind leicht gebeugt

1. Greife den Reifen mit beiden Händen. Halte einen Oberarm eng am Körper, der Unterarm ist parallel zum Boden und zeigt nach vorn. Strecke den anderen Arm über den Kopf und halte den Reifen mit beiden Händen gut fest.
2. Drehe den Reifen nun, indem du die obere Hand zur Seite ziehst. Achte darauf, dass der untere Arm fest bleibt, nur der obere Arm bewegt sich.
3. Sobald die obere Hand auf Schulterhöhe angekommen ist, führe den Arm wieder nach oben. Wiederhole die Übung zu einer Seite, bevor du umgreifst und die andere Seite trainierst.

Wiederholungen: 20-mal pro Seite

VARIANTE A

Variiere die Geschwindigkeit der Bewegung. Reiße dabei aber nicht zu sehr am Reifen, damit die Übung sauber ausgeführt wird.

VARIANTE B

Führe die Übung im Plié Squat (Seite 116) aus. Du kannst sie auch mit einem Side Tap (Seite 80) oder Side Step (Seite 81) kombinieren.

Frontheben

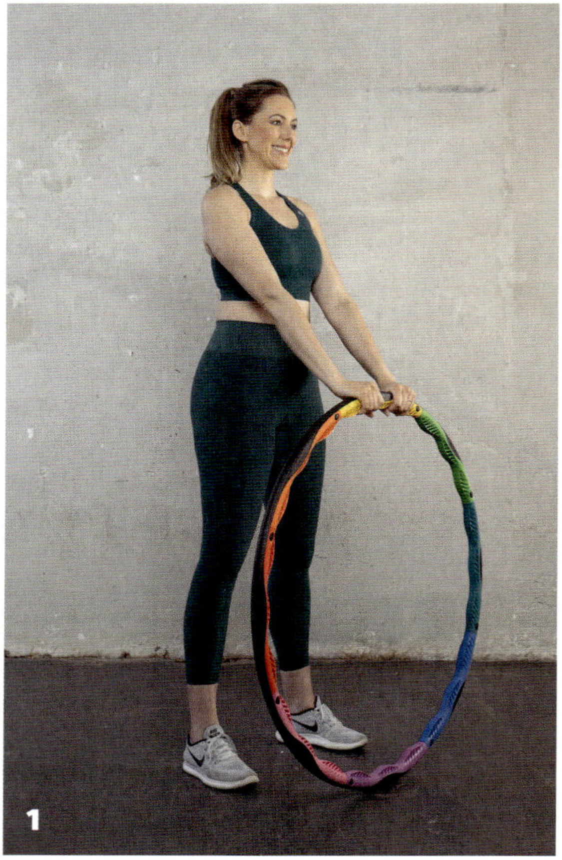

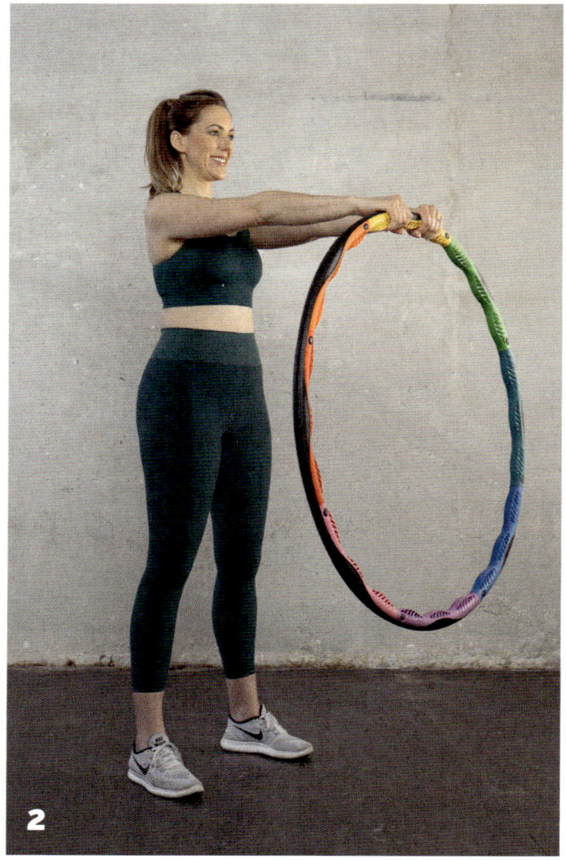

Ausgangsposition: neutraler Stand, die Füße parallel und etwa schulterbreit geöffnet; die Knie sind leicht gebeugt

1. Stelle den Reifen vor dich auf den Boden. Greife ihn an der obersten Stelle mit beiden Händen etwas enger als schulterbreit. Denk daran, gerade zu stehen: Schiebe das Gesäß leicht nach vorn, ziehe den Bauchnabel diagonal nach oben zur Wirbelsäule, lasse die Schultern entspannt sinken.
2. Hebe nun die Arme bis auf Schulterhöhe an, sodass sie parallel zum Boden ausgerichtet sind. Achte auch hier darauf, dass die Schultern tief bleiben.

Wiederholungen: 20-mal

VARIANTE A

1. Halte den Reifen mit gestreckten Armen vor dir, sodass er ein paar Zentimeter über dem Boden schwebt.
2. Hebe die gestreckten Arme über den Kopf und bringe den Reifen so nach oben.

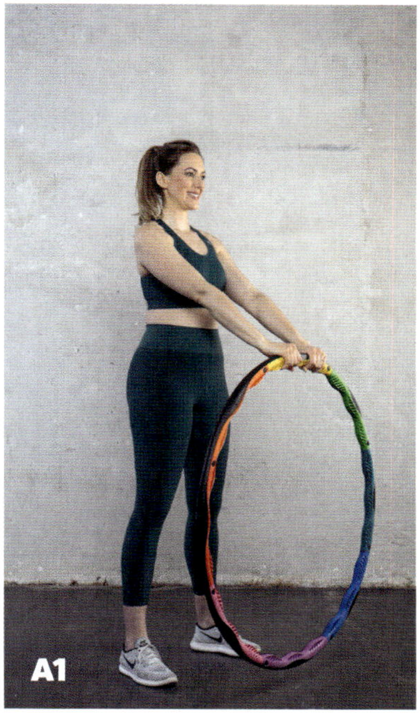

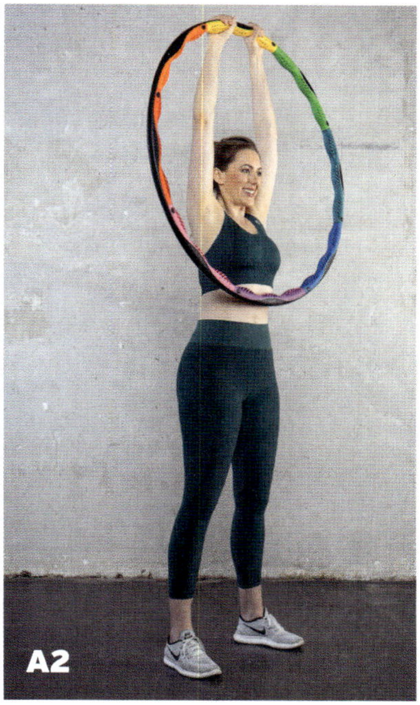

VARIANTE B

1. Winkle die Arme leicht an, sodass der Reifen näher am Körper vor dir steht, und halte ihn wieder oben fest.
2. Hebe den Reifen mit angewinkelten Armen bis unters Kinn und ziehe die Ellenbogen dabei bis auf Schulterhöhe.

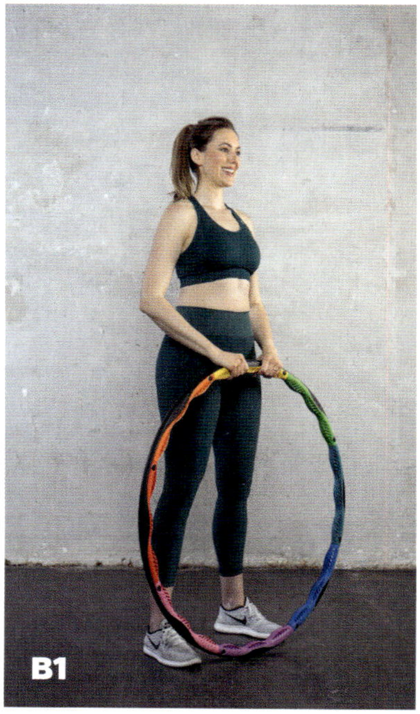

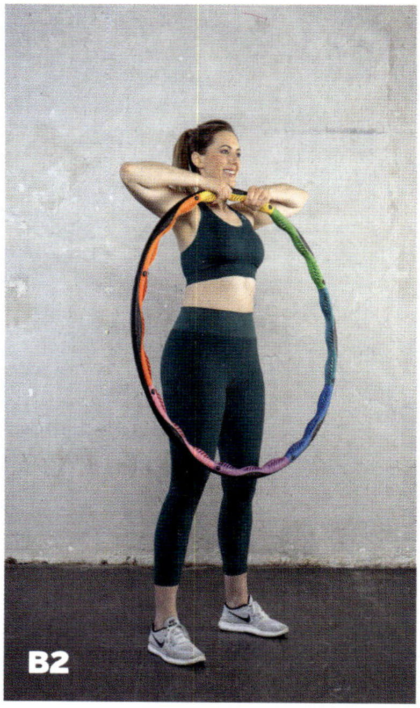

Reifen übergeben

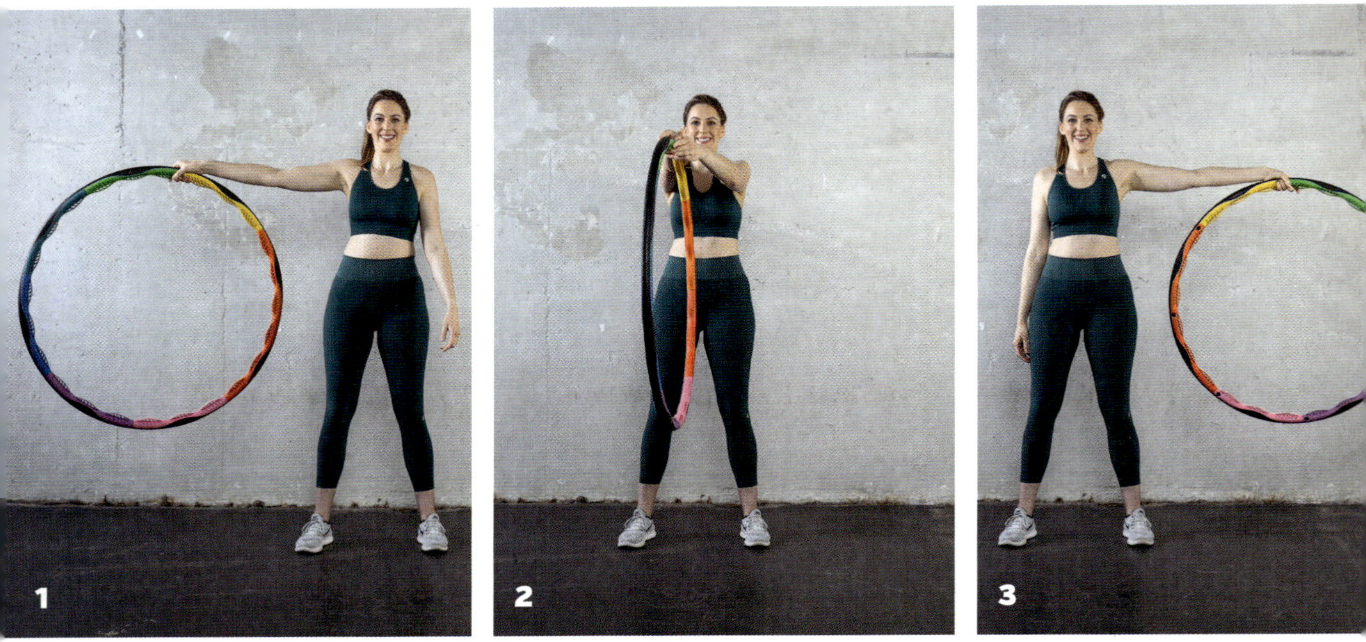

Ausgangsposition: neutraler Stand, die Füße parallel und etwa schulterbreit geöffnet; die Knie sind leicht gebeugt

1. Halte den Reifen in einer Hand am seitlich ausgestreckten Arm. Denk daran, gerade zu stehen: Schiebe das Gesäß leicht nach vorn, ziehe den Bauchnabel diagonal nach oben zur Wirbelsäule, lasse die Schultern tief.
2. Bringe den Arm nun ausgestreckt vor den Körper und übergib ihn in die andere Hand.
3. Strecke nun diesen Arm zur Seite aus.

Wiederholungen: 20-mal pro Seite

Hinweis: Gib den Reifen so von einer Seite auf die andere. Achte dabei darauf, dass die Schultern die ganze Zeit tief bleiben.

Seitheben

Ausgangsposition: neutraler Stand, die Füße parallel und hüft- bis schulterbreit geöffnet; die Knie sind leicht gebeugt

1. Setze den Reifen neben dir auf dem Boden ab und halte ihn oben fest. Halte den stehenden Reifen neben dir mit zur Seite gestrecktem Arm fest. Denk daran, gerade zu stehen: Schiebe das Gesäß leicht nach vorne, ziehe den Bauchnabel diagonal nach oben zur Wirbelsäule, lasse die Schultern tief.
2. Hebe nun den ausgestreckten Arm mitsamt des Reifens bis auf Schulterhöhe an und senke ihn wieder.

Wiederholungen: 20-mal pro Seite

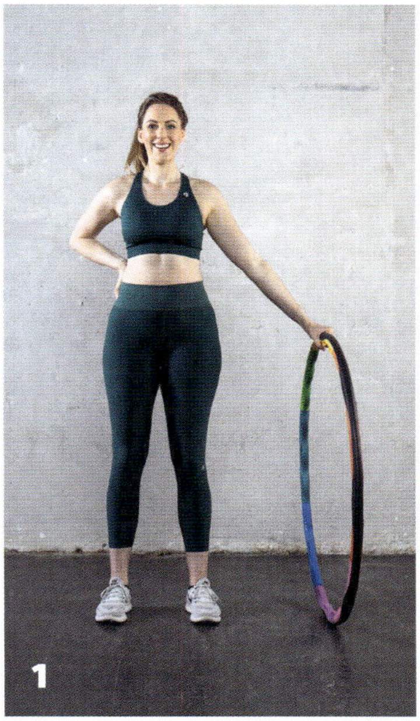
1

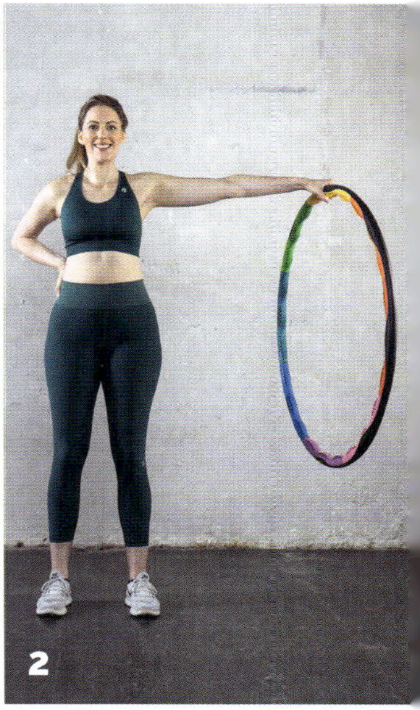
2

VARIANTE A

Halte den Reifen am ausgestreckten Arm auf der Seite und führe kleine pulsierende Bewegungen nach oben und unten aus. Achte darauf, die Schultern währenddessen tief zu halten.

VARIANTE B

1. Halte den Reifen am ausgestreckten Arm auf der Seite. Achte darauf, dass die Beckenknochen parallel nach vorn zeigen.
2. Hebe gleichzeitig nun das gegenüberliegende Bein zur Seite an und achte darauf, dass die Zehenspitzen in Richtung Boden zeigen. Ziehe das Bein weiter hoch zur Seite und senke es wieder.

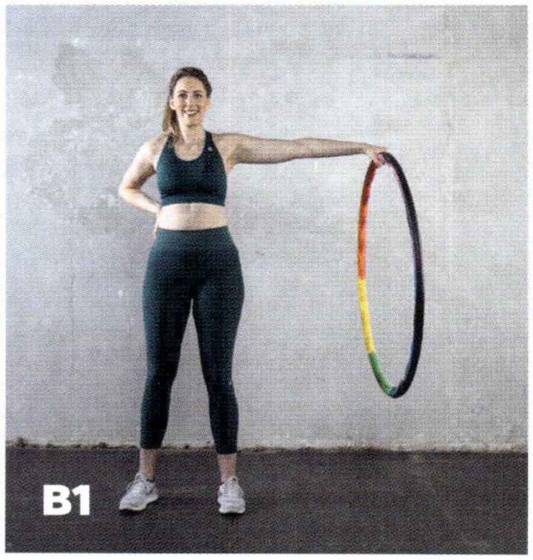
B1

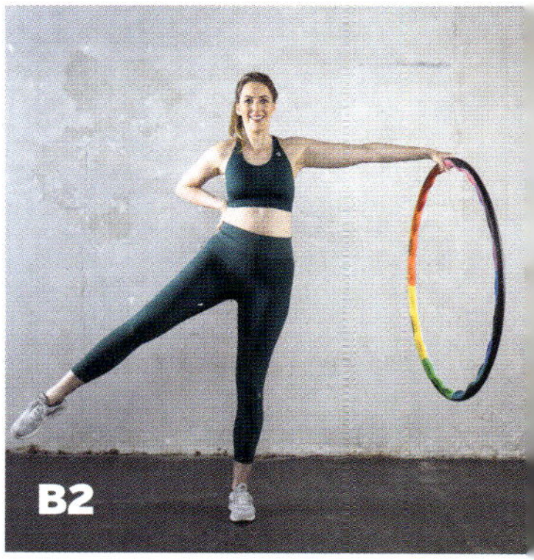
B2

Trizeps-Curl

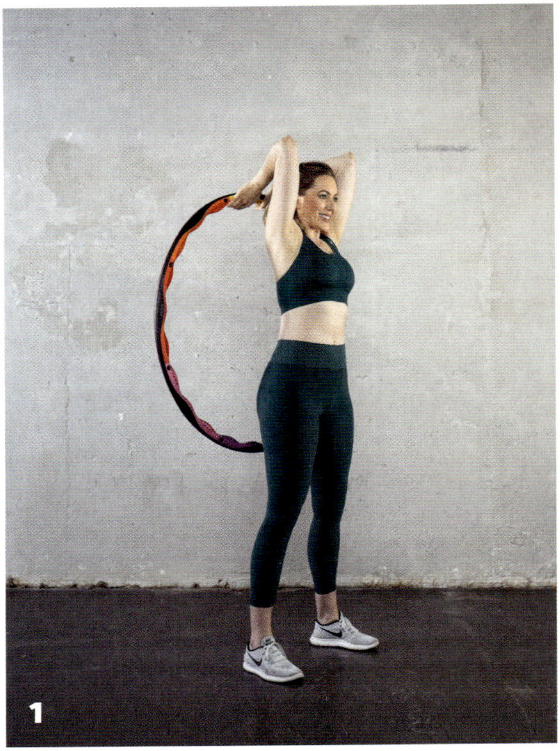

1

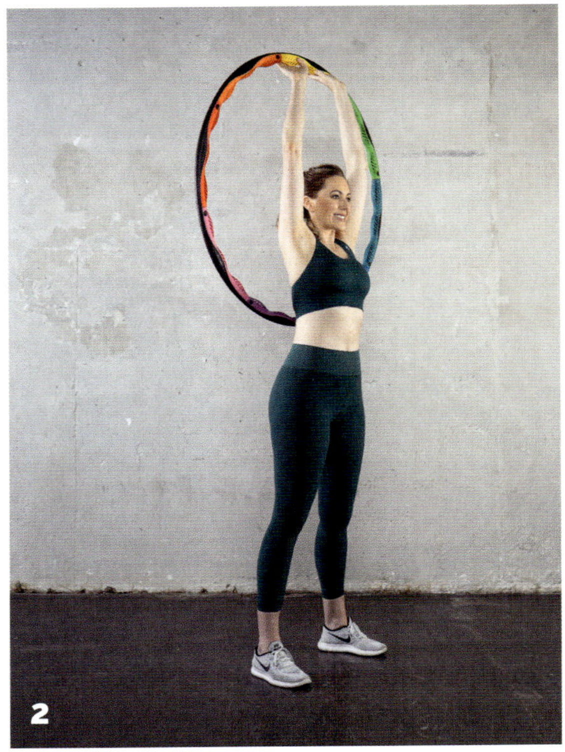

2

Ausgangsposition: neutraler Stand, die Füße parallel und hüft- bis schulterbreit geöffnet; die Knie sind leicht gebeugt

1. Halte den Reifen mit angewinkelten Armen hinter dem Kopf. Die Ellenbogen sind nah an den Ohren.
2. Strecke nun die Arme mitsamt des Reifens nach oben aus. Die Oberarme bleiben fest und kippen nicht nach vorn. Senke, sobald du oben angekommen bist, die Unterarme wieder ab.

Wiederholungen: 20-mal

Hinweis: Achte darauf, dass die Knie leicht gebeugt sind, und halte die Stabilität im ganzen Körper während der Übung aufrecht.

VARIANTE A

Führe halbe Bewegungen im unteren Bereich aus. Hebe den Reifen aus der tiefen Position nur so hoch, bis deine Unterarme parallel zum Boden sind, und senke sie wieder.

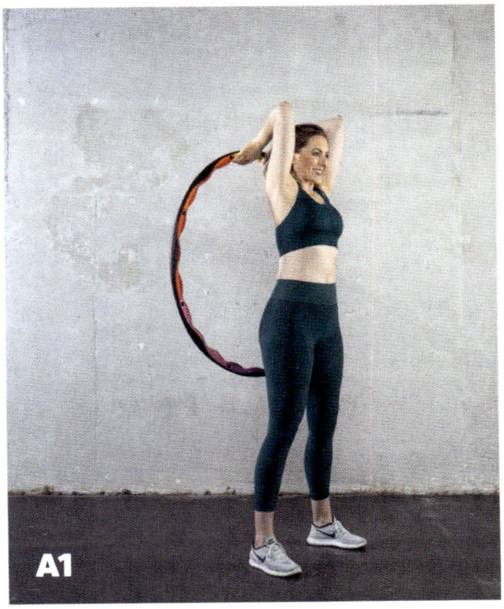

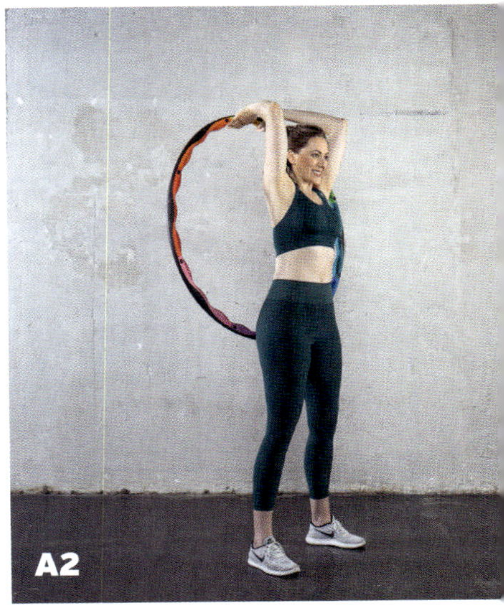

VARIANTE B

Führe halbe Bewegungen im oberen Bereich aus. Halte den Reifen so, dass die Unterarme parallel zum Boden sind. Strecke nun die Arme nach oben aus und komme zur Ausgangsposition zurück.

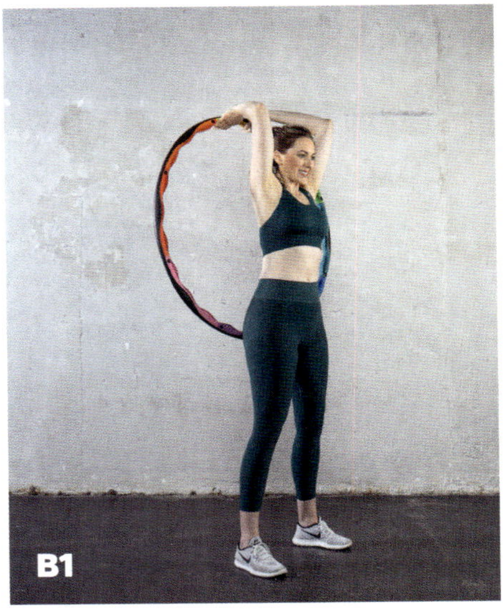

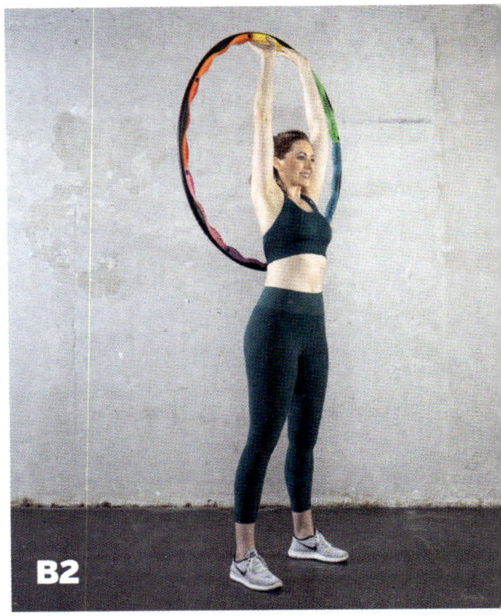

VARIANTE C

Führe den Trizeps-Curl mit nur einem Arm aus. Wechsle in diesem Fall nach der vorgegebenen Anzahl die Seite.

Trizeps-Dips am Boden

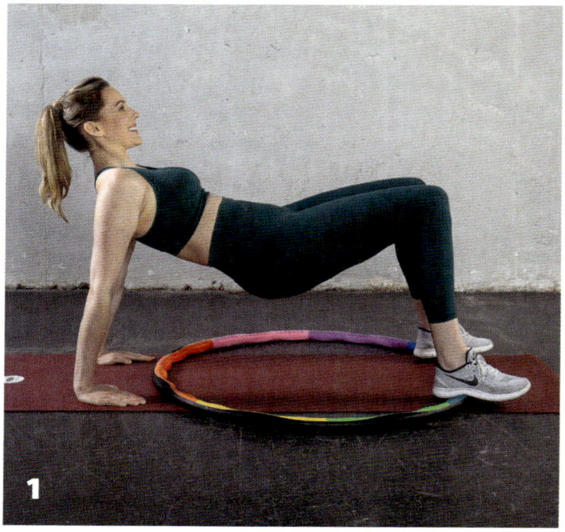

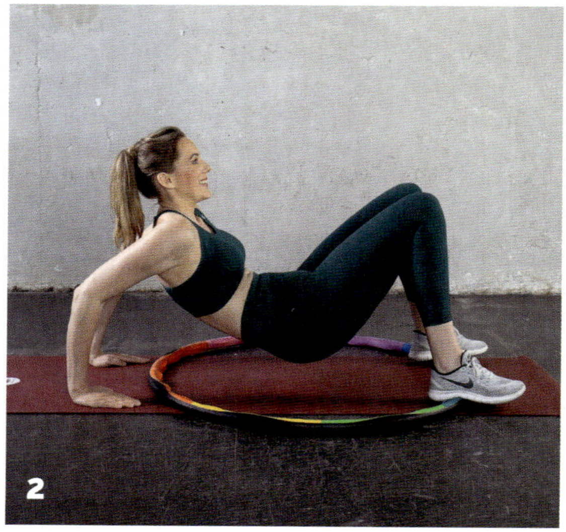

Ausgangsposition: sitzend im Reifen; die Hände hinter dem Gesäß aufstützen, die Arme sind durchgestreckt, die Fersen kannst du auf dem Reifen absetzen

1. Hebe aus der Ausgangsposition das Gesäß vom Boden an und schiebe die Hüfte nach oben.
2. Beuge die Ellenbogen, sodass der Oberkörper absinkt. Lasse dabei den Bauch fest und den Rücken gerade. Drücke dich wieder hoch in die Ausgangsposition.

Wiederholungen: 20-mal

Hinweis: Achte darauf, dass du dich dabei nicht nach vorn schiebst. Der Abstand vom Gesäß zu den Füßen sollte gleich bleiben. Und: Die Arme initiieren die Bewegung, sie kommt nicht aus dem Oberkörper oder durch Heben und Senken des Gesäßes.

VARIANTE

Führe kleine pulsierende Bewegungen in den Armen aus, sobald du den tiefsten Punkt erreicht hast.

Rudern

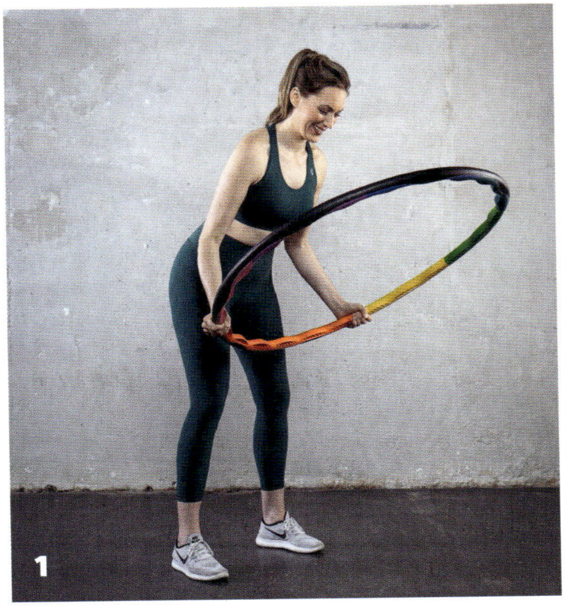

1

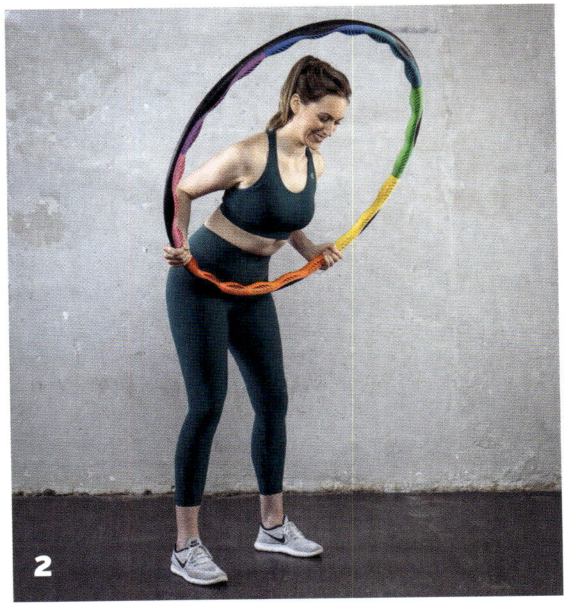

2

Ausgangsposition: neutraler Stand, die Füße parallel und etwas mehr als hüftbreit geöffnet; die Knie sind leicht gebeugt; senke den gestreckten Oberkörper leicht nach vorn

1. Greife den Reifen von unten im »unteren« Drittel, sodass sich der größere Teil des Reifens oberhalb der Hände befindet. Halte ihn mit leicht angewinkelten Armen parallel zum Oberkörper.
2. Ziehe den Reifen näher zur Brust, indem du die Ellenbogen seitlich am Körper vorbei nach hinten ziehst, und schiebe ihn wieder zurück in die Ausgangsposition.

Wiederholungen: 20-mal

Hinweis: Achte darauf, dass dein Rücken während der Übungsausführung gerade bleibt, und der Kopf in Verlängerung deiner Wirbelsäule. Richte den Blick gut einen Meter nach vorn auf den Boden.

VARIANTE

Führe kleine pulsierende Bewegungen mit den Ellenbogen nach hinten aus, sobald du den Reifen zu dir herangezogen hast.

Good Mornings

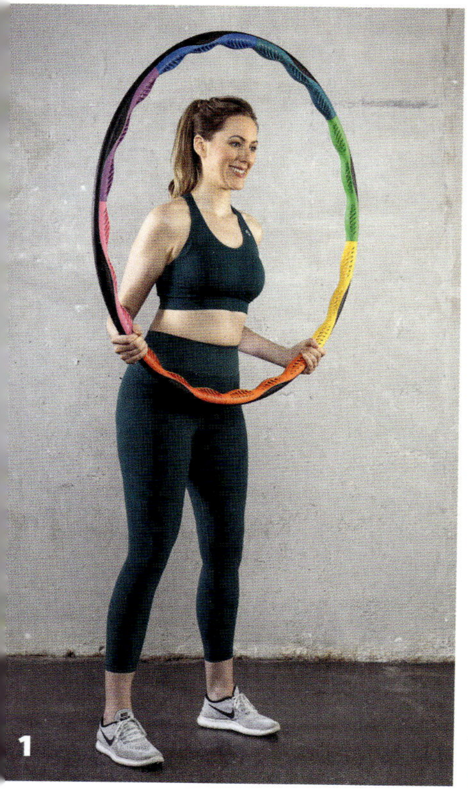

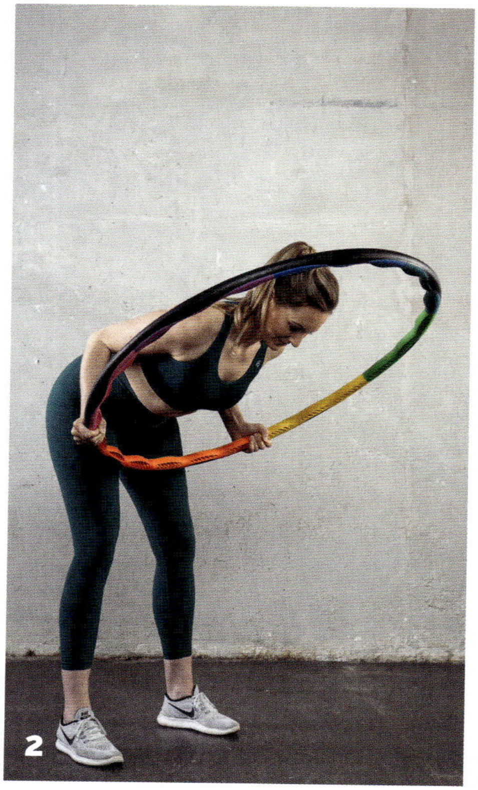

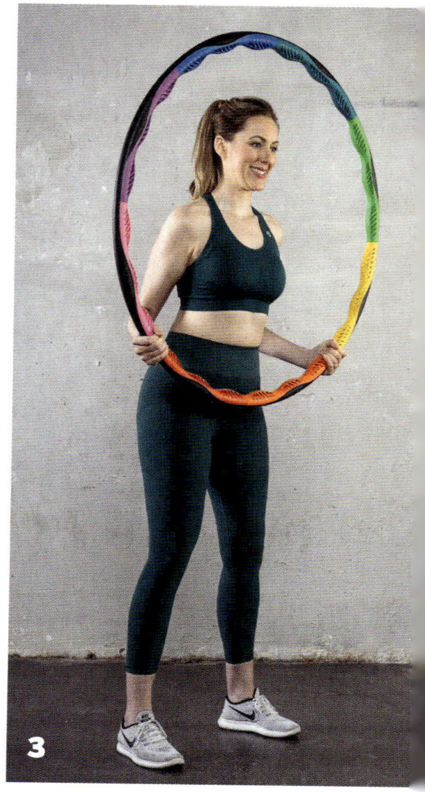

Ausgangsposition: neutraler Stand, die Füße parallel und hüft- bis schulterbreit geöffnet; die Knie sind leicht gebeugt

1. Halte den Reifen senkrecht vor dem Körper, sodass du hindurchschauen kannst, die Hände etwa auf Höhe der Hüfte oder Taille.
2. Beuge nun den Oberkörper langsam nach vorn. Achte darauf, dass der Unterkörper gerade bleibt und nicht rund wird. Die Bewegung kommt aus der Hüfte.
3. Richte dich wieder in den aufrechten Stand auf.

Wiederholungen: 20-mal

Hinweis: Dein Rücken bleibt während der ganzen Übung gerade.

Kreuzheben

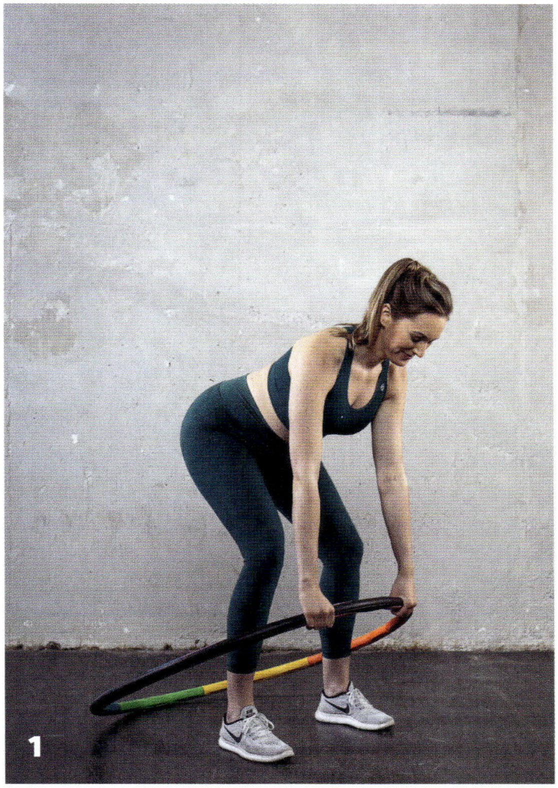

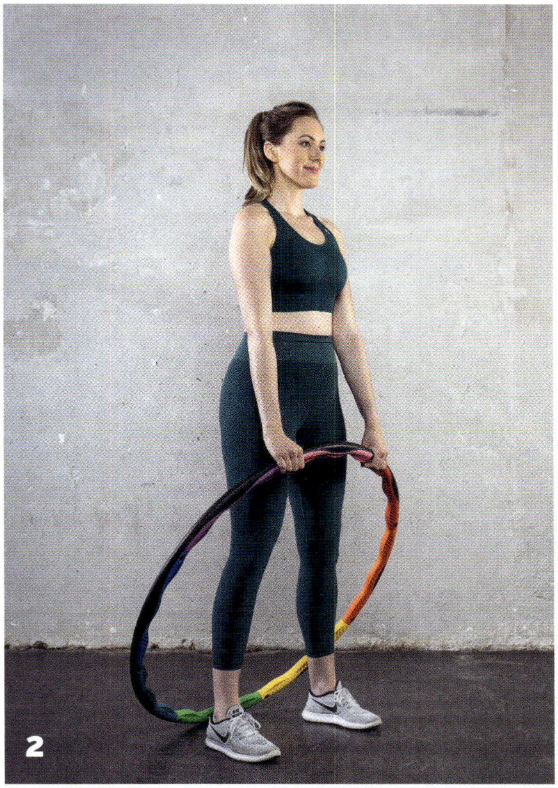

Ausgangsposition: neutraler Stand, die Füße parallel und hüft- bis schulterbreit geöffnet; die Knie sind leicht gebeugt

1. Stelle dich in den Reifen. Gehe leicht in die Knie und beuge den Oberkörper nach vorn. Lasse den Rücken gerade und umfasse den Reifen vor dir im etwa schulterbreiten Griff. Hinter dir liegt er auf dem Boden auf.
2. Strecke die Beine und richte dich mit geradem Rücken nach oben zum Stehen auf. Hebe den Reifen dabei mit an, wobei er hinter dir immer noch den Boden berührt. Komme dann in die Ausgangsstellung zurück.

Wiederholungen: 20-mal

Hinweis: Führe die Bewegungen langsam und mit Körperspannung durch.

Bizeps-Curl

Ausgangsposition: neutraler Stand, die Füße parallel und etwa schulterbreit geöffnet; die Knie sind leicht gebeugt

1. Stelle den Reifen vor dir auf und halte ihn im Untergriff, sodass die Handflächen nach oben schauen und die Finger den Reifen oben umschließen. Drücke die Oberarme fest an deine Körperseiten, halte die Unterarme parallel zum Boden und hebe den Reifen vom Boden ab.
2. Ziehe nun die Unterarme in einer kontrollierten Bewegung Richtung Schulter. Senke sie wieder ab, bis die Unterarme wieder parallel zum Boden sind.

Wiederholungen: 20-mal

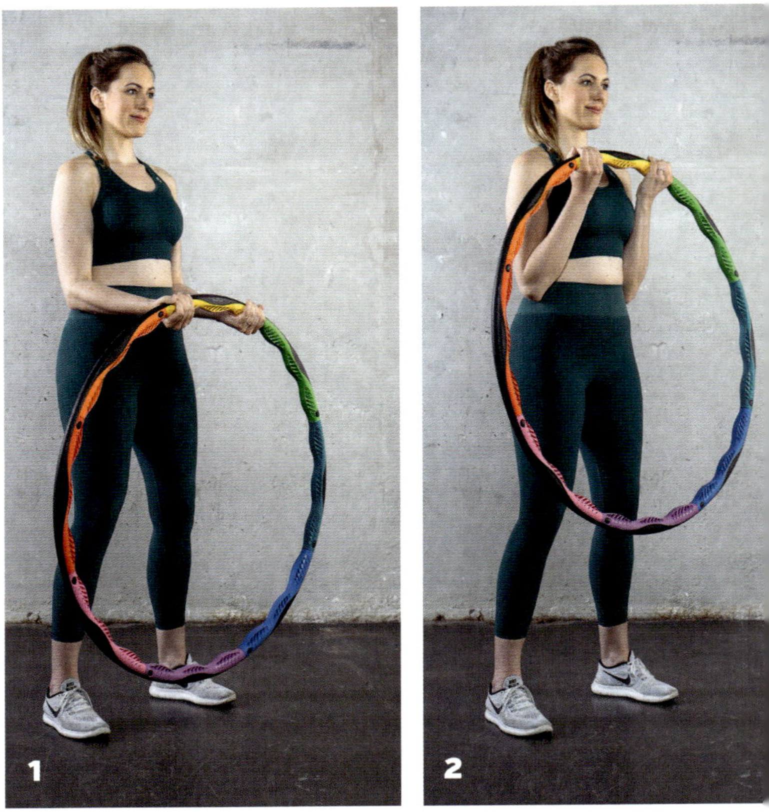

VARIANTE A

Führe halbe Bewegungen oder kleine pulsierende Bewegungen aus, so ist deine Oberarmmuskulatur während der ganzen Übung unter Spannung.

VARIANTE B

Führe den Bizeps-Curl mit nur einem Arm aus.

Übungen für Beine und Gesäß

Calf Raise

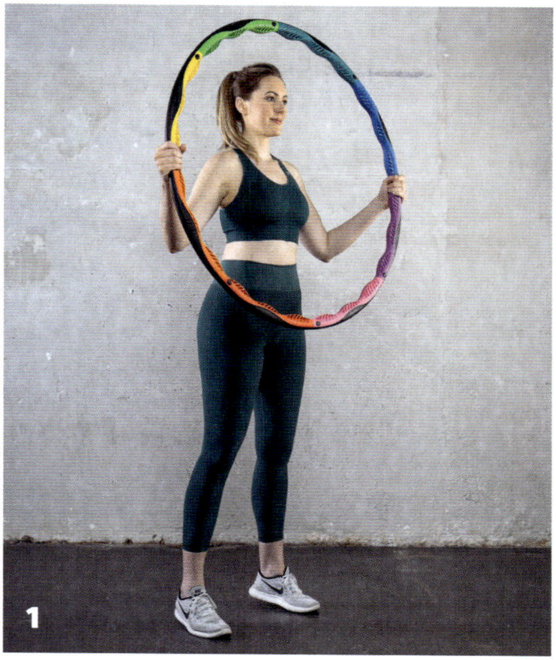

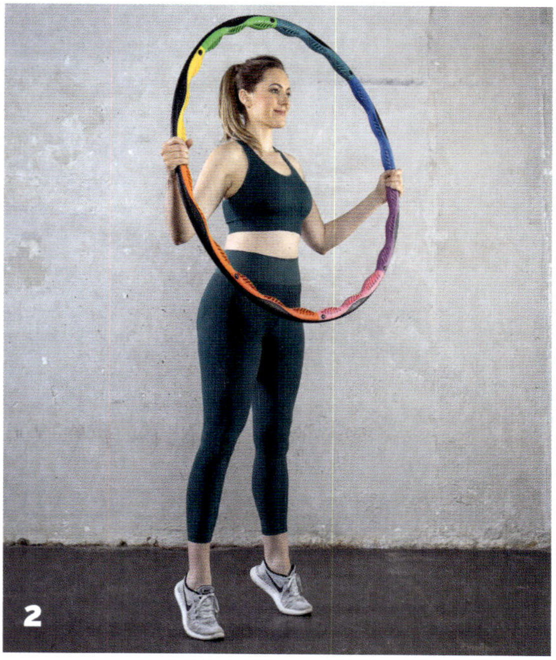

Ausgangsposition: neutraler Stand, die Füße parallel und hüft- bis schulterbreit geöffnet; die Knie sind leicht gebeugt

1. Halte den Reifen auf Brusthöhe vor dem Körper, sodass du durch ihn hindurchschauen kannst.
2. Hebe die Fersen und komme auf die Zehenspitzen.

Wiederholungen: 20-mal

Hinweis: Achte darauf, dass deine Fußgelenke stabil bleiben, indem du sie eher nach innen drückst.

VARIANTE

Halte den Reifen während der Übung über dem Kopf.

Squat

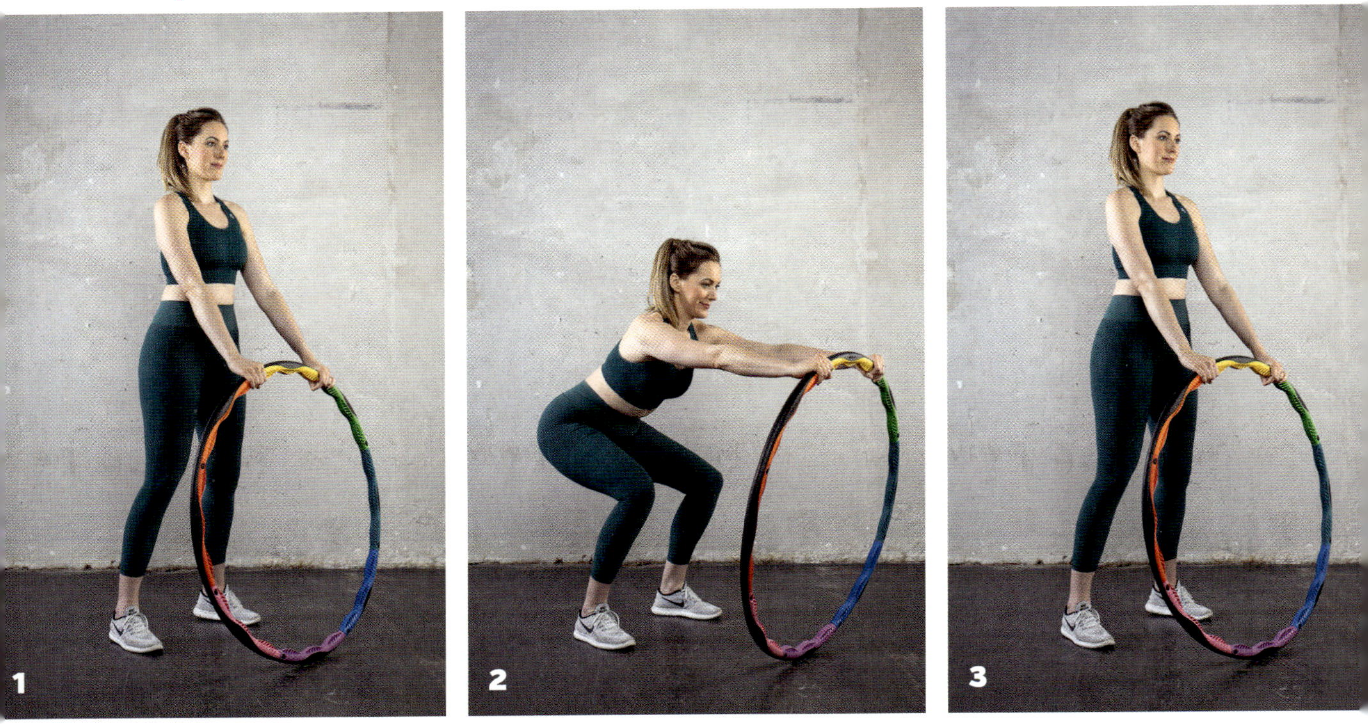

Ausgangsposition: neutraler Stand, die Füße parallel und etwa schulterbreit geöffnet; die Knie sind leicht gebeugt, die Zehenspitzen zeigen leicht nach außen

1. Stelle den Reifen vor dir auf und greife ihn von oben etwa schulterbreit. Ziehe den Bauchnabel nach innen Richtung Wirbelsäule.
2. Beuge die Knie, senke das Gesäß nach hinten unten und achte darauf, dass die Knie nicht nach vorne über die Zehenspitzen hinausragen. Halte den Oberkörper so lange wie möglich aufrecht, die Brust ist ebenfalls stolz aufgerichtet. Die Hände bleiben auf dem Reifen, die Arme nach vorn ausgestreckt.
3. Richte dich wieder nach oben auf.

Wiederholungen: 20-mal

Hinweis: Nutze die gesamte ROM und gehe so tief wie möglich in die Kniebeuge.

VARIANTE A

Halte den tiefen Squat und führe unten kleine pulsierende Bewegungen aus.

VARIANTE B

Führe den Squat wie oben beschrieben aus. Wenn du dich aufrichtest, hebe ein Bein seitlich nach an und achte darauf, dass die Zehenspitzen während des Hochhebens in Richtung Boden zeigen.

VARIANTE C

Stelle dich auf die Zehenspitzen, wenn du dich aufrichtest.

VARIANTE D

Führe den Squat wie oben beschrieben aus. Halte den Reifen auf Höhe deiner Ohren. Drücke den Reifen, wenn du dich aufrichtest, nach vorn.

VARIANTE E

Führe den Squat wie oben beschrieben aus. Halte den Reifen auf Höhe deiner Ohren. Drücke den Reifen, wenn du dich aufrichtest, nach oben.

VARIANTE F

Bleibe tief in der Kniebeuge und hebe abwechselnd die Fersen. Du kannst sie auch gleichzeitig anheben und wieder senken.

VARIANTE G

Bleibe tief unten in der Kniebeuge und bewege dich in dieser Position mit kleinen Schritten zur Seite.

VARIANTE H

Bleibe tief in der Kniebeuge und tippe mit abwechselnd mit der rechten und der linken Fußspitze zur Seite. Strecke das Bein dabei so weit nach außen, wie du kannst.

VARIANTE I

Bleibe tief im Squat und tippe abwechselnd die rechte und die linke Fußspitze nach hinten. Strecke das Bein dabei so weit nach hinten, wie du kannst.

VARIANTE J

Halte den Reifen während der ganzen Übung über Kopf.

Plié Squat

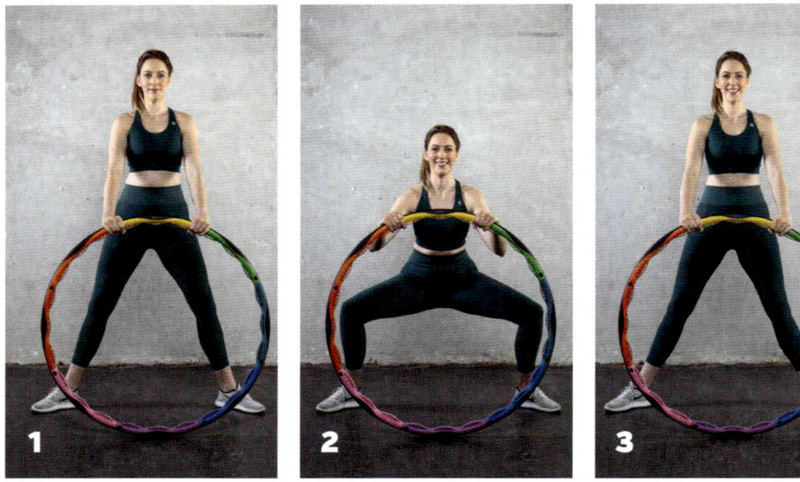

Ausgangsposition: neutraler Stand, die Füße mehr als doppelt schulterbreit, die Zehen zeigen nach außen; die Knie sind leicht gebeugt

1. Platziere den Reifen senkrecht vor dir und greife ihn etwa schulterbreit. Ziehe den Bauchnabel leicht nach innen oben zur Wirbelsäule.
2. Beuge die Knie und senke das Gesäß nach hinten unten. Die Knie bleiben dabei hinter den Zehenspitzen. Halte den Oberkörper so lange wie möglich aufrecht, die Brust stolz erhoben.
3. Komme wieder nach oben, zurück in die Ausgangsstellung.

Wiederholungen: 20-mal

VARIANTE A

Bleibe im tiefen Plié Squat und führe unten kleine pulsierende Bewegungen aus.

VARIANTE B

Führe den Plié Squat wie oben beschrieben aus. Halte den Reifen dabei auf Höhe deiner Ohren. Wenn du die Beine streckst und dich aufrichtest, drücke den Reifen nach oben über den Kopf.

VARIANTE C

Führe den Plié Squat wie oben beschrieben aus. Halte den Reifen dabei auf Höhe deiner Ohren. Wenn du die Beine streckst und dich aufrichtest, drücke den Reifen nach vorn.

VARIANTE D

Bleibe tief im Plié Squat und hebe abwechselnd die rechte und linke Ferse. Du kannst sie auch gleichzeitig anheben und wieder senken.

VARIANTE E

Wenn du die Beine streckst und dich aufrichtest, drücke dich hoch auf die Zehenspitzen.

Lunge

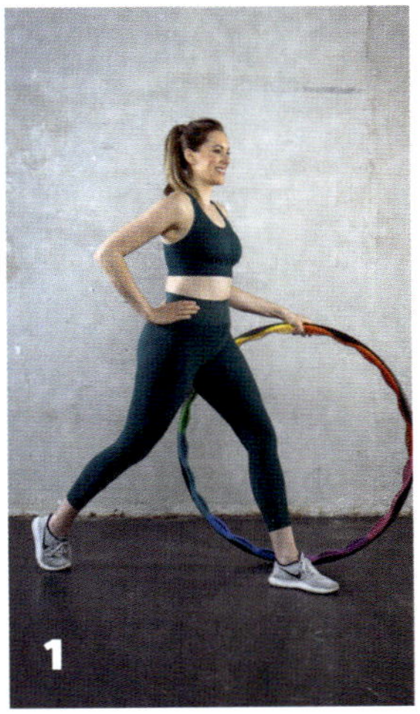

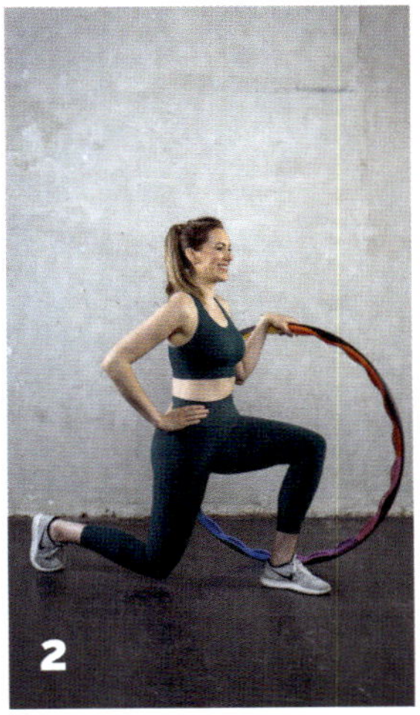

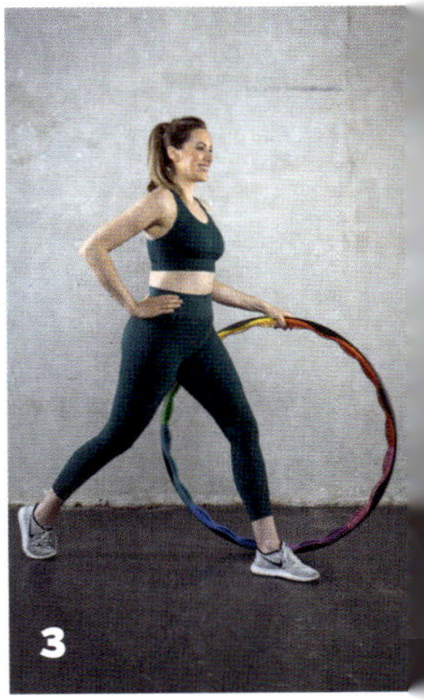

Ausgangsposition: neutraler Stand, die Füße parallel; die Knie sind leicht gebeugt

1. Stelle den Reifen neben dich und halte ihn mit einer Hand fest. Stelle das äußere Bein weit nach hinten in einen Ausfallschritt. Achte darauf, dass dein Bauch fest und deine Schultern tief sind.
2. Beuge das Knie des hinteren Beins und senke es ab, bis es fast den Boden berührt.
3. Drücke dich aus dieser Position wieder hoch in den Ausfallschritt.

Wiederholungen: 20-mal pro Seite

Hinweis: Der Oberkörper bleibt die ganze Zeit aufrecht. Alternativ kannst du den Reifen auch vor dich stellen.

VARIANTE A

Halte den Reifen mit beiden Händen auf Brusthöhe vor dem Körper. Steige mit einem Bein zurück in den tiefen Lunge und rotiere mit dem Oberkörper in Richtung des hinteren Beins. Komme wieder in die Ausgangsstellung zurück.

VARIANTE B

Führe den Lunge wie beschrieben aus und führe mit den Armen entweder in der tiefen Lunge-Position oder beim Nach-oben-Kommen den Chest Press (Seite 94) aus.

VARIANTE C

Kicke mit dem hinteren Bein aktiv und mit Spannung nach vorn, wenn du dich nach oben drückst.

VARIANTE D

Führe in der tiefen Lunge-Position kleine pulsierende Bewegungen aus.

VARIANTE E

Tippe, wenn du dich aus der tiefen Lunge-Position nach oben drückst, mit der Zehenspitze nach vorn auf den Boden und gehe aus dieser Position zurück in den Lunge. Oder ziehe das Knie hoch Richtung Brust.

Curtsy Lunge

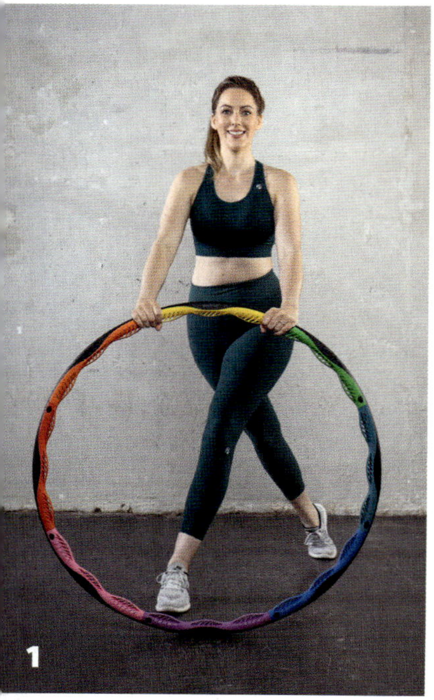

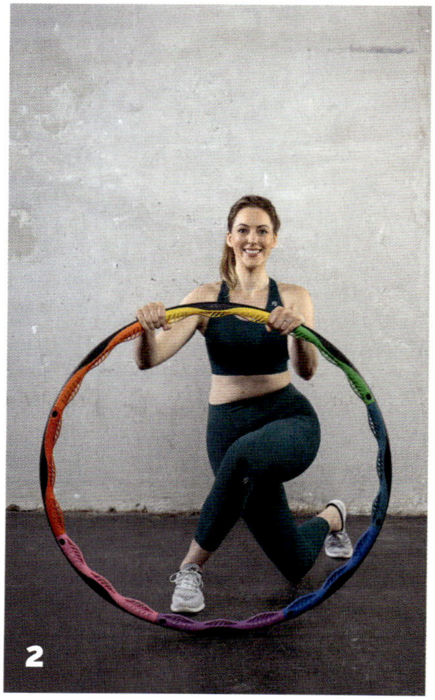

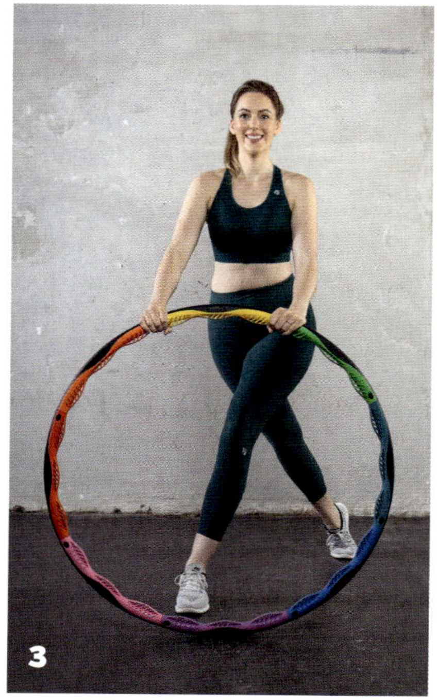

Ausgangsposition: neutraler Stand, die Füße parallel und etwas mehr als hüftbreit geöffnet; die Knie sind leicht gebeugt

1. Stelle den Reifen vor dir ab und halte ihn mit beiden Händen fest. Kreuze nun ein Bein weit hinter dem anderen. Achte darauf, dass die Hüfte möglichst gerade bleibt. Der Bauch ist fest und die Schultern tief.
2. Beuge das hintere Bein und senke das Knie Richtung Boden.
3. Stoppe die Bewegung kurz vor dem Boden, richte dich wieder auf und komme in die Ausgangsposition zurück.

Wiederholungen: 20-mal pro Seite

Hinweise: Dein Oberkörper ist währenddessen die ganze Zeit aufrecht. Führe den Curtsy Lunge im Wechsel mit dem rechten und dem linken Bein aus oder erst alle Wiederholungen zu einer Seite, bevor du die Seite wechselst.

Side Lunge

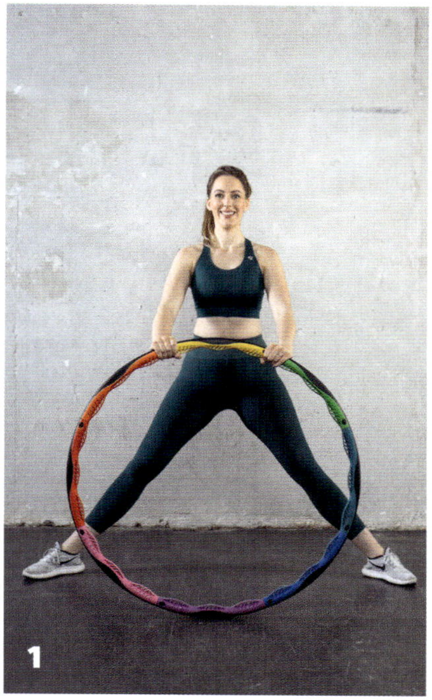

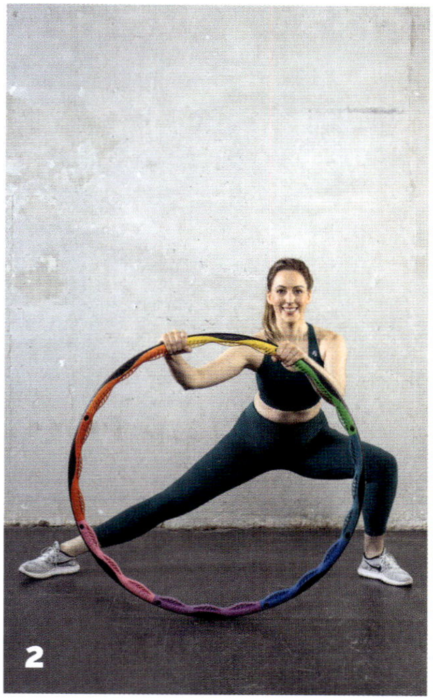

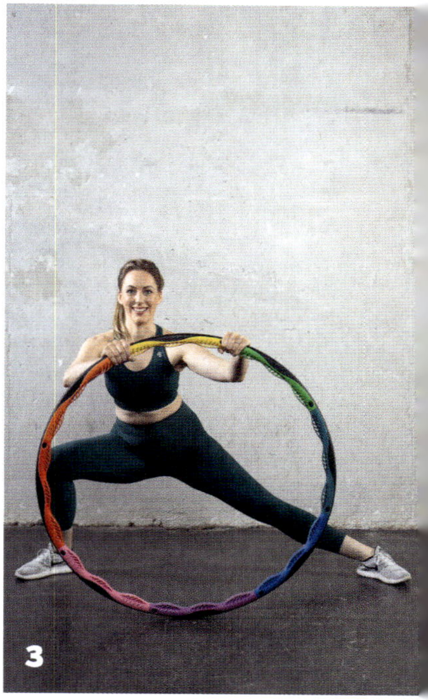

Ausgangsposition: aufrechter Stand, die Füße sind in einer weiten Grätsche geöffnet; die Knie sind gestreckt

1. Stelle den Reifen vor dich.
2. Beuge nun ein Knie und verlagere das Körpergewicht weit zur Seite. Senke das Gesäß Richtung Boden und verlagere das Körpergewicht noch mehr auf diese Seite.
3. Schiebe dich wieder hoch in den Grätschstand und verlagere dein Körpergewicht in einer fließenden Bewegung auf die andere Seite, beuge dabei das andere Knie.

Wiederholungen: 20-mal pro Seite

Beinheben im Stehen

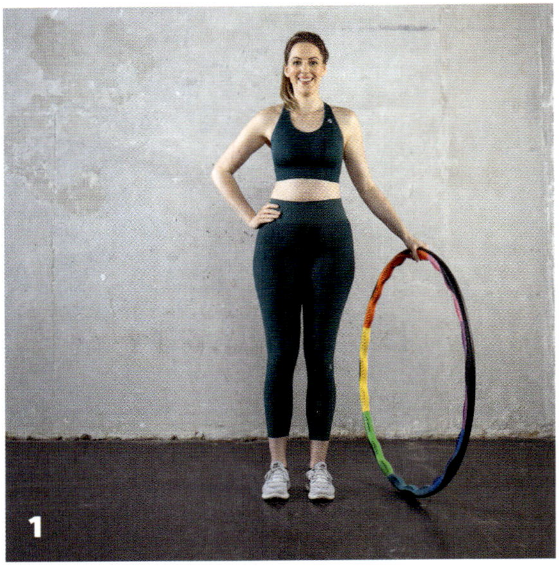
1

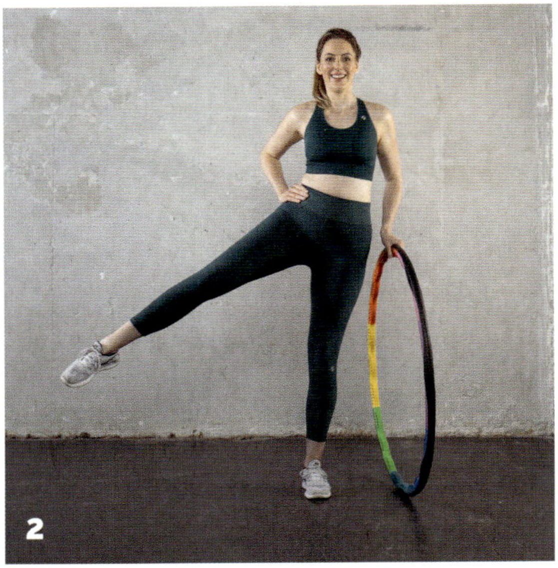
2

Ausgangsposition: neutraler Stand, die Füße parallel und etwa hüftbreit geöffnet

1. Stelle den Reifen neben dich auf den Boden. Halte ihn mit einer Hand fest.
2. Hebe nun das Bein, das weiter vom Reifen entfernt ist, zur Seite. Die Zehenspitzen zeigen in Richtung Boden.

Wiederholungen: 20-mal

Hinweis: Achte darauf, dass dein Becken parallel nach vorn ausgerichtet bleibt und der Oberkörper gerade und fest im Lot.

VARIANTE A

Führe kleine pulsierende Bewegungen mit dem ausgestreckten Bein aus, wenn du am höchsten Punkt angelangt bist.

VARIANTE B

Hebe den Arm ausgestreckt zur Seite und halte den Reifen dort, während du die Beinbewegung wie beschrieben ausführst. Wenn du den Reifen anhebst, statt dich abzustützen, wird so die Balance verstärkt gefördert.

Beinheben in der Seitlage

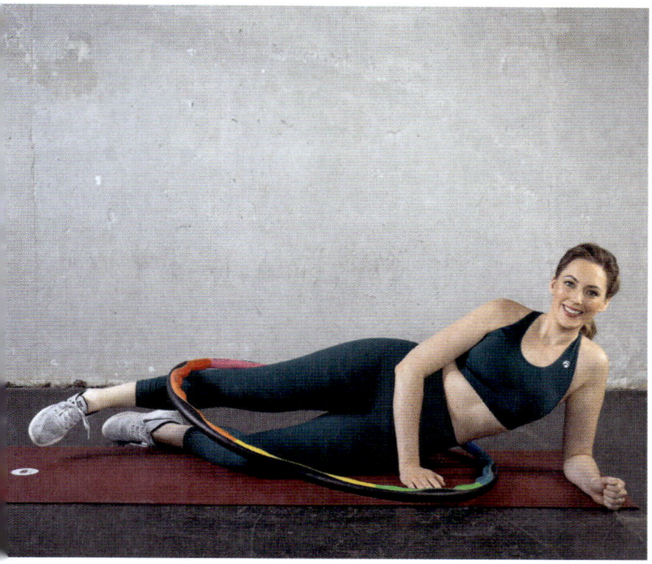

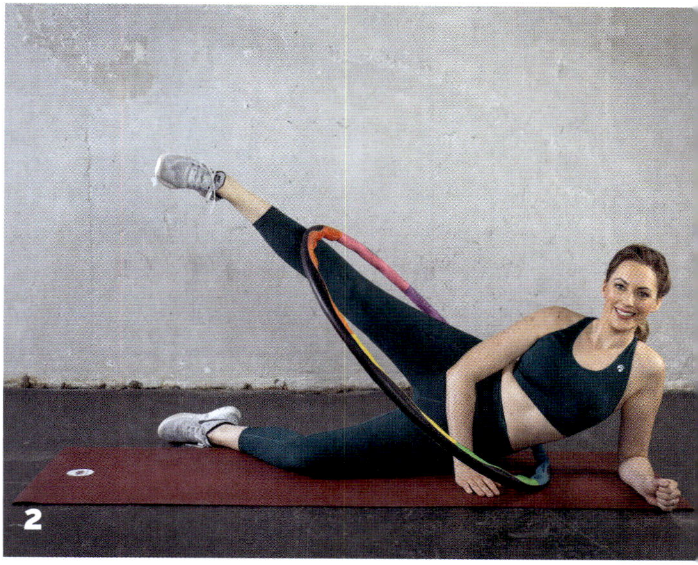

Ausgangsposition: Seitlage, der Reifen liegt auf deinem oberen Bein und um die Hüfte am Boden, der stützende Arm ist außerhalb des Reifens

1. Stütze dich auf dem Ellenbogen ab und winkle das untere Bein, das auf dem Boden liegt, leicht an. Das obere Bein ist gestreckt, hebe es ein paar Zentimeter vom Boden ab.
2. Hebe das obere Bein – und damit den Reifen – weiter an. Die Zehenspitzen des aktiven Beins zeigen währenddessen nach vorn und etwas nach unten.

Wiederholungen: 20-mal pro Seite

VARIANTE

Führe mit dem Bein am höchsten Punkt kleine pulsierende Bewegungen aus.

Kickbacks

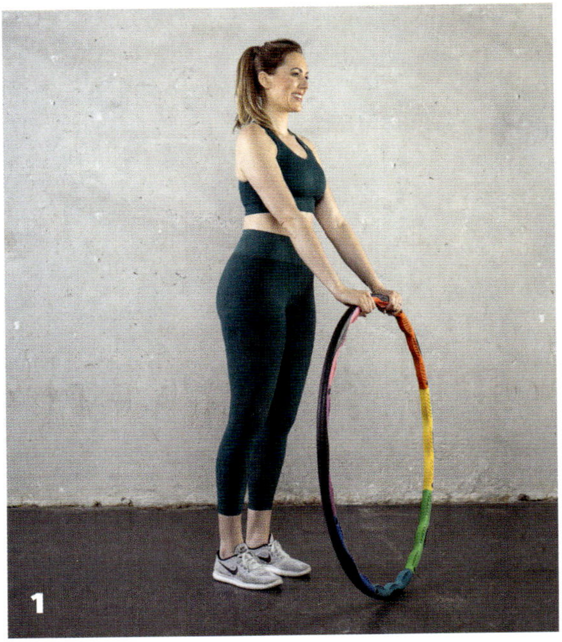

1

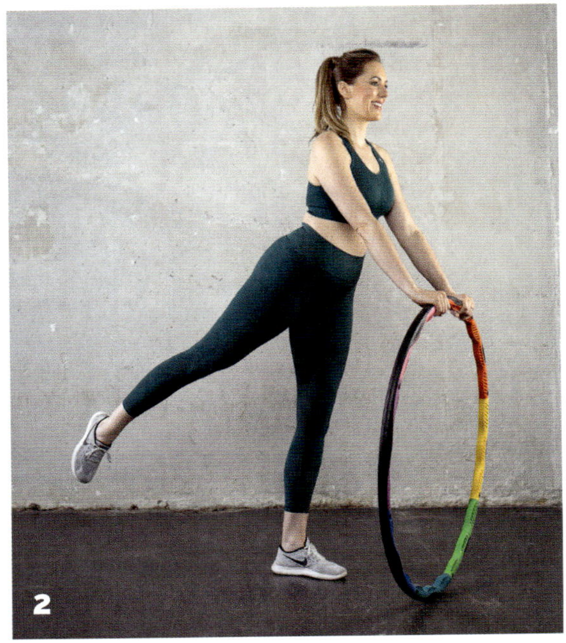

2

Ausgangsposition: neutraler Stand, die Füße parallel und etwa hüftbreit geöffnet; die Knie sind leicht gebeugt

1. Stelle den Reifen vor dir auf den Boden und lege die Hände auf ihm hab. Spanne das Gesäß und den Bauch an. Lasse die Schultern tief.
2. Löse nun einen Fuß vom Boden und strecke das Bein nach hinten aus. Aufgrund deines angespannten Gesäßes wirst du das Bein nicht sehr hoch heben können – das ist richtig so. Wichtig ist, dass die Hüfte gerade nach vorn ausgerichtet bleibt.

Wiederholungen: 20-mal pro Seite

VARIANTE A

Führe mit dem Bein am höchsten Punkt kleine pulsierende Bewegungen aus.

VARIANTE B

Halte den Reifen während der Übung (mit ausgestreckten Armen) auf Brusthöhe vor dem Körper.

Wandsitz

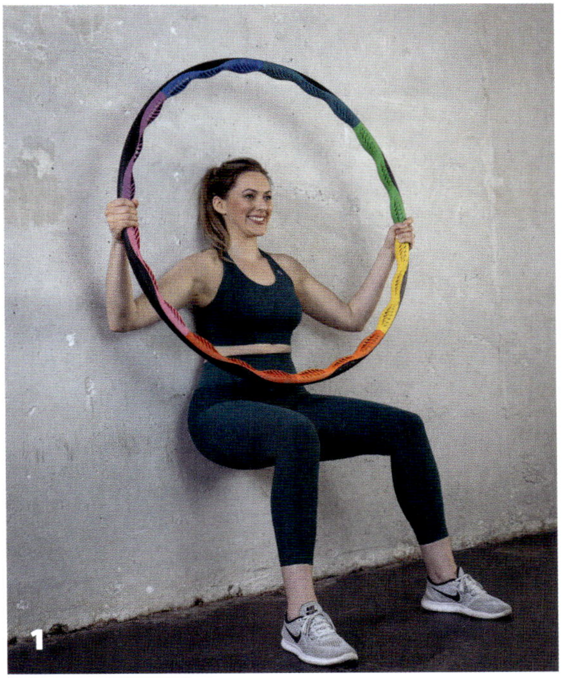
1

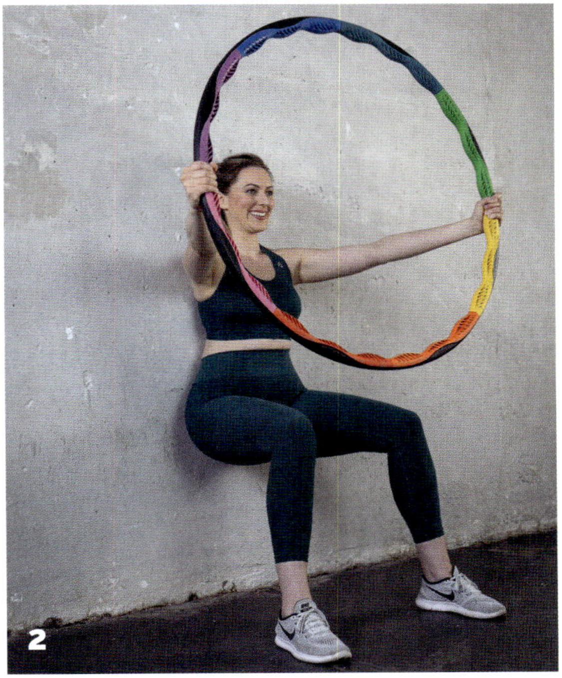
2

Ausgangsposition: neutraler Stand, die Füße parallel und etwas mehr als schulterbreit geöffnet; die Knie sind leicht gebeugt

1. Beuge die Knie und schiebe das Gesäß nach hinten und unten wie in eine Kniebeuge, und lehne den Rücken an die Wand. Die Knie sollten dabei um 90 Grad angewinkelt sein. Halte den Reifen mit angewinkelten Armen auf Brusthöhe vor dem Körper.
2. Strecke die Arme und schiebe den Reifen nach vorn und wieder zurück.

Dauer: 30 Sekunden

VARIANTE A

Hebe zusätzlich im Wechsel die Fersen an.

VARIANTE B

Hebe den Fuß vollständig an und setze ihn wieder ab, dann den anderen Fuß, als würdest du in dieser Position marschieren.

Glute Bridge

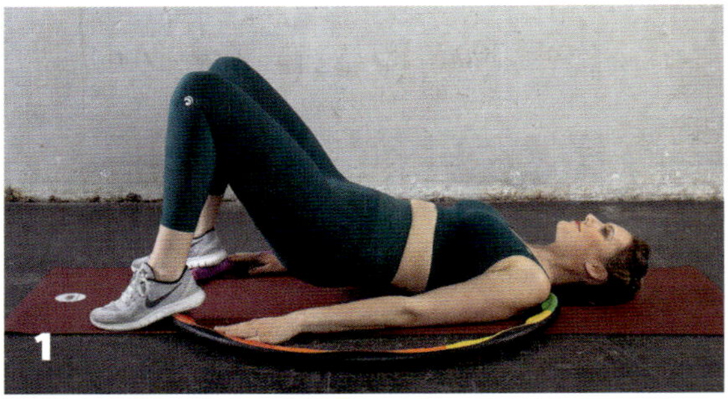

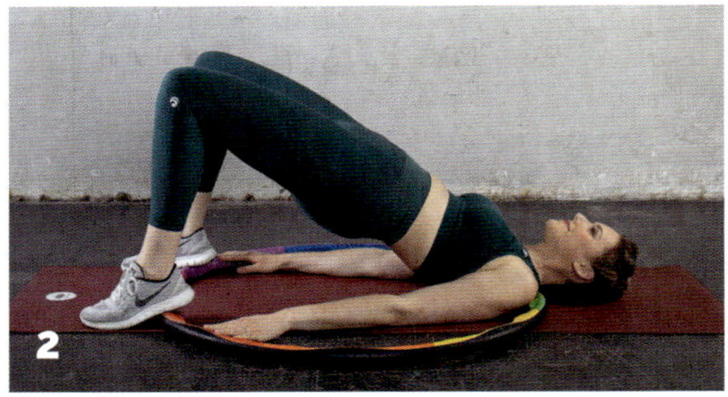

Ausgangsposition: Rückenlage mit angewinkelten Beinen im Reifen; du liegst mit dem Nacken und stehst mit den Fersen auf dem Reifen

1. Hebe das Gesäß ein Stück vom Boden ab und drücke die Schultern in den Boden. Die Hände liegen auf dem Reifen auf.
2. Schiebe kraftvoll das Gesäß nach oben, sodass die Oberschenkel und der Rumpf eine gerade Linie bilden. Senke den Körper wieder ab, bis das Gesäß knapp über dem Boden schwebt, halte dort kurz an, bevor du dich wieder nach oben in die Brücke schiebst.

Wiederholungen: 20-mal

VARIANTE A

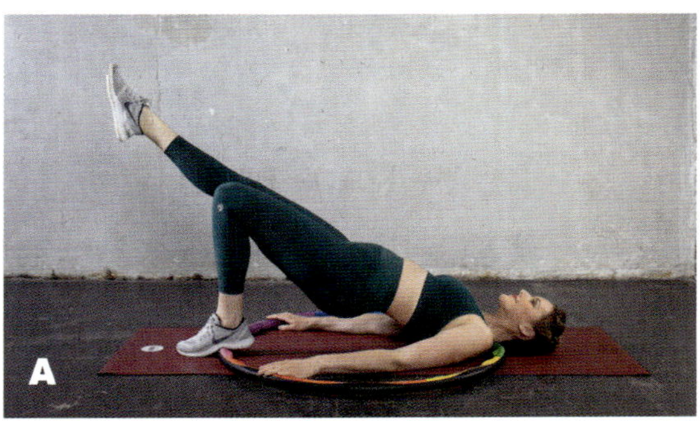

Führe die Übung auf einem Bein aus. Strecke dazu ein Bein gerade aus, dabei sollte der Oberschenkel dieses Beins parallel zu dem des Standbeins bleiben.

VARIANTE B

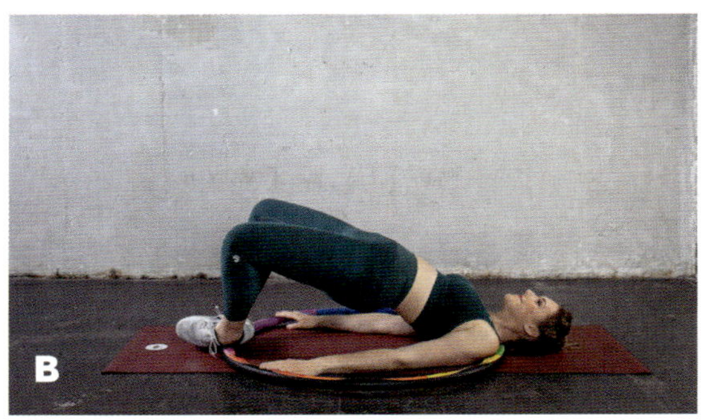

Lege die Fußsohlen aneinander und hebe das Gesäß aus dieser Startposition an.

Donkey Kick

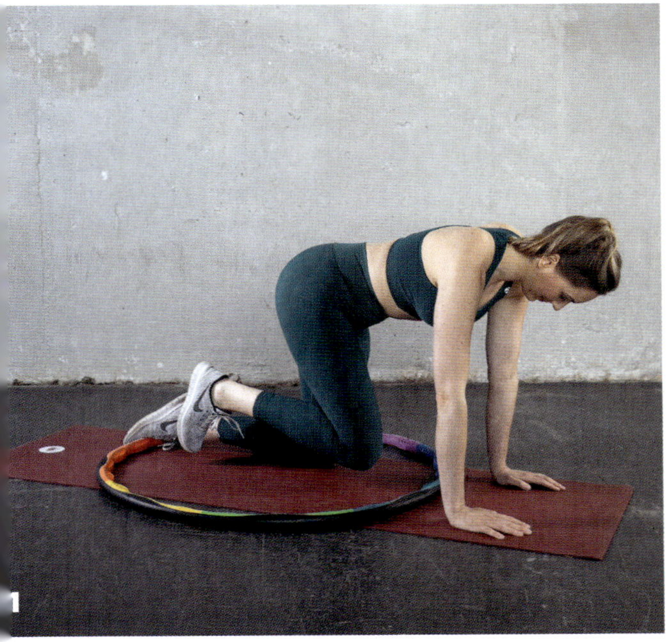

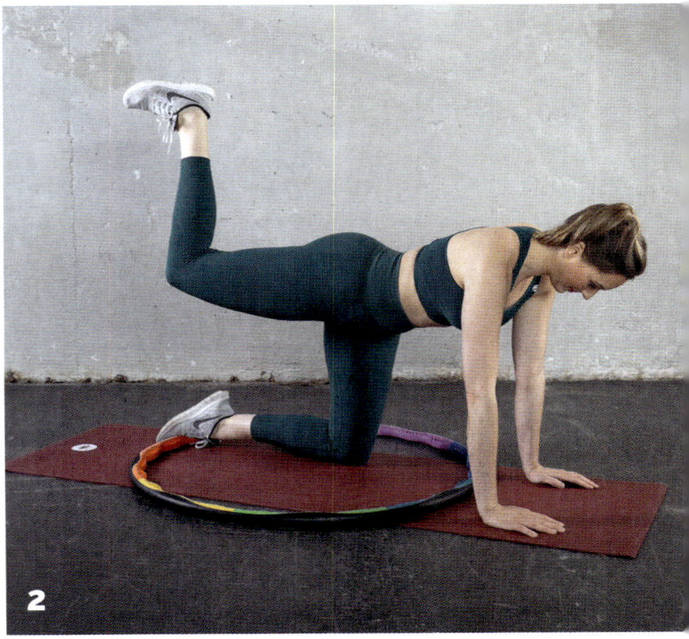

Ausgangsposition: Vierfüßlerstand im Reifen; die Knie befinden sich in der Reifenmitte, die Fußrücken liegen auf dem Reifen auf; die Hände stützen außerhalb des Reifens

1. Löse ein Knie vom Boden.
2. Hebe nun den Fuß kraftvoll nach oben, wobei das Knie seinen 90-Grad-Winkel beibehält. Der Rücken bleibt gerade. Schiebe das Bein so hoch, dass der Oberschenkel etwa parallel zum Boden ist. Wenn du das Bein wieder nach unten senkst, setze es nicht am Bode ab, sondern führe gleich den nächsten Kick aus.

Wiederholungen: 20-mal pro Seite

VARIANTE

Führe in der oberen Position kleine pulsierende Bewegungen aus.

Fire Hydrant

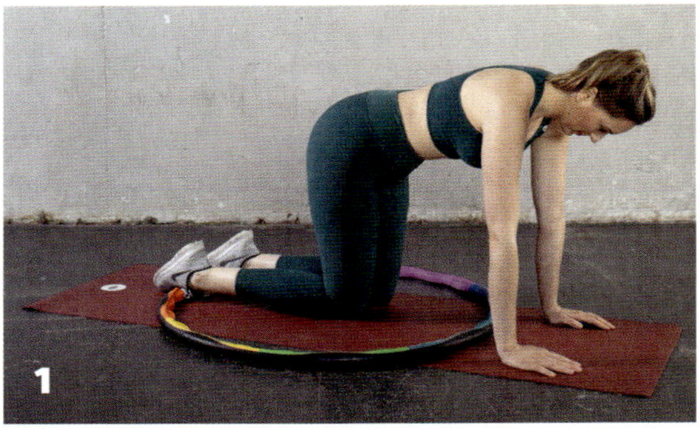

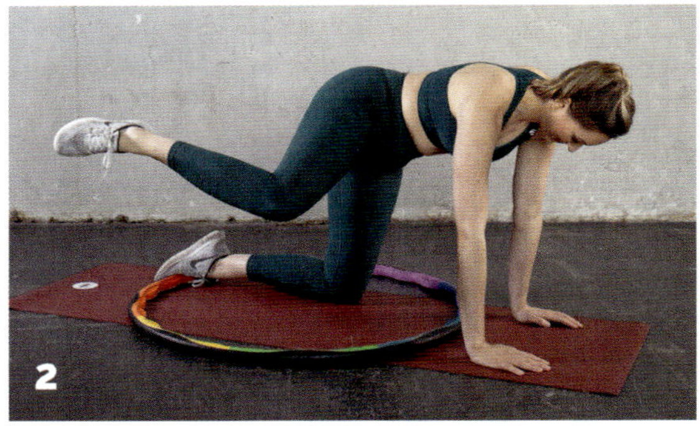

Ausgangsposition: Vierfüßlerstand im Reifen; die Knie befinden sich in der Reifenmitte, die Fußrücken liegen auf dem Reifen auf; die Hände stützen außerhalb des Reifens

1. Löse ein Knie vom Boden.
2. Hebe nun das Bein zur Seite an, bis sich die Oberschenkelinnenseite etwa parallel zum Boden befindet. Das Knie bleibt währenddessen angewinkelt. Senke das Knie anschließend in die Ausgangsstellung zurück.

Wiederholungen: 20-mal pro Seite

VARIANTE

Wenn du oben angekommen bist, strecke das Bein zur Seite aus und winkle es wieder an – das ist der Fire-Hydrant-Kick.

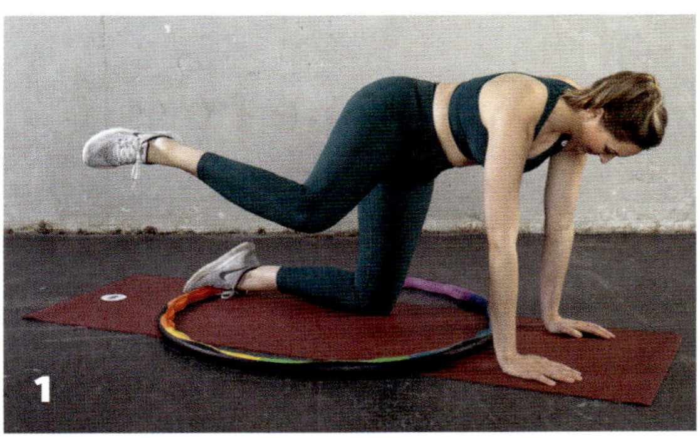

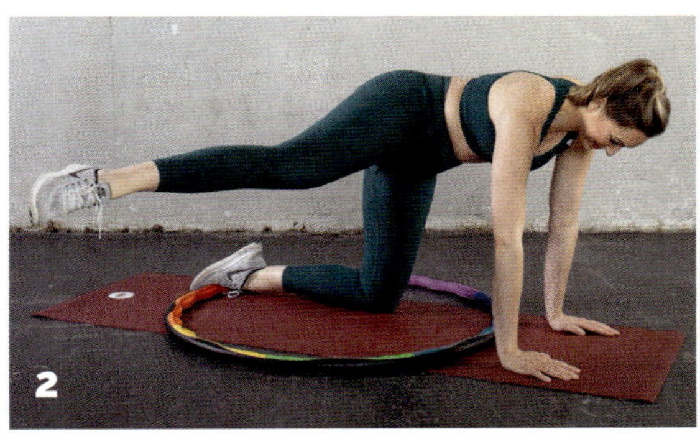

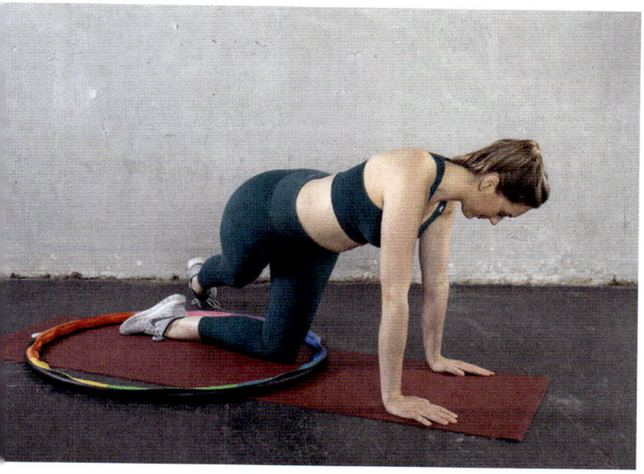

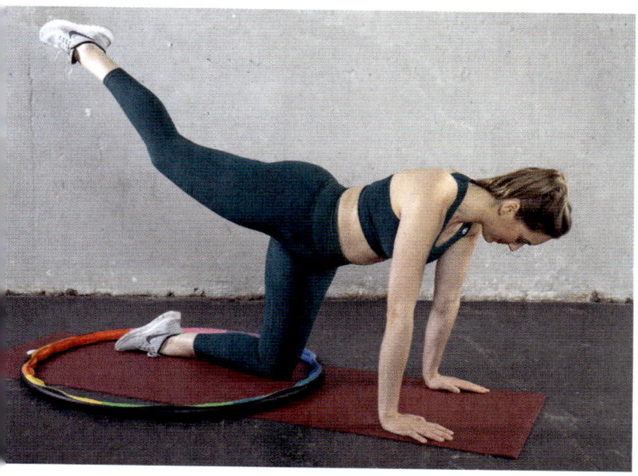

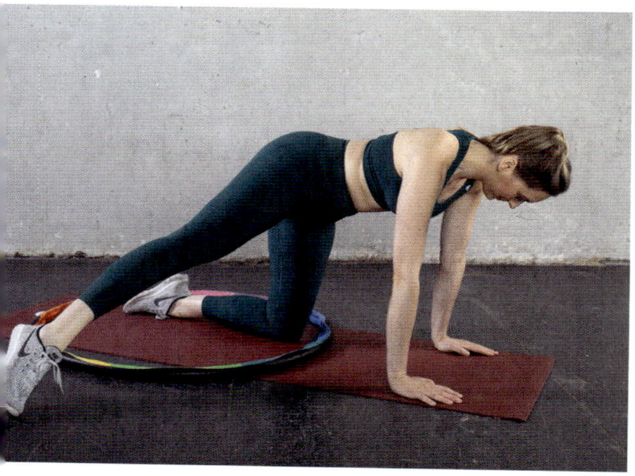

Rainbow Kick

Ausgangsposition: Vierfüßlerstand im Reifen; die Knie befinden sich in der Reifenmitte, die Fußrücken liegen auf dem Reifen auf; die Hände stützen außerhalb des Reifens

1. Strecke ein Bein nach hinten und überkreuze damit den am Boden liegenden Unterschenkel. Dein Rücken und deine Hüfte bleiben dabei möglichst gerade.
2. Hebe von hier aus das ausgestreckte Bein vom Boden ab. Führe das Bein in einem großen Halbkreis zur Seite.
3. Auf der Seite angekommen, tippe kurz mit der Fußspitze auf den Boden, bevor du das Bein im großen Bogen wieder zurückbewegst.

Wiederholungen: 20-mal pro Seite

Übungen für die Körpermitte

Seitbeuge

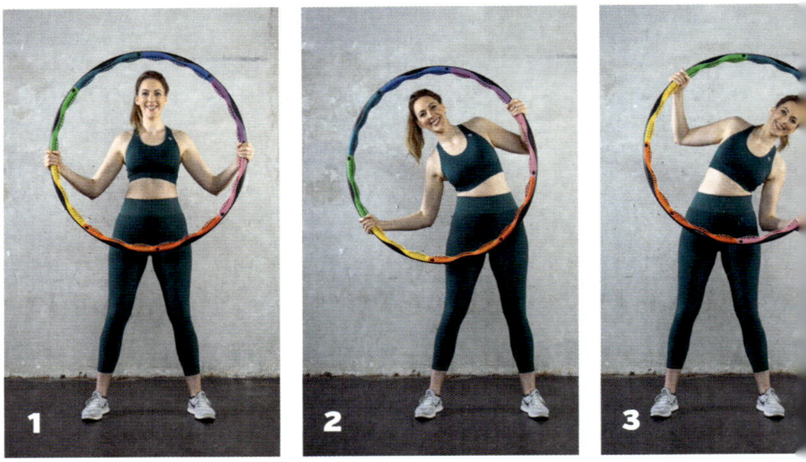

Ausgangsposition: neutraler Stand, die Zehen leicht nach außen gedreht und etwa schulterbreit geöffnet; die Knie sind leicht gebeugt

1. Halte den Reifen auf Brusthöhe vor dem Körper, sodass du durch ihn hindurchschauen kannst.
2. Beuge dich so weit wie möglich mit dem Oberkörper zu einer Seite. Halte die Position kurz und komme dann zur Mitte zurück.
3. Beuge dich nun zur anderen Seite.

Wiederholungen: 10-mal pro Seite

Hinweis: Achte darauf, dass sich nur der Oberkörper bewegt und der Kopf die ganze Zeit in Verlängerung der Wirbelsäule bleibt.

VARIANTE

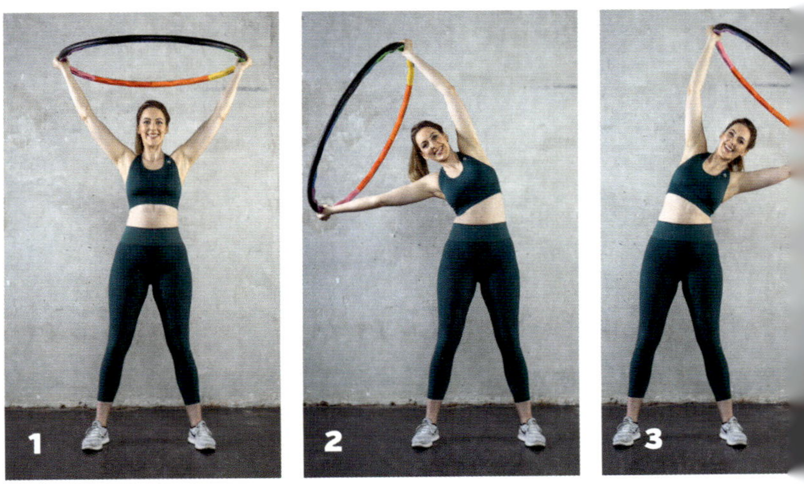

Halte den Reifen mit fast ausgestreckten Armen über dem Kopf und beuge dich erst zur einen, dann zur anderen Seite. Lasse die Arme dabei ausgestreckt und halte den Reifen mittig über dem Kopf.

Reifenkreisen

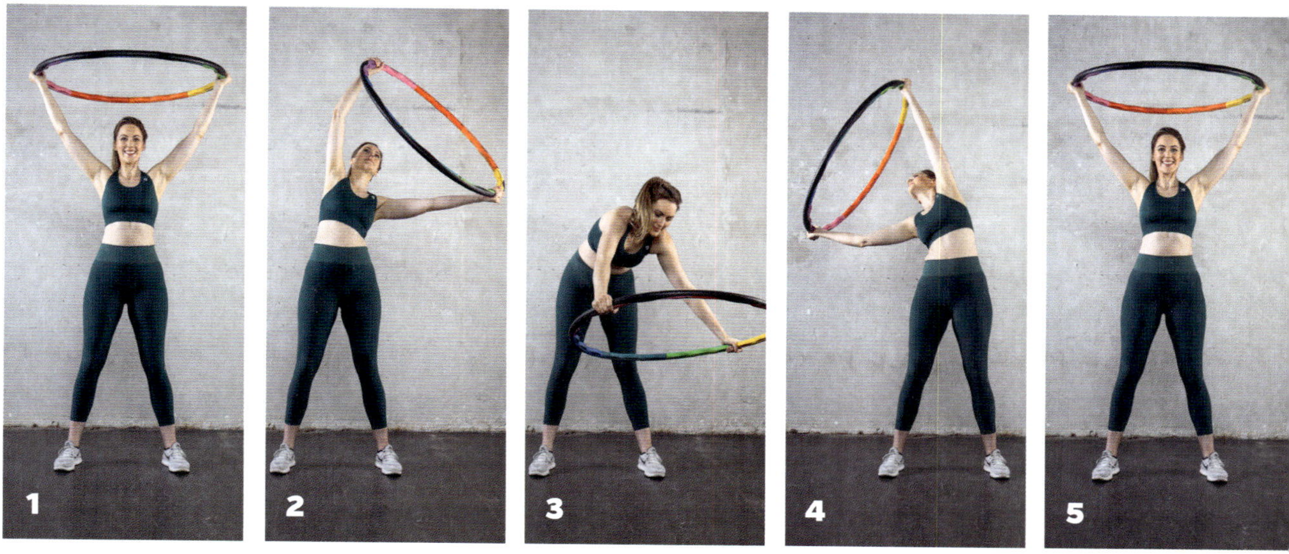

Ausgangsposition: neutraler Stand, die Füße parallel und etwa schulterbreit geöffnet; die Knie sind leicht gebeugt

1. Halte den Reifen mit fast ausgestreckten Armen über dem Kopf.
2. Führe nun große Kreise aus, indem du dich zunächst zu einer Seite lehnst. Blicke dabei nach oben und strecke dich maximal. Die Arme bleiben lang.
3. Schiebe den Oberkörper aus dieser Haltung nach vorn unten.
4. Führe die Kreisbewegung weiter über die andere Seite und dort weit nach hinten oben.
5. Richte dich schließlich von diagonal hinten wieder in die gerade, aufrechte Haltung auf.

Wiederholungen: 10-mal rechtsherum, 10-mal linksherum

Hinweis: Die Arme sind die ganze Zeit über lang und der Reifen zieht auf diese Weise in einem weiten Kreis um dich herum.

Kick gegen den Reifen

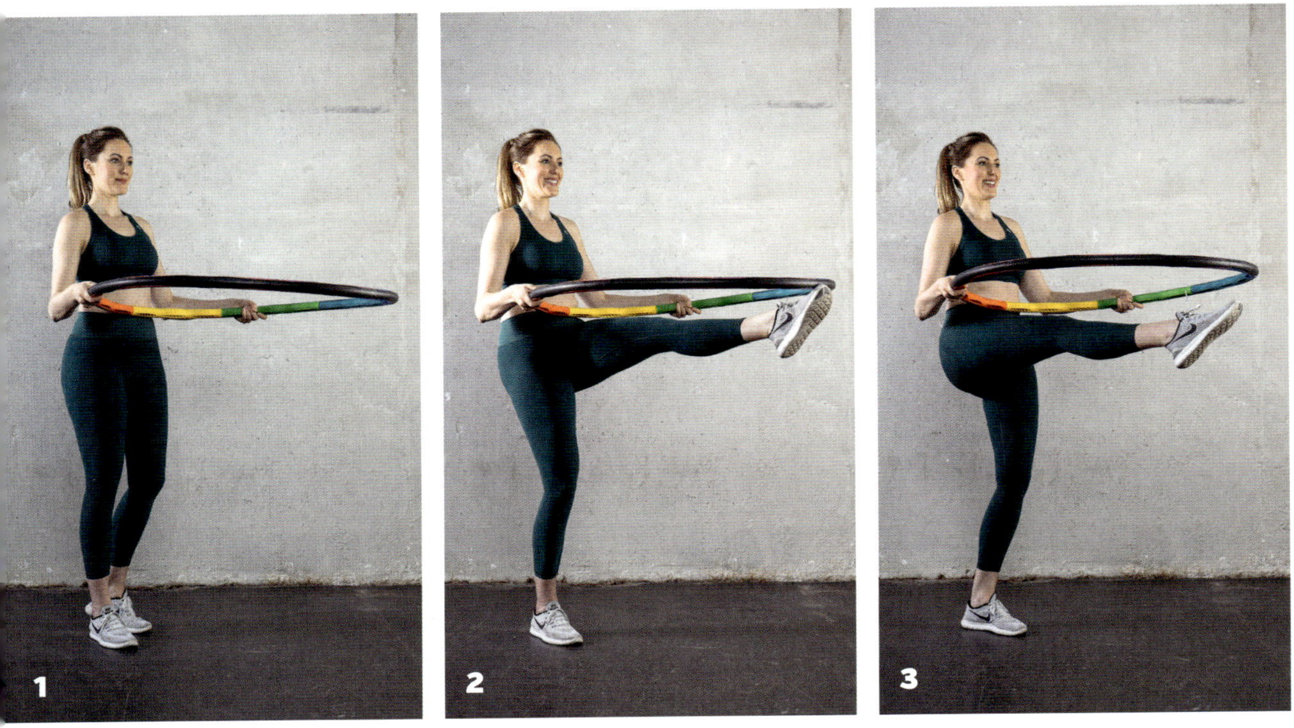

Ausgangsposition: neutraler Stand, die Füße parallel und etwas mehr als hüftbreit geöffnet; die Knie sind leicht gebeugt

1. Halte den Reifen ungefähr auf Bauchnabelhöhe waagerecht zum Boden vor dem Körper. Löse einen Fuß vom Boden und finde die Balance auf dem Standbein.
2. Spanne die Bauchmuskulatur an und hebe das Bein gestreckt nach vorn so hoch, bis die Fußspitze den Reifen berührt.
3. Setze den Fuß ab und wiederhole die Bewegung mit dem anderen Bein.

Wiederholungen: 20-mal pro Seite

Rumpfrotation im Stand

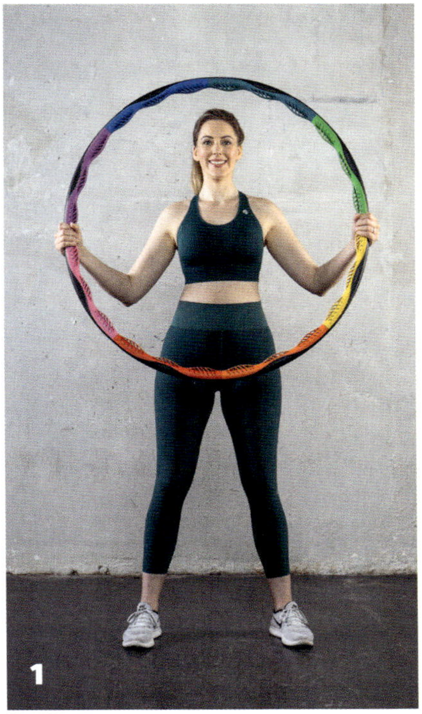

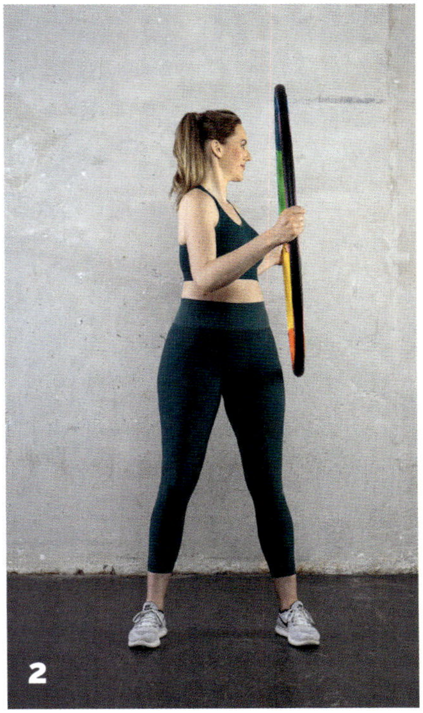

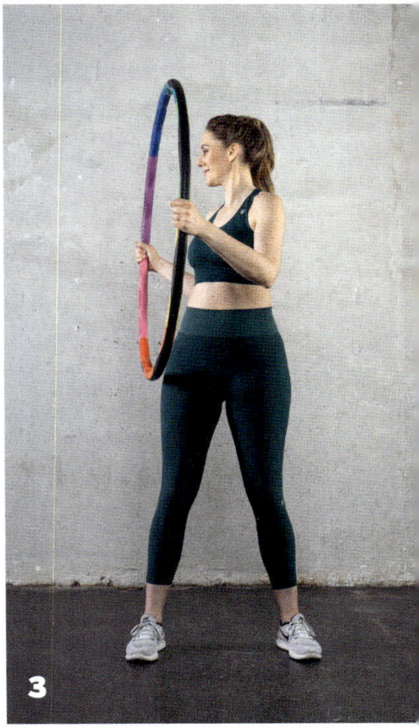

Ausgangsposition: neutraler Stand, die Füße parallel und etwa schulterbreit geöffnet; die Knie sind leicht gebeugt

1. Halte den Reifen mit leicht angewinkelten Armen auf Brusthöhe vor dem Körper, sodass du durch ihn hindurchschauen kannst.
2. Drehe dich mit dem Oberkörper etwa 90 Grad zu einer Seite. Die Rotation startet aus dem Bauch und nicht aus der Hüfte.
3. Drehe dich zurück zur Mitte und rotiere den Rumpf zur anderen Seite.

Wiederholungen: 20-mal pro Seite

Hinweis: Achte darauf, dass dein Blick stets der Richtung des Reifens folgt. Deine Hüftknochen zeigen parallel nach vorn, auch während du dich drehst.

90-Grad-Drehung

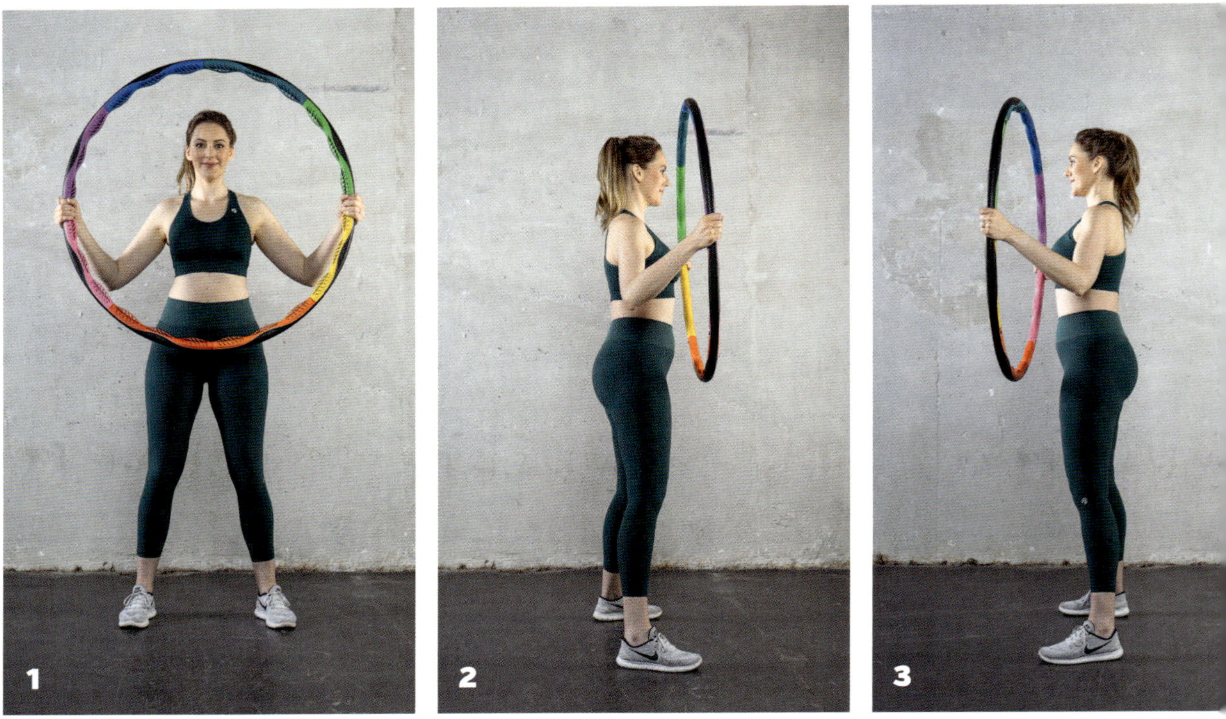

Ausgangsposition: neutraler Stand, die Füße parallel und etwas mehr als hüftbreit geöffnet; die Knie sind leicht gebeugt

1. Halte den Reifen mit leicht angewinkelten Armen auf Brusthöhe vor dem Körper, sodass du durch ihn hindurchschauen kannst.
2. Drehe dich mit dem ganzen Körper um 90 Grad zur Seite, indem du den rechten Fuß vor den linken setzt und die Zehenspitzen zur (linken) Seite drehst, sodass die Füße wieder parallel in die neue Blickrichtung ausgerichtet sind. Der linke Fuß dreht sich dabei also um 90 Grad zur Seite, bleibt aber am gleichen Platz.
3. Komme wieder zurück in die Ausgangsposition und drehe dich von hier um 90 Grad zur anderen (rechten) Seite. Dazu steigst du mit dem linken Fuß vor den rechten und richtest dich wie beschrieben zu dieser Seite aus.

Wiederholungen: 20-mal pro Seite

Tuck in and out

Ausgangsposition: Langsitz auf der Matte, die Beine nach vorn ausgestreckt

1. Halte den Reifen mit angewinkelten Armen vor der Brust, sodass er fast parallel zum Boden ist. Lehne den Oberkörper zurück und hebe die Beine möglichst gestreckt vom Boden ab. Nun hat nur das Gesäß Kontakt zum Boden. Achte darauf, dass der Rücken gerade ist.
2. Winkle die Beine an und ziehe sie durch den Reifen zu dir heran.
3. Strecke die Beine aus, sodass die Füße über dem Reifen zur Decke zeigen, und komme auf dem gleichen Weg wieder zurück in Position 1.

Wiederholungen: 20-mal

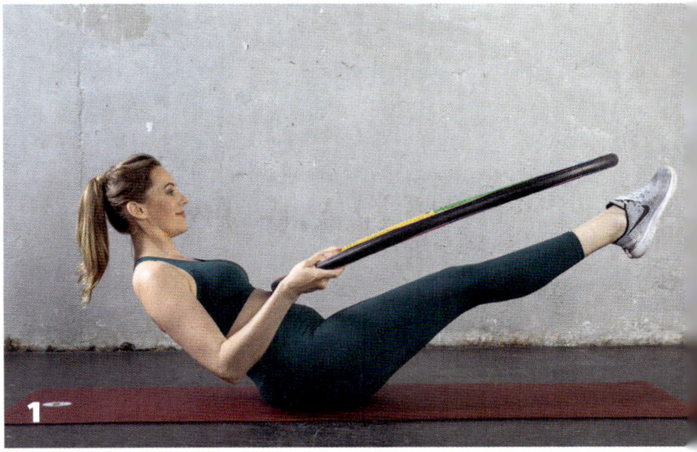

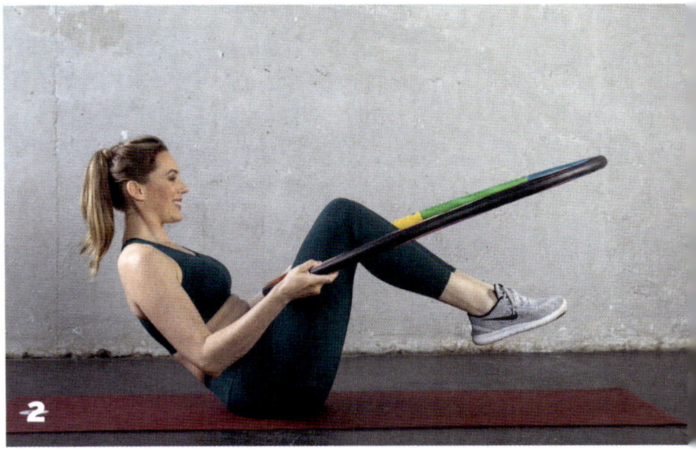

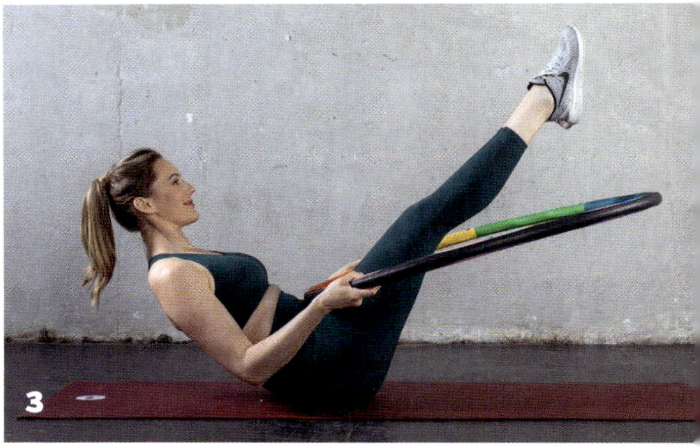

Crunch

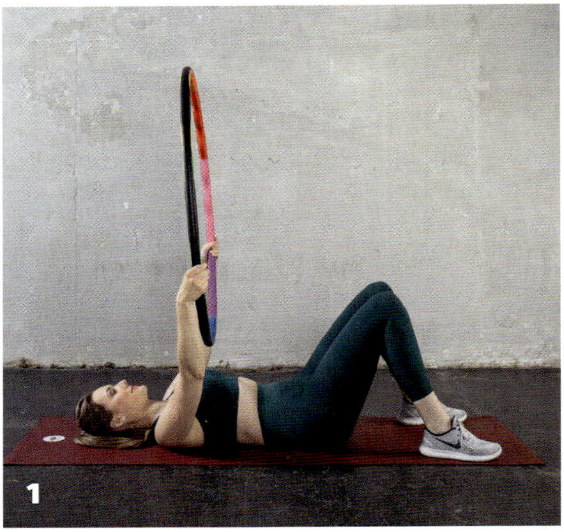

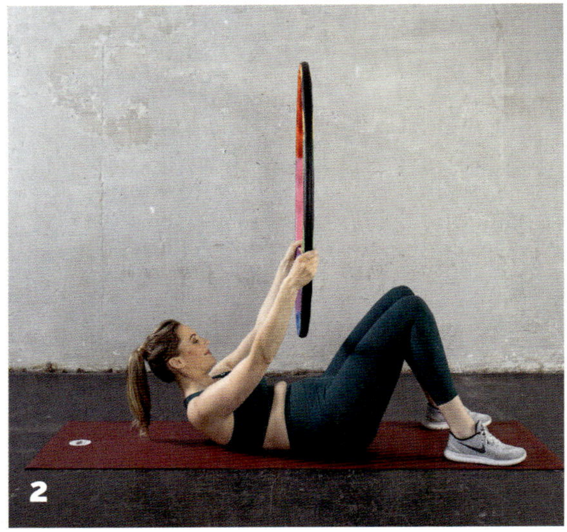

Ausgangsposition: Rückenlage auf der Matte; die Beine sind angewinkelt, die Füße aufgestellt

1. Halte den Reifen mit ausgestreckten und etwas über schulterbreit geöffneten Armen senkrecht über der Brust. Drücke den unteren Rücken aktiv in die Matte und hebe die Schultern vom Boden ab. Achte darauf, dass dein Kinn zu deiner Brust zeigt.
2. Hebe die Schulterpartie vom Boden ab. Lasse die Arme dabei ausgestreckt, damit der Reifen möglichst senkrecht in der Luft bleibt. Senke den Oberkörper wieder ab, lege den Kopf und die Schultern jedoch nicht auf den Boden, sondern führe gleich den nächsten Crunch aus.

Wiederholungen: 20-mal

VARIANTE A

Führe kleine pulsierende Bewegungen in der oberen Position aus.

VARIANTE B

Um die Übung schwieriger zu gestalten, hebe die Beine vom Boden ab. Winkle die Beine so an, dass die Unterschenkel parallel zum Boden ausgerichtet sind, oder strecke die Beine gerade nach oben aus.

Crunch Reverse

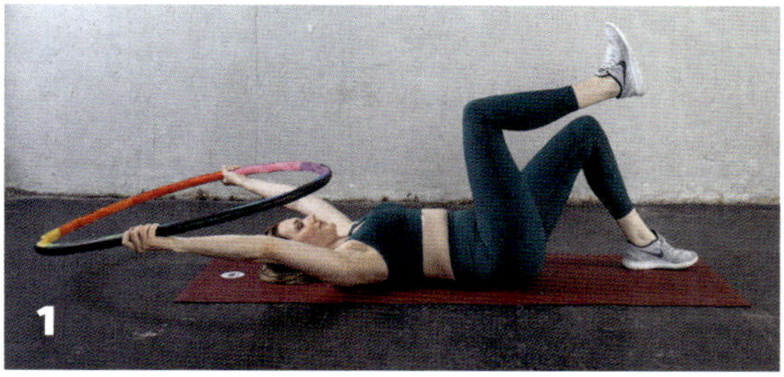

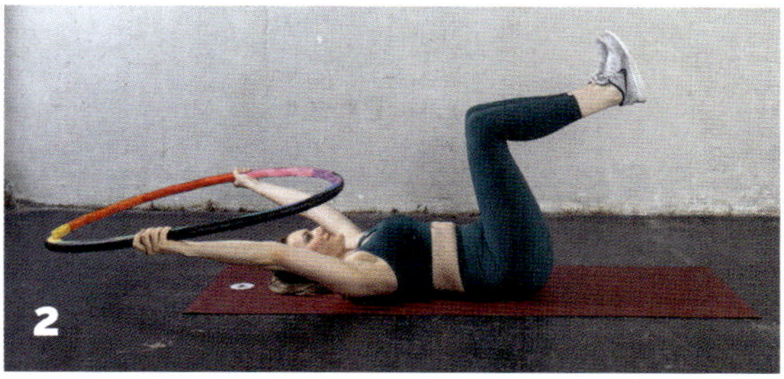

Ausgangsposition: Rückenlage auf der Matte; die Beine sind angewinkelt, die Füße aufgestellt

1. Halte den Reifen mit ausgestreckten Armen hinter dem Kopf. Drücke den unteren Rücken aktiv in den Boden und spanne die Bauchmuskulatur an.
2. Löse die Füße nacheinander vom Boden und hebe sie nach oben, bis die Unterschenkel parallel zum Boden ausgerichtet sind.

Wiederholungen: 20-mal

VARIANTE

Hebe beide Füße gleichzeitig vom Boden ab und senke sie wieder. Achte darauf, nicht ins Hohlkreuz zu kommen.

Reifen heben über Kopf

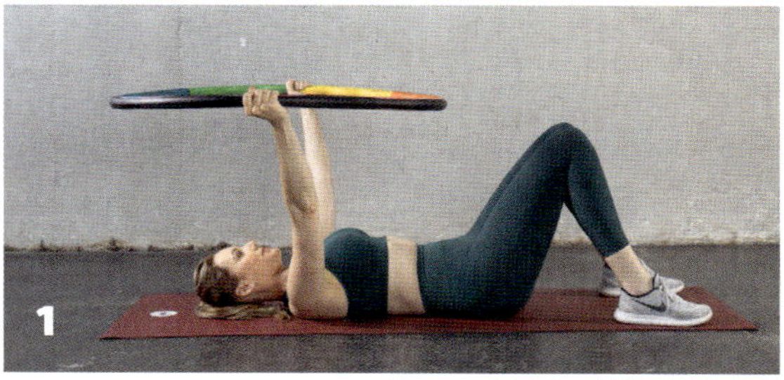

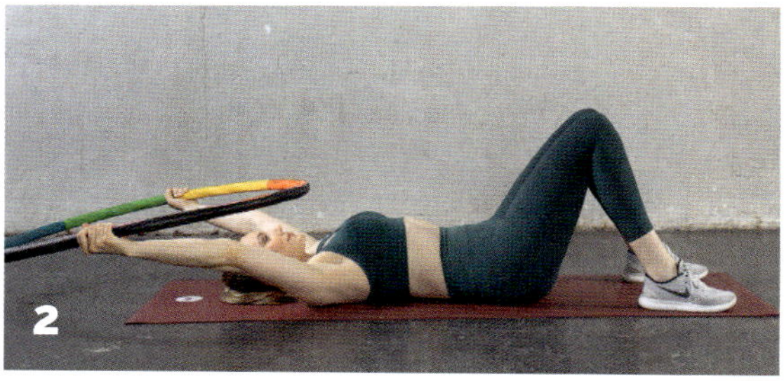

Ausgangsposition: Rückenlage auf der Matte; die Beine sind angewinkelt, die Füße aufgestellt

1. Halte den Reifen mit überschulterbreit ausgestreckten Armen über dem Kopf.
2. Senke die Arme nach hinten in Richtung Boden. Dabei bleibt der Reifen möglichst waagerecht zum Boden. Wenn die Arme auf Höhe der Ohren ankommen, hebst du sie wieder an. Achte darauf, dass der untere Rücken im Kontakt mit dem Boden bleibt.

Wiederholungen: 20-mal

Russian Twist

Ausgangsposition: Langsitz auf der Matte; die Beine sind angewinkelt, die Fersen stehen auf dem Boden auf, die Zehen sind angezogen

1. Lehne den Oberkörper leicht zurück und halte den Reifen mit überschulterbreit gestreckten Armen vor der Brust.
2. Rotiere den Oberkörper nach rechts, setze den Reifen kurz auf dem Boden auf und drehe dich dann wieder zur Mitte zurück.
3. Rotiere nun zur linken Seite. Setze auch dort den Reifen kurz auf dem Boden auf, bevor du dich wieder zur Mitte zurückdrehst.

Wiederholungen: 20-mal pro Seite

Hinweis: Achte darauf, dass die Schultern tief bleiben und dein Blick immer dem Reifen folgt, sodass du zu jeder Seite durch den Reifen schaust.

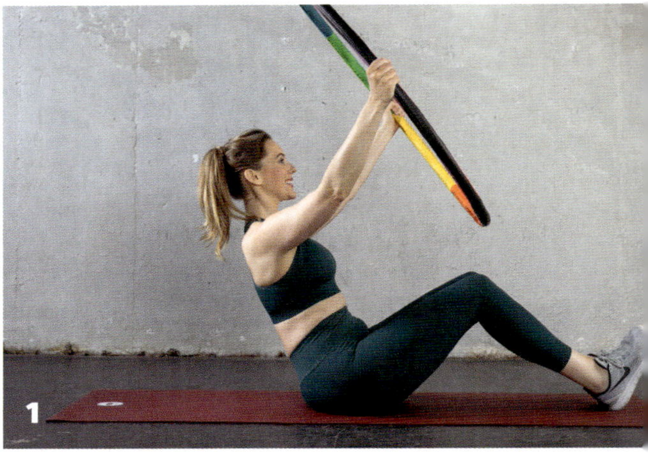

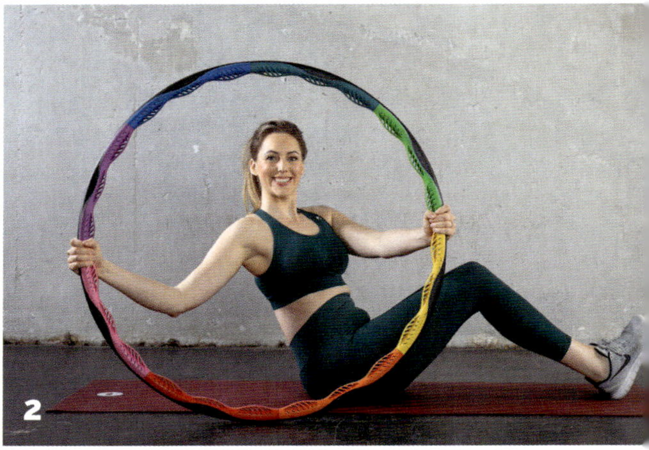

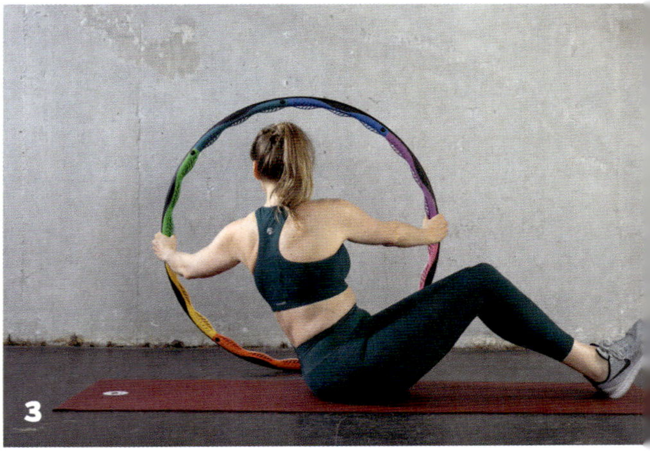

VARIANTE A

Hebe beide Füße vom Boden ab, während du die Übung wie beschrieben ausführst. Hier kannst du die Füße in der Luft kreuzen.

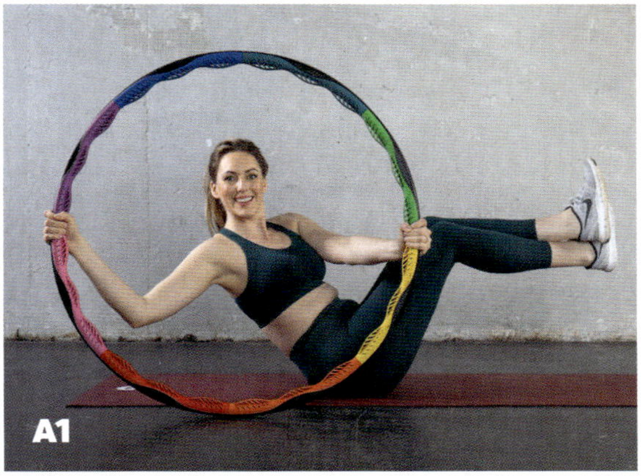

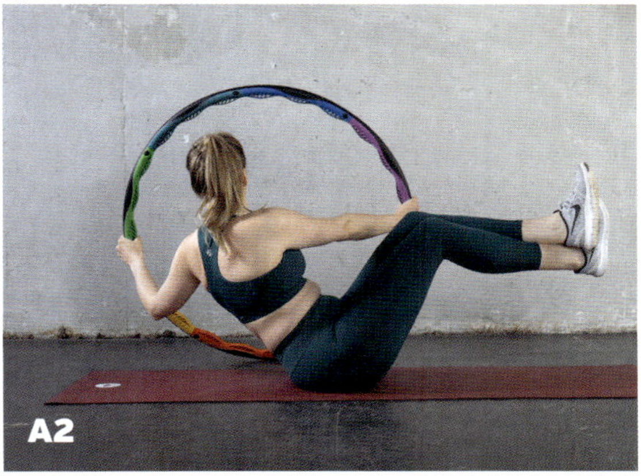

VARIANTE B

Bewege deine Arme in einer liegenden Acht von einer Seite zur anderen.

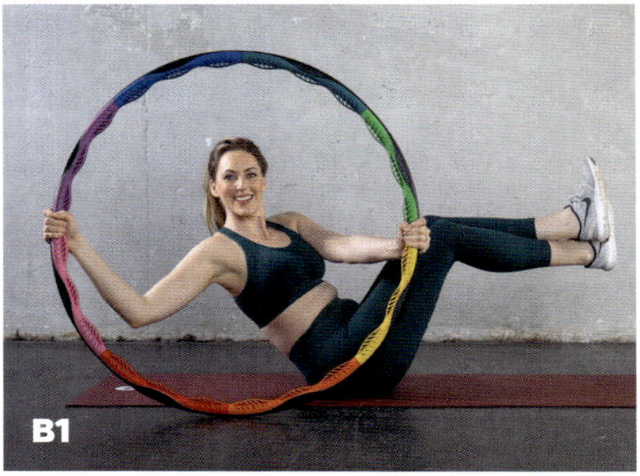

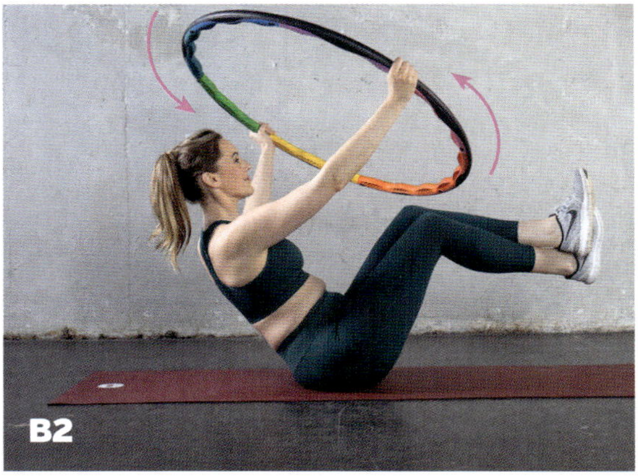

Sit-up

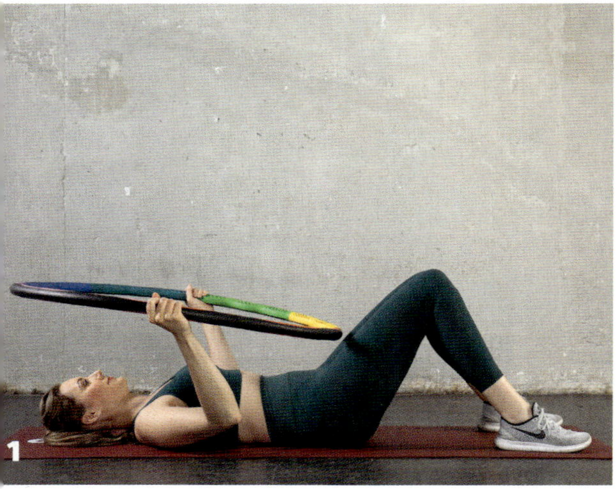

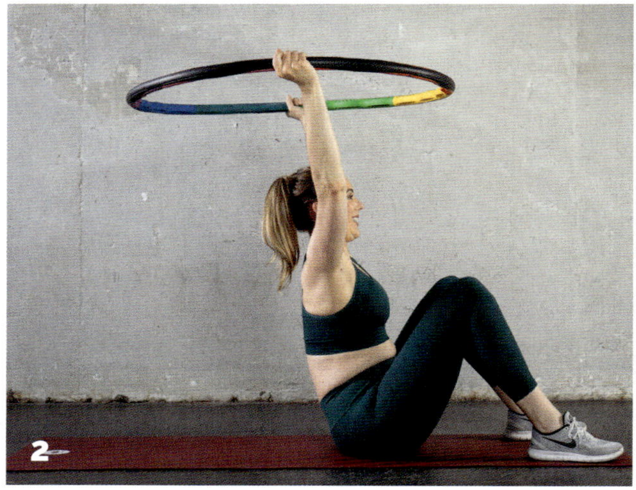

Ausgangsposition: Rückenlage auf der Matte; die Beine sind angewinkelt, die Füße aufgestellt

1. Halte den Reifen mit angewinkelten Armen auf Brusthöhe vor beziehungsweise über dem Körper. Der Reifen ist etwa parallel zum Boden ausgerichtet.
2. Aktiviere die Bauchmuskulatur und setze dich komplett auf, der Oberkörper richtet sich in die Länge auf. Strecke die Arme dabei hoch über den Kopf und drücke den Reifen kraftvoll nach oben. Lege dich anschließend kontrolliert zurück auf den Rücken.

VARIANTE

Halte den Reifen in der Ausgangsposition mit ausgestreckten Armen hinter beziehungsweise über dem Kopf und führe ihn von dort aus mit dem Aufsetzen nach oben Richtung Decke.

Wiederholungen: 20-mal

Halber Bicycle Crunch

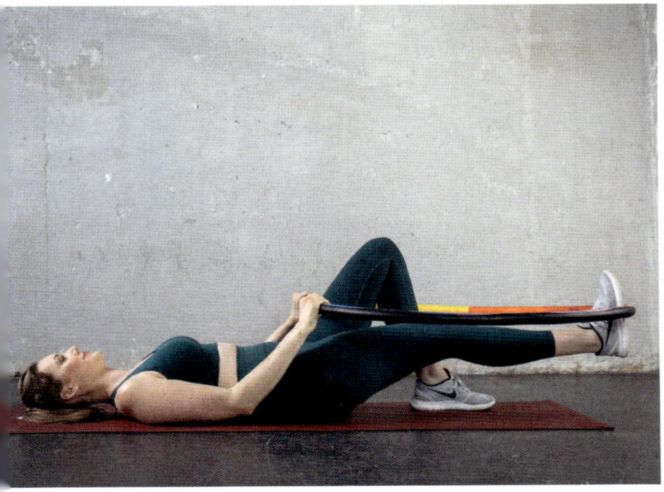

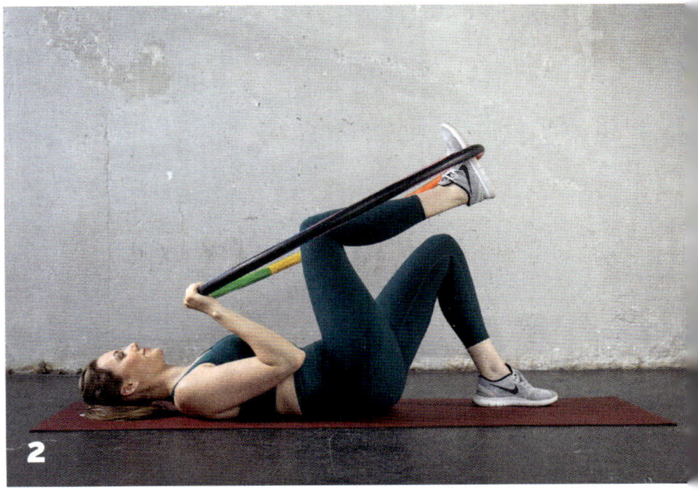

Ausgangsposition: Rückenlage auf der Matte; die Beine sind angewinkelt und die Füße aufgestellt

1. Lege den Reifen über die Beine, strecke einen Fuß aus und stelle ihn innen in den Reifen. Halte den Reifen mit beiden Händen fest.
2. Winkle die Unterarme weiter an und ziehe den Reifen mit den Händen sowie das Bein im Reifen Richtung Oberkörper heran. Strecke das Bein anschließend wieder aus.

Wiederholungen: 20-mal pro Seite

VARIANTE

Halte den Reifen mit beiden Händen und strecke die Arme mitsamt dem Reifen nach hinten über den Kopf. Strecke ein Bein nach vorne aus und führe dort die Beinbewegung durch.

Bicycle Crunch

Ausgangsposition: Rückenlage auf der Matte; die Beine sind angewinkelt in der Luft, die Unterschenkel parallel zum Boden

1. Halte den Reifen mit überschulterbreitem Griff und ausgestreckten Armen über der Brust nach oben Richtung Decke.
2. Strecke nun ein Bein nach vorn aus und senke es bis knapp über den Boden. Ziehe gleichzeitig die Arme mitsamt Reifen nach hinten über den Kopf, bis sich die Arme auf Höhe deiner Ohren befinden. Der Reifen bleibt parallel zum Boden ausgerichtet.
3. Komme zurück in die Ausgangsstellung und wiederhole die Bewegung mit dem anderen Bein.

Wiederholungen: 20-mal pro Seite

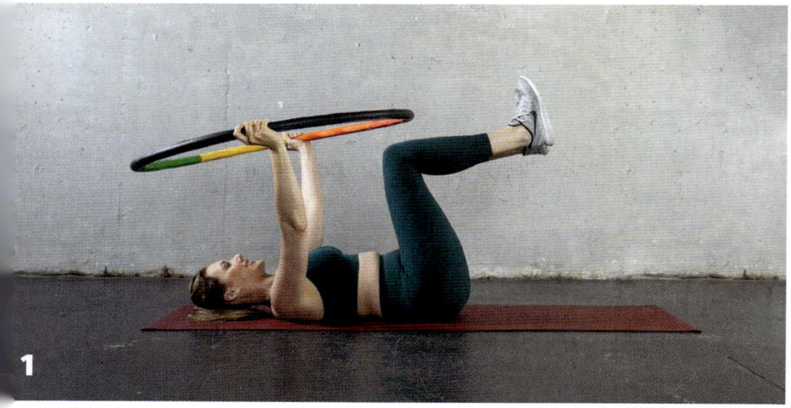

1

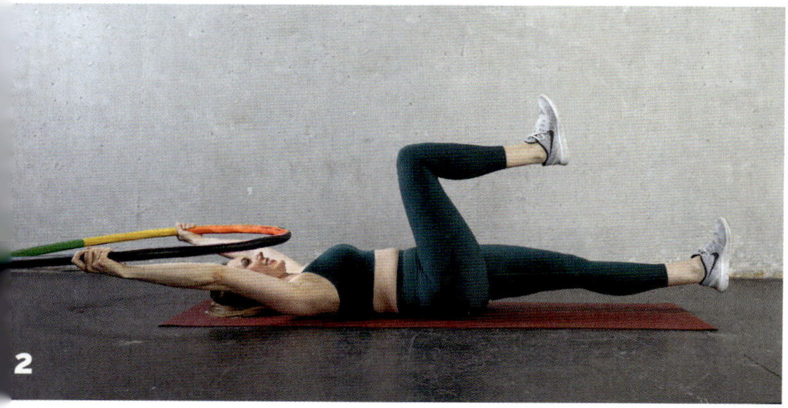

2

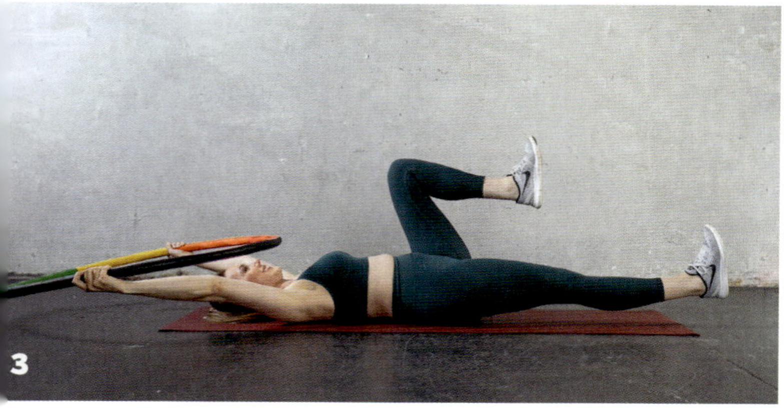

3

Seitliches Beinabsenken

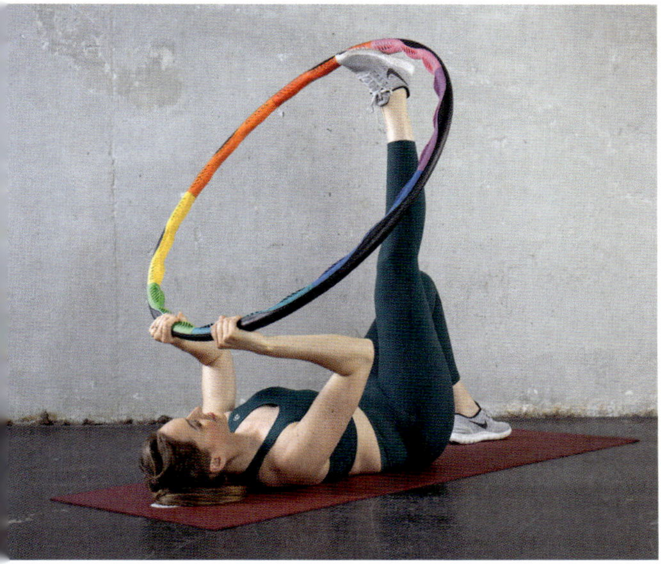

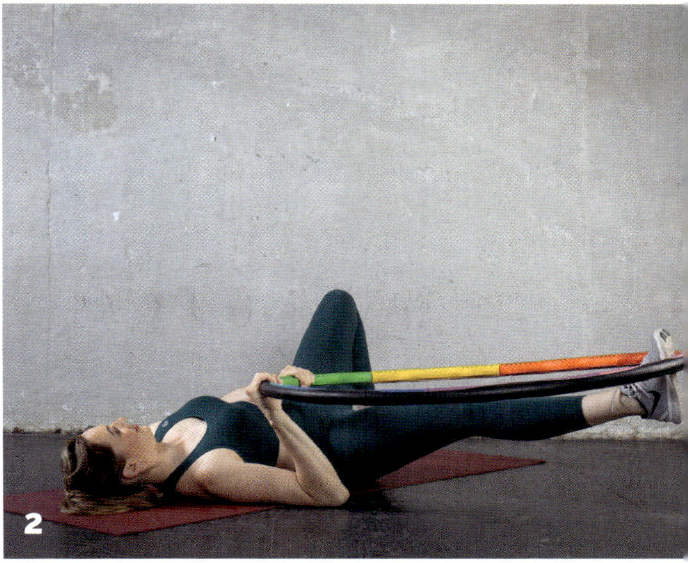
2

Ausgangsposition: Rückenlage auf der Matte; die Beine sind angewinkelt und die Füße aufgestellt

1. Strecke ein Bein gerade nach oben und stelle den Fuß in den Rand des Reifens. Halte den Reifen auf der gegenüberliegenden Seite mit beiden Händen fest, die Arme sind angewinkelt und ziehen Richtung Gesicht.
2. Lasse das ausgestreckte Bein kontrolliert nach außen kippen und nimm den Reifen mit auf die Seite. Komme zur Mitte zurück und lasse das Bein in die andere Richtung sinken.

Wiederholungen: 20-mal pro Seite und pro Bein

VARIANTE

Hebe beide Beine an und stelle beide Füße in den Reifen. Ziehe die Beine über oben von einer Seite zur anderen. Die Arme gehen auch hier zu jeder Seite mit.

Single Leg Lift

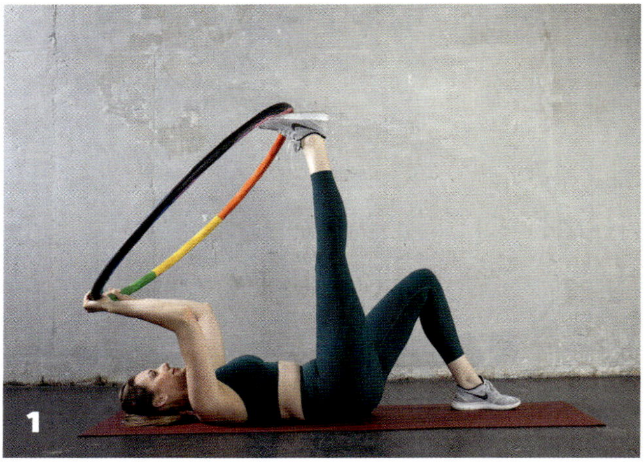

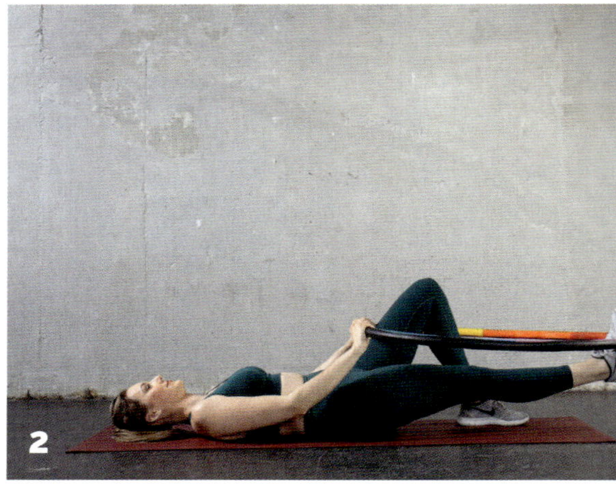

Ausgangsposition: Rückenlage auf der Matte; die Beine sind angewinkelt und die Füße aufgestellt

1. Strecke ein Bein gerade nach oben und stelle den Fuß in den Rand des Reifens. Halte den Reifen mit beiden Händen auf der gegenüberliegenden Seite fest.
2. Senke nun das ausgestreckte Bein langsam ab und hebe es wieder an. Die Hände gehen so weit wie nötig mit der Bewegung mit.

Wiederholungen: 20-mal pro Seite

VARIANTE

Stelle beide Füße in den Reifen und senke beide Beine gleichzeitig. Achte darauf, dass dein unterer Rücken während der ganzen Übung im Kontakt mit dem Boden ist.

High Plank

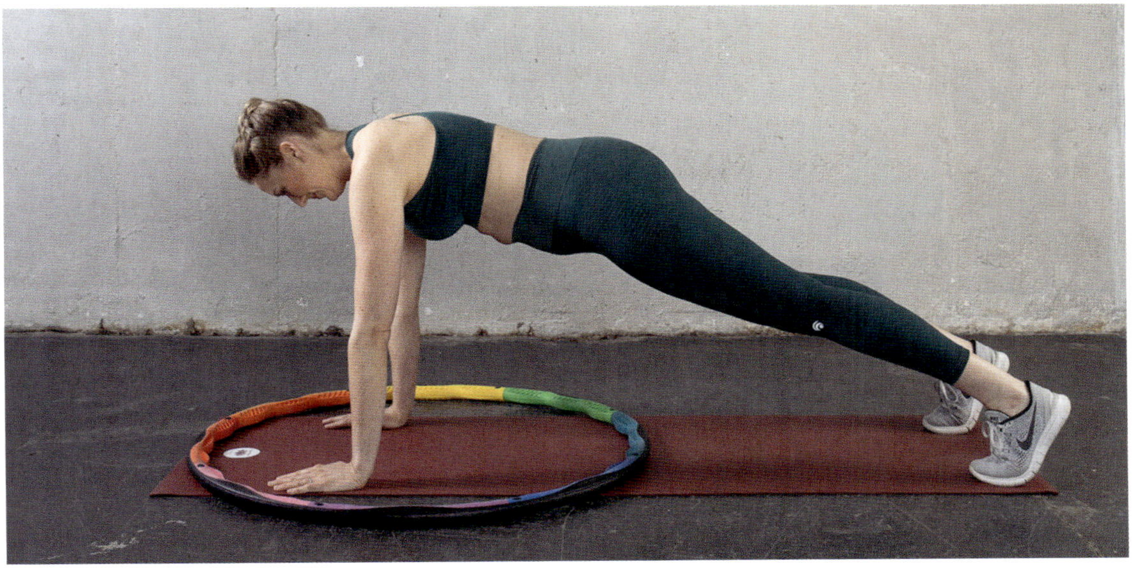

Ausgangsposition: Vierfüßlerstand vor dem auf der Matte liegenden Reifen, die Hände innerhalb des Reifens platzieren

Strecke die Beine und stelle die Zehenspitzen auf, bis du in der hohen Liegestützposition bist. Strecke den ganzen Körper in die Länge und halte die Position.

Dauer: 30 Sekunden

Hinweis: Achte darauf, dass deine Schultern tief bleiben, und richte den Blick zur Matte.

VARIANTE A

Löse eine Hand vom Boden und berühre kurz die Außenseite des Reifens und setze die Hand wieder zurück. Wiederhole die Bewegung mit der anderen Hand.

VARIANTE B

Wandere mit den Händen zur rechten Seite innerhalb des Reifens, wandere wieder zur Mitte zurück und dann zur linken Seite.

Low Plank

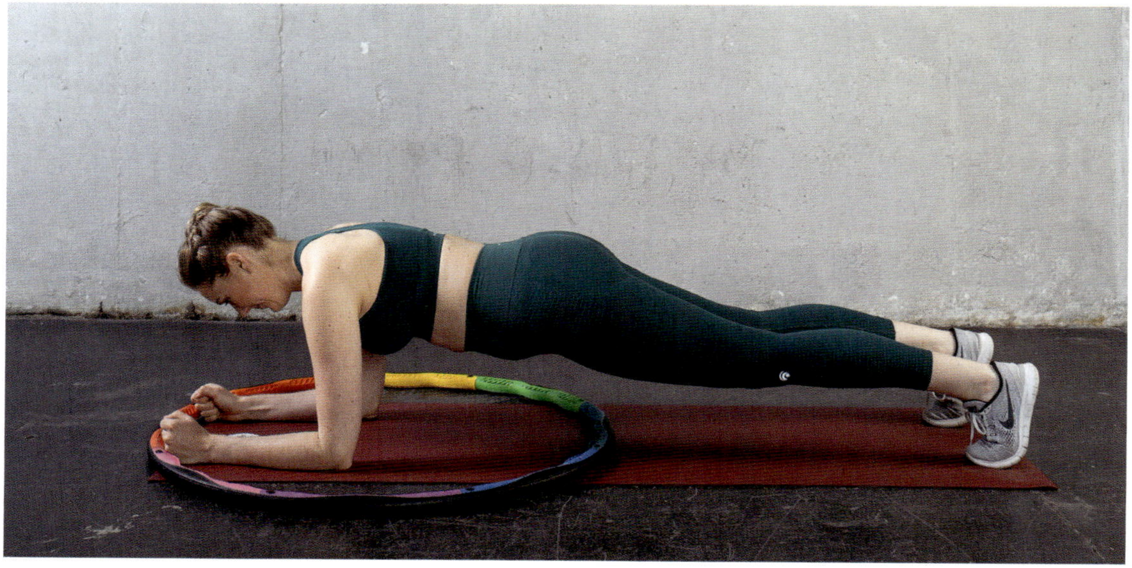

Ausgangsposition: kniend vor dem auf der Matte liegenden Reifen

Stütze die Unterarme parallel zueinander auf dem Boden innerhalb des Reifens ab. Oberkörper und Oberschenkel bilden eine gerade Linie. Stelle die Zehenspitzen auf und strecke die Beine. Drücke dich vom Boden weg und ziehe den Körper in die Länge.

Dauer: 30 Sekunden

Hinweis: Achte darauf, dass die Schultern tief bleiben und der Rücken gestreckt ist. Richte den Blick zur Matte.

VARIANTE A

Löse einen Fuß vom Boden und hebe das Bein an. Setze den Fuß ab und wiederhole die Bewegung mit dem anderen Bein. Fahre im Wechsel fort.

VARIANTE B

Wenn dir die ganze Plank zu schwerfällt, lege die Knie ab. Wichtig ist, dass du deinen Rücken gerade und das Gesäß trotzdem tief hältst.

VARIANTE C

Neige die Hüfte abwechselnd nach links und rechts zum Boden. Halte die Schultern stabil und die Knie gestreckt. Die Füße kippen dabei mit zu jeder Seite.

Plank-Varianten

Ausgangsposition: High Plank oder Low Plank (Seite 141 und 142)

VARIANTE A

Löse eine Hand vom Boden, strecke sie zur Seite und führe sie dann unter dem stützenden Arm hindurch.

VARIANTE B

Komme von einer hohen Planke in die tiefe Planke und drücke dich dann wieder hinauf.

VARIANTE C

Schiebe dich mit den Fersen nach vorn und wieder zurück. Halte den Körper dabei in einer langen Linie.

VARIANTE D

Öffne die Beine entweder einzeln oder gleichzeitig im Sprung in eine Grätsche. Schließe die Füße wieder. In der hohen Planke kannst du auch die Hände nach außen und innen bewegen.

VARIANTE E

Hebe abwechselnd die Beine hoch und lasse jedes Bein für einen Moment in der Luft schweben.

Hinweis: Bei dynamischen Plank-Übungen ist es besonders wichtig, auf einen festen Oberkörper zu achten und einen geraden Rücken zu gewährleisten. Durch die auszuführende Bewegung tendiert man oftmals dazu, sich stärker auf die neue Haltung zu konzentrieren, doch ein stabiler Rücken ist enorm wichtig, um Verletzungen und Haltungsschäden zu vermeiden.

Side Plank

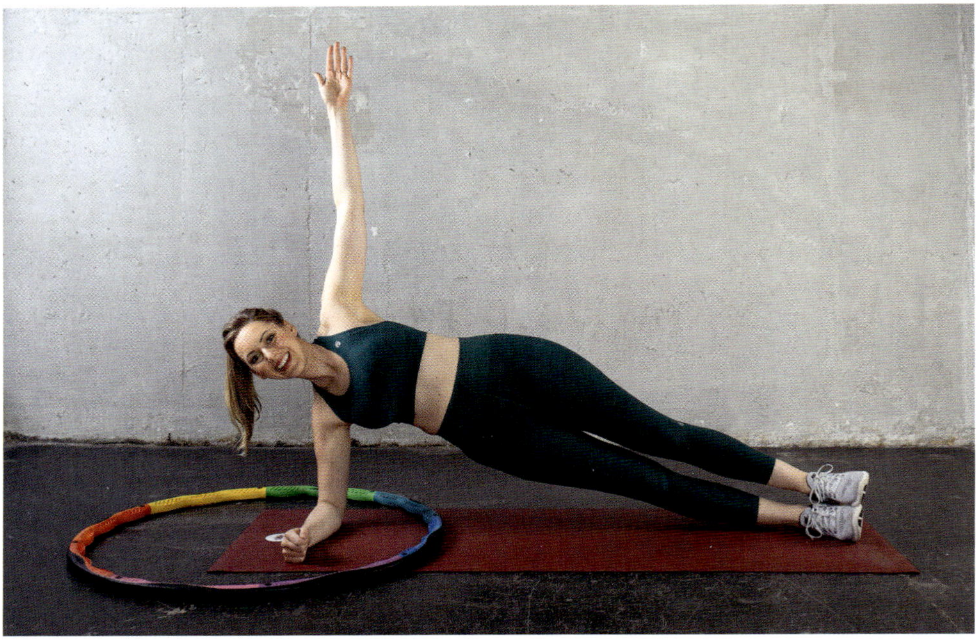

Ausgangsposition: Seitlage

Platziere den unteren Unterarm in den Reifen und lege die Füße aufeinander. Drücke dich vom Unterarm hoch, weg vom Boden, und hebe die Hüfte mit an. Strecke den oberen Arm gerade nach oben Richtung Decke.

Dauer: 30 Sekunden

Hinweis: Achte darauf, dass dein Körper eine Linie bildet.

VARIANTE A

Wenn dir die Plank auf den Füßen schwerfällt, winkle die Beine an, sodass das untere Knie seitlich am Boden aufliegt.

VARIANTE B

Schiebe die Hüfte in kleinen pulsierenden Bewegungen ein Stück weiter nach oben.

VARIANTE C

Greife mit der oberen Hand unter dem Rumpf durch, drehe Schulter und Oberkörper dabei ein, und strecke den Arm dann wieder hoch.

Bergsteiger

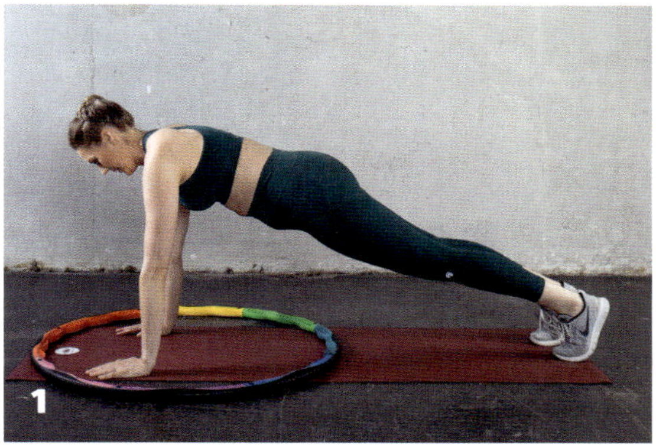

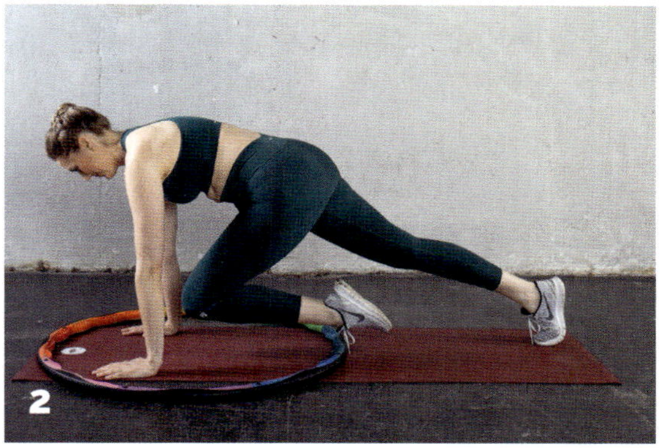

Ausgangsposition: kniend vor dem Reifen

1. Lege den Reifen auf den Boden und platziere die Hände mitten im Reifen. Strecke die Beine und komme so in die hohe Planke.
2. Ziehe nun abwechselnd ein Knie nach dem anderen nach vorn Richtung Ellenbogen und halte dort kurz, bevor du das Bein zurückstellst.

Wiederholungen: 20-mal pro Seite

Hinweis: Achte darauf, das Gesäß tief und den Rücken gerade zu halten.

VARIANTE A

Ziehe die Knie nach außen, neben die Ellenbogen.

VARIANTE B

Ziehe die Knie diagonal zum gegenüberliegenden Ellenbogen.

VARIANTE C

Variiere die Geschwindigkeit der Bewegung.

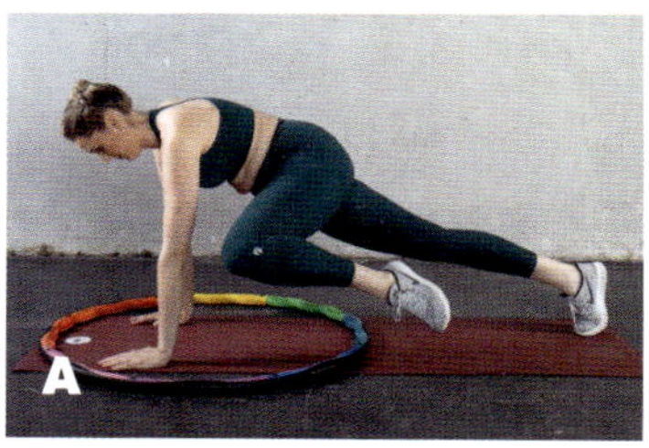

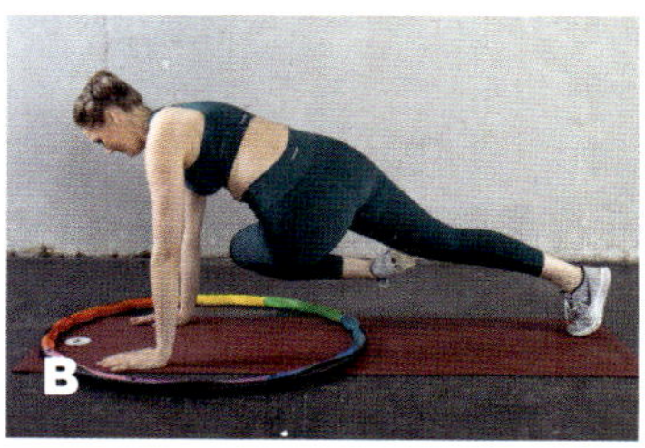

Walk down to Plank

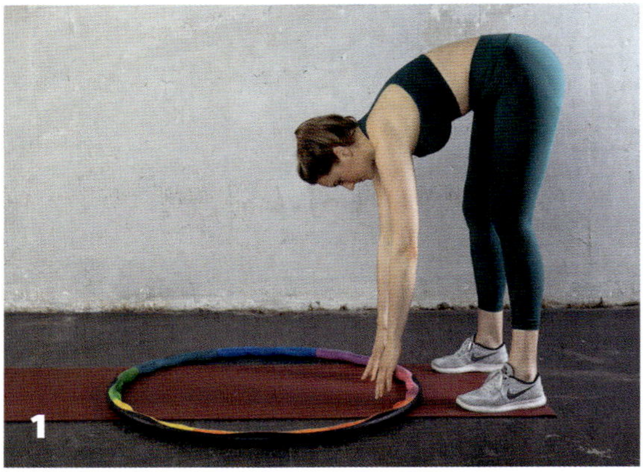

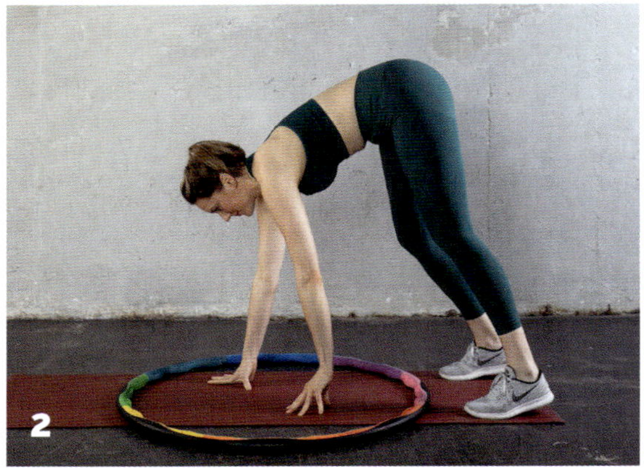

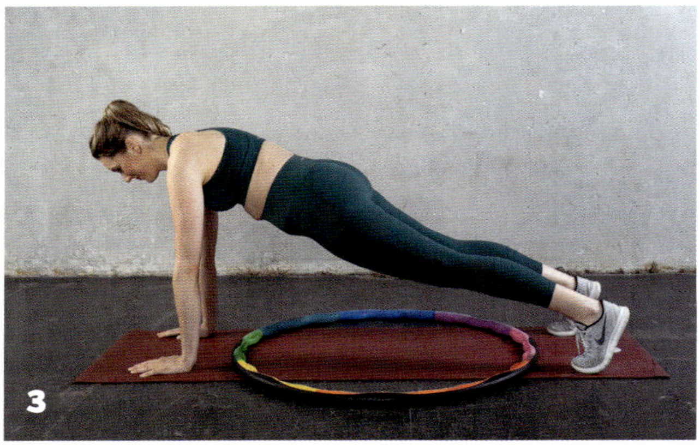

Ausgangsposition: stehend vor dem am Boden liegenden Reifen

1. Lege den Reifen auf den Boden und beuge dich aus dem hüft- bis schulterbreiten Stand nach vorn unten.
2. Wandere mit den Händen so weit nach vorn, dass du in der hohen Planke ankommst.
3. In der hohen Planke bilden Hände und Schultern eine gerade, senkrechte Linie. Auch dein Ober- und Unterkörper bilden eine Gerade.
4. Wandere von hier aus zurück zur Vorbeuge.

Dauer: 30 Sekunden

Hinweis: Richte dich auf, bevor du die Übung wiederholst.

High Plank to Downward Facing Dog

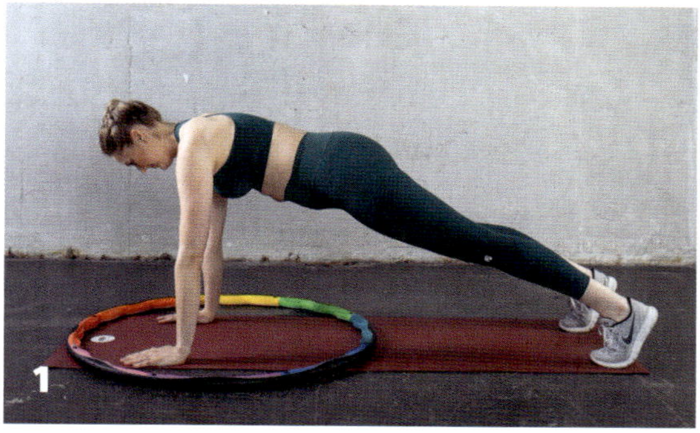

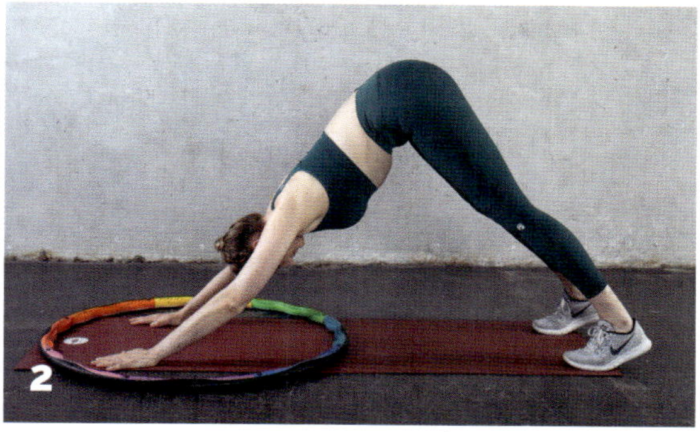

Ausgangsposition: Hohe Planke

1. Stütze dich auf die Zehen und Hände. Die Hände sind dabei unterhalb der Schultern innerhalb des auf dem Boden liegenden Reifens platziert.
2. Schiebe das Gesäß nach oben und strecke den Rücken in die Länge. Füße und Hände bleiben an derselben Stelle, die Bewegung entsteht nur durch das Hochschieben des Gesäßes. Richte den Blick zum Boden. Schiebe dich aus dieser Position wieder zurück in die hohe Planke. Achte hier darauf, einen festen und geraden Oberkörper beizubehalten.

Dauer: 20 Sekunden

VARIANTE

Wenn du im Downward Facing Dog bist, löse eine Hand vom Boden und berühre den Reifen diagonal an der gegenüberliegenden, deinen Füßen zugewandten Seite. Setze die Hand wieder ab und löse bei der nächsten Wiederholung die andere Hand.

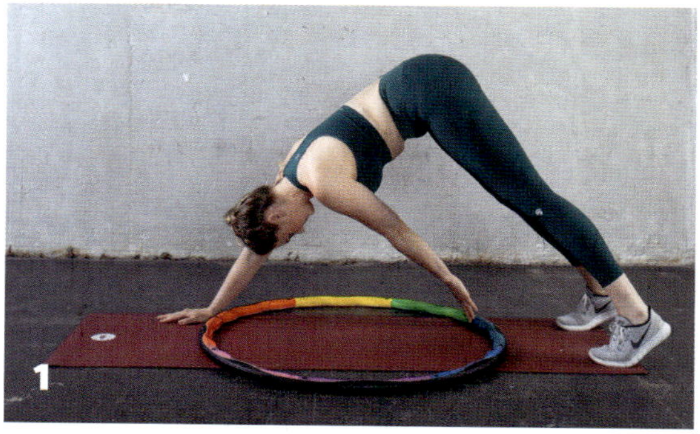

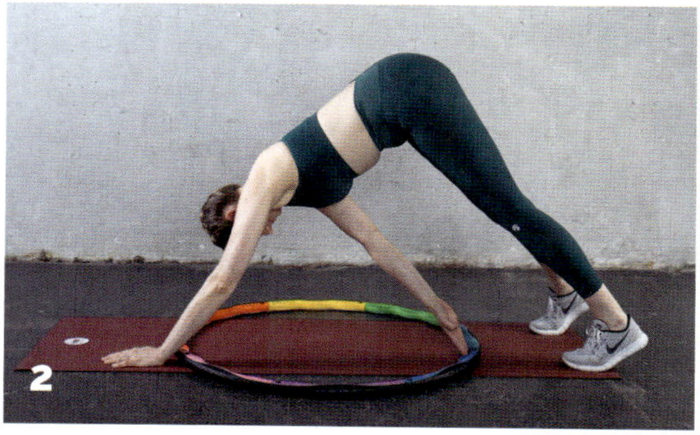

Übungen fürs Gleichgewicht

Den Reifen umkreisen

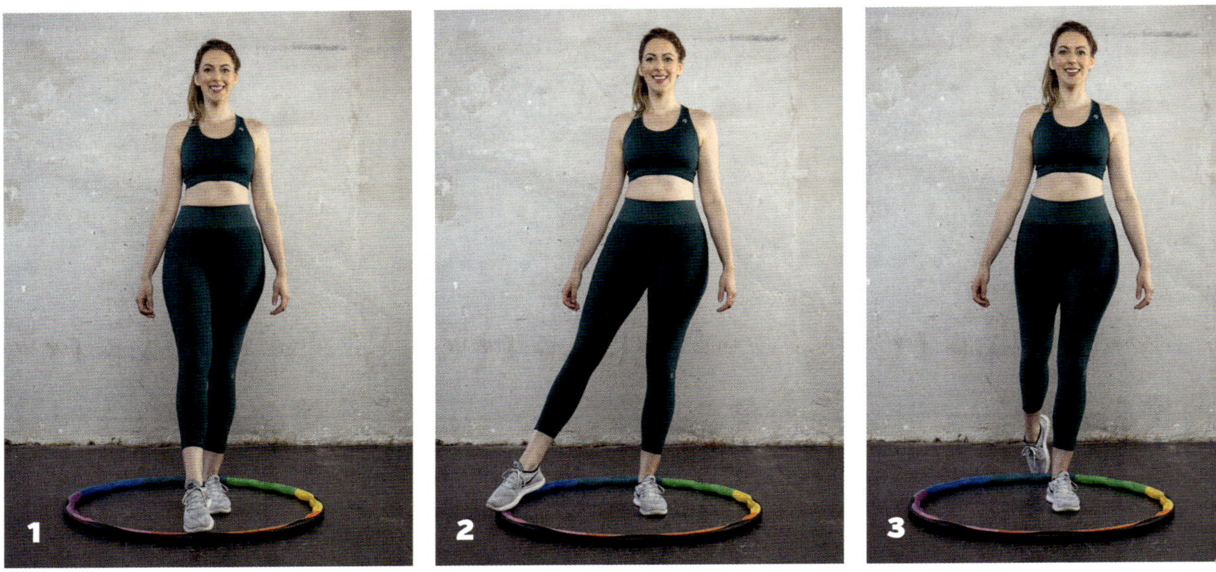

Ausgangsposition: neutraler Stand, die Füße parallel und etwas mehr als hüftbreit geöffnet

1. Lege den Reifen vor dir auf den Boden und stelle dich in die Mitte. Hebe einen Fuß und berühre mit der Fußspitze den Reifen vor dir.
2. Fahre mit dem Fuß entlang des Reifens zur Seite und weiter nach hinten. Du zeichnest also entlang des Reifens einen Halbkreis mit der Fußspitze.
3. Wenn das Bein gerade nach hinten ausgestreckt ist, fahre mit dem Fuß wieder entlang des Reifens nach vorn.

Wiederholungen: 20-mal pro Bein

VARIANTE

Hebe das Bein einmal vorn und einmal hinten kurz an.

Standwaage

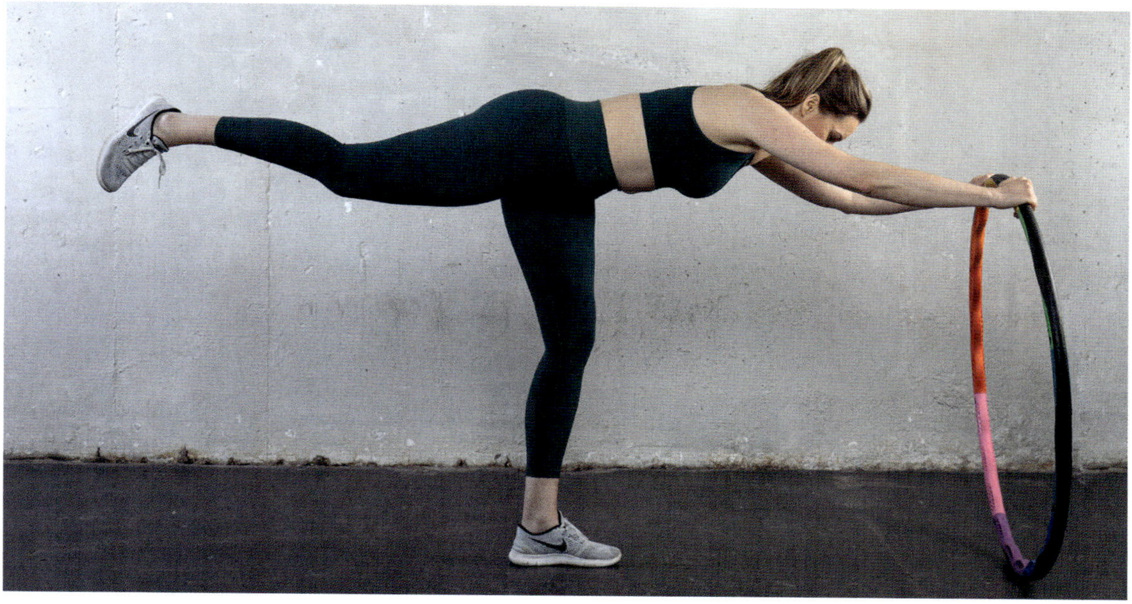

Ausgangsposition: neutraler Stand, die Füße parallel und etwas mehr als hüftbreit geöffnet

Stelle den Reifen senkrecht vor dir auf den Boden und lege die Hände auf den Reifen. Löse einen Fuß vom Boden und hebe das Bein hinter dir gestreckt so hoch, bis das Bein parallel zum Boden ist. Neige gleichzeitig den Oberkörper nach vorn. Strecke die Arme aus und halte den Reifen vor dir möglichst senkrecht. Stelle das Bein wieder ab und wiederhole die Übung mit dem anderen Bein.

Dauer: 20 Sekunden pro Seite halten

VARIANTE

Halte, während du in die Standwaage kommst, den Reifen mit ausgestreckten Armen nach vorn über dem Boden. Halte die Balance. In dieser Position, ohne den Reifen auf den Boden zu stützen, das Gleichgewicht zu halten, erfordert viel Körperspannung. Spanne die Gesäßmuskulatur fest an.

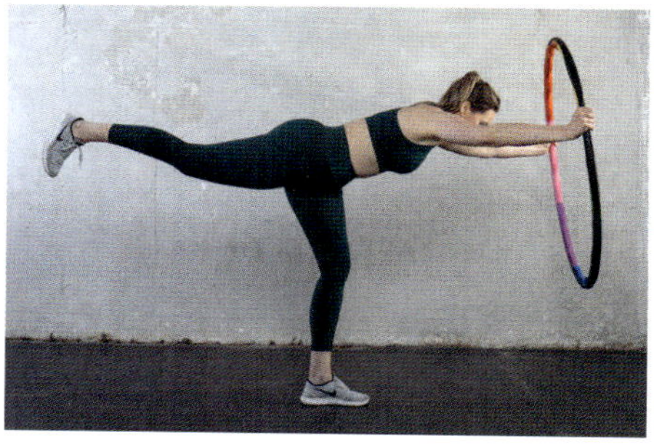

Squat-Waage

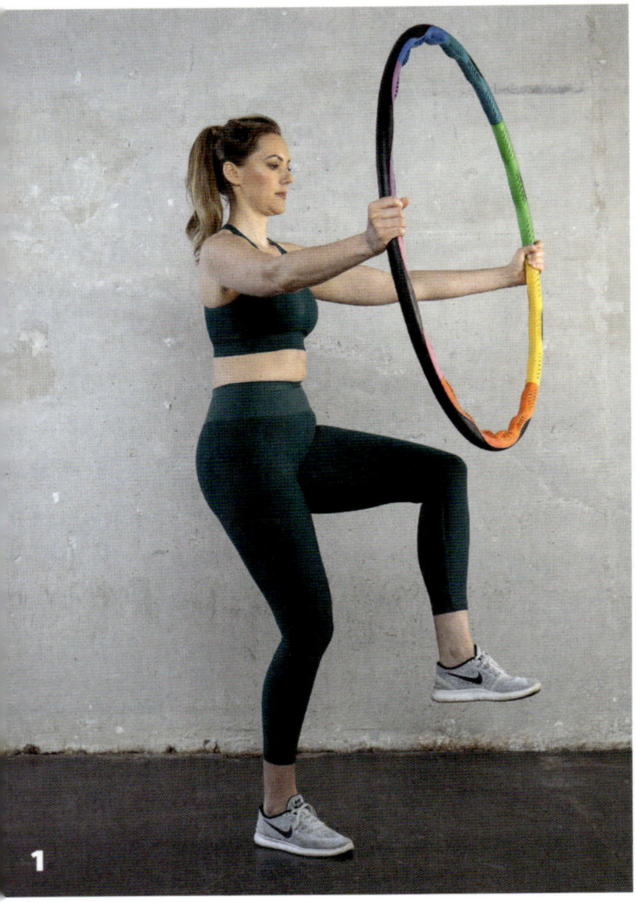

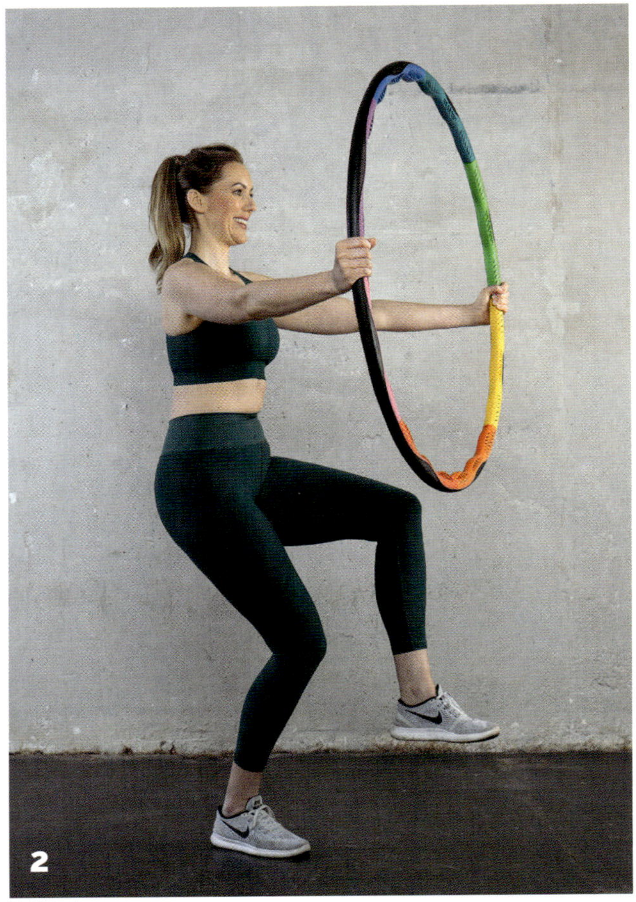

Ausgangsposition: neutraler Stand, die Füße parallel und etwas mehr als hüftbreit geöffnet

1. Halte den Reifen mit beiden Händen und gestreckten Armen senkrecht auf Brusthöhe vor dem Körper und hebe ein Bein angewinkelt an.
2. Beuge das Standbein und senke das Gesäß so weit wie möglich nach hinten unten.

Dauer: 20 Sekunden pro Seite halten

Hinweis: Achte darauf, dass dein Rücken gerade bleibt. Stelle das angehobene Bein wieder ab und wechsle die Seite.

Hula-Hoops malen

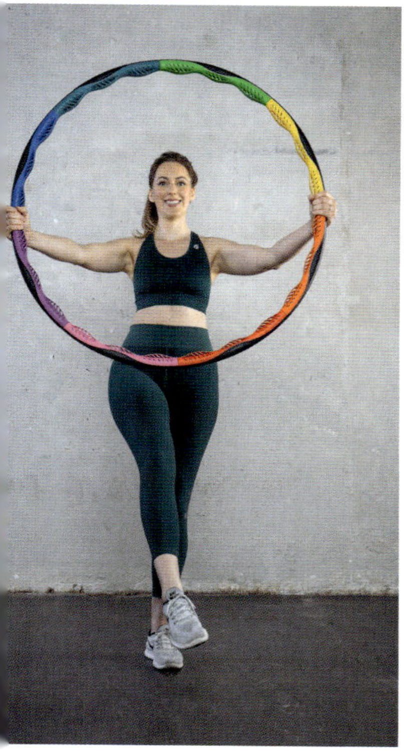

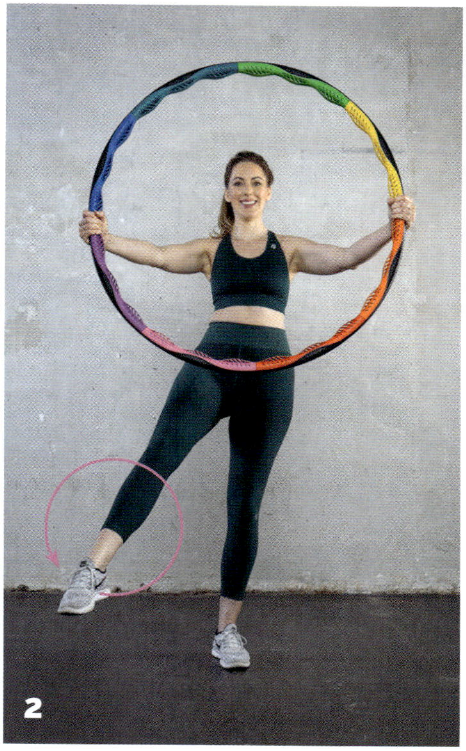

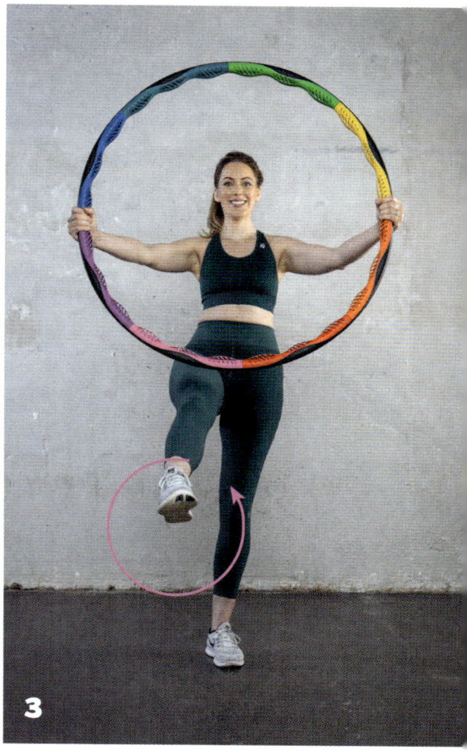

Ausgangsposition: neutraler Stand, die Füße parallel und etwas mehr als hüftbreit geöffnet

1. Halte den Reifen mit gestreckten Armen auf Brusthöhe senkrecht vor dem Körper. Löse einen Fuß vom Boden.
2. Male mit dem Fuß mit kreisenden Bewegungen Hula-Hoops in die Luft.
3. Hebe dabei den Fuß so hoch wie möglich an.

Dauer: 20 Sekunden pro Seite

Cardio-Übungen mit dem Reifen

High Knees

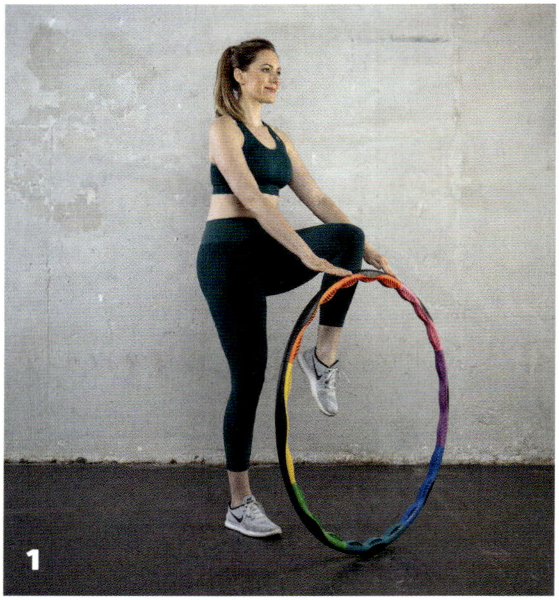

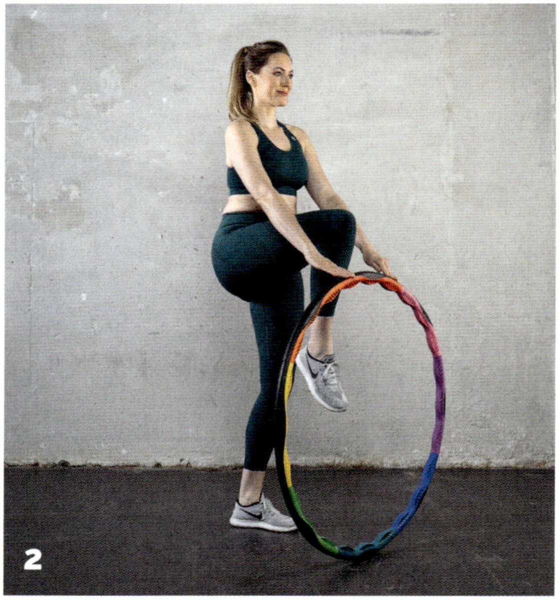

Ausgangsposition: neutraler Stand, die Füße parallel und etwas mehr als hüftbreit geöffnet

1. Stelle dich hinter den senkrecht vor dir stehenden Reifen, halte ihn mit den Fingerspitzen aufrecht und hebe ein Knie an.
2. Wechsle nun mit einem kleinen Sprung das Bein und ziehe das andere Knie nach oben.

Wiederholungen: 20-mal pro Seite

Hinweis: Achte darauf, dass dein Rücken gerade bleibt.

VARIANTE

Halte den Reifen mit gestreckten Armen auf Brusthöhe vor dem Körper oder über dem Kopf und führe die High Knees mit dieser neuen Armposition durch.

High Knee Rotation

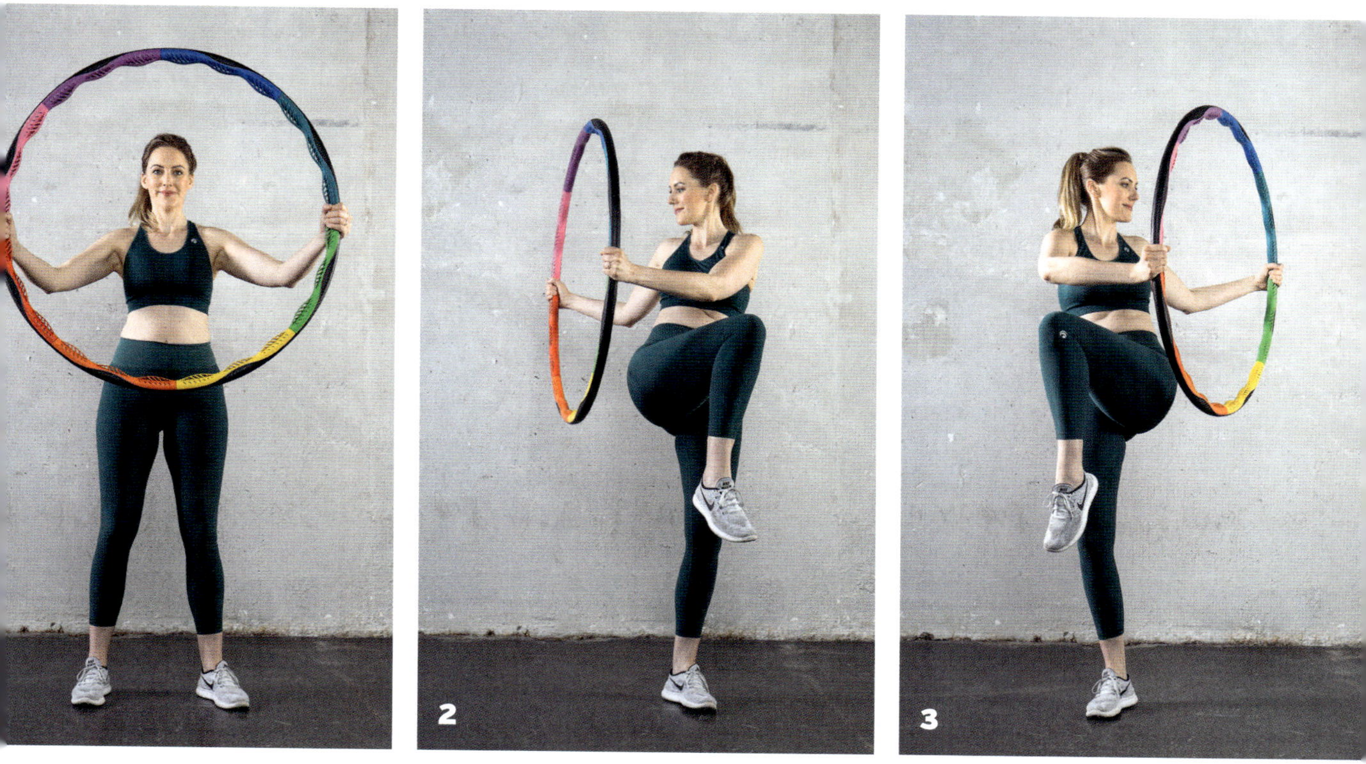

Ausgangsposition: neutraler Stand, die Füße parallel und etwa schulterbreit geöffnet

1. Halte den Reifen auf Brusthöhe vor dem Körper.
2. Hebe ein Knie an und rotiere mit dem Oberkörper zeitgleich zu der Seite des angewinkelten Beins. Führe den Reifen in die gleiche Richtung mit, sodass du immer noch durch den Reifen schauen kannst.
3. Setze den Fuß wieder ab, drehe dich in die Mitte zurück und wiederhole die Bewegung zur anderen Seite.

Wiederholungen: 20-mal pro Seite

Hinweis: Führe den Wechsel von einer zur anderen Seite möglichst flüssig aus.

High Knee in den Reifen

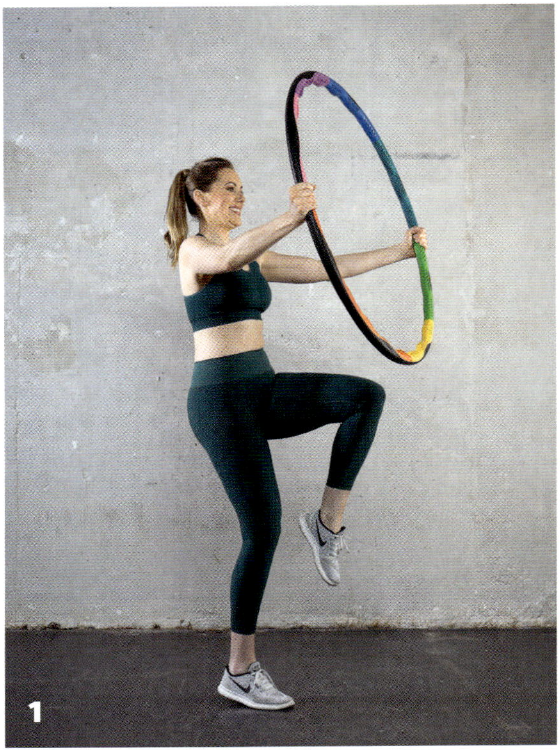

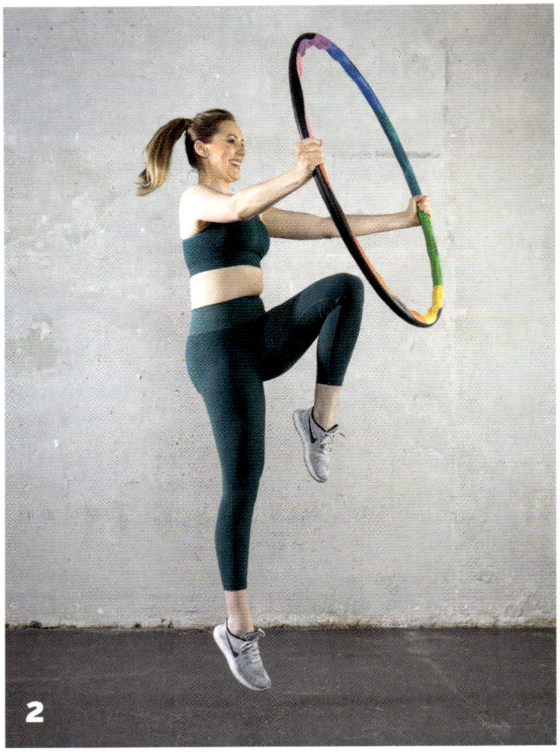

Ausgangsposition: neutraler Stand, die Füße parallel und etwas mehr als hüftbreit geöffnet

1. Halte den Reifen mit ausgestreckten Armen auf Brusthöhe vor dem Körper. Mache einen Schritt nach vorn und ziehe das andere Knie mit Schwung nach oben.
2. Drücke dich mit dem Standbein ab und führe einen kleinen Sprung aus. Ziehe das angewinkelte Knie aktiv nach oben Richtung Reifenmitte.

Wiederholungen: 20-mal pro Seite

Leg Curl

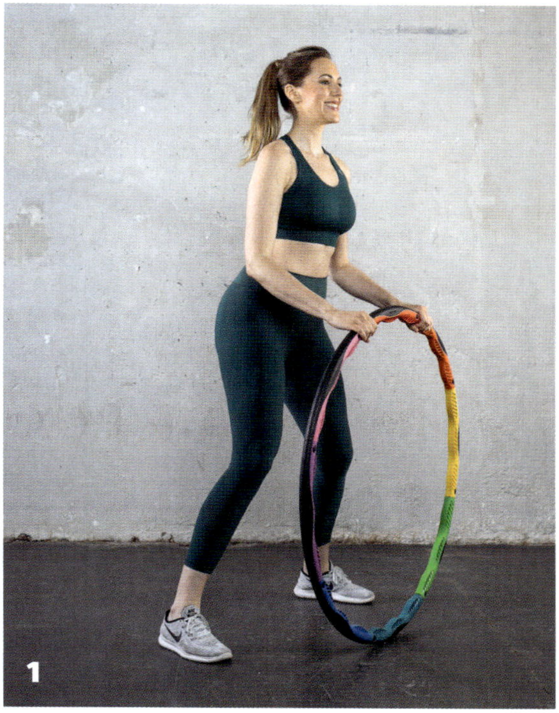

1

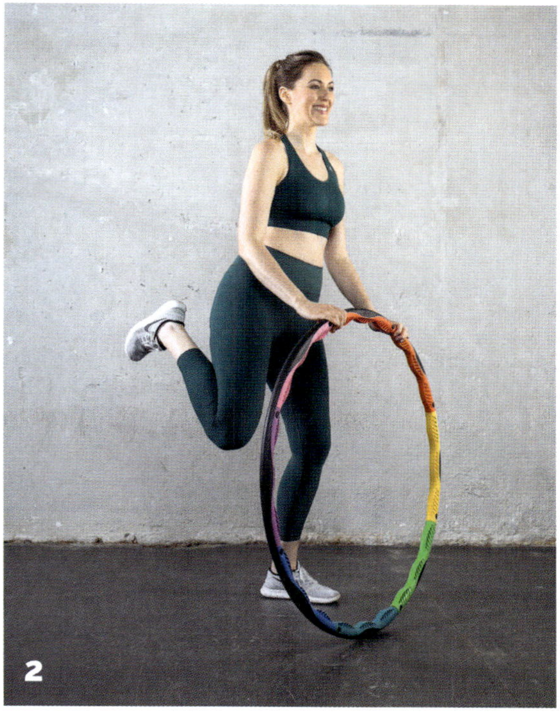

2

Ausgangsposition: neutraler Stand, die Füße parallel und etwas mehr als schulterbreit geöffnet

1. Stelle dich hinter den Reifen, gehe leicht in die Knie und halte den senkrecht aufgestellten Reifen mit beiden Händen fest.
2. Verlagere das Körpergewicht auf ein Bein und hebe das andere Bein an. Ziehe die Ferse Richtung Gesäß. Stelle das Bein wieder ab und wechsle die Seite.

Wiederholungen: 20-mal pro Seite

VARIANTE A

Hebe den Reifen an und halte ihn mit auf Brusthöhe ausgestreckten Armen vor dir. Ziehe abwechselnd die Fersen Richtung Gesäß.

VARIANTE B

Führe Variante A in Kombination mit dem Chest Press (Seite 94) oder Shoulder Press (Seite 96) durch.

In and Out

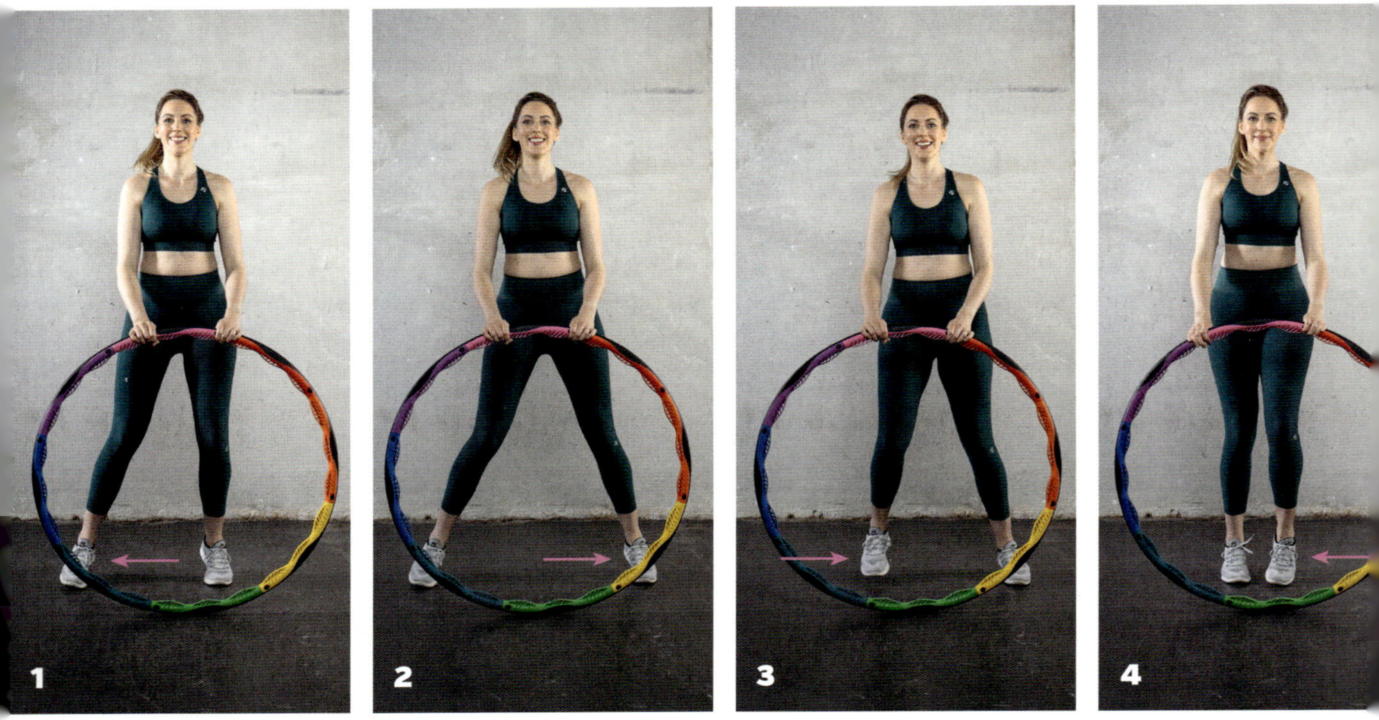

Ausgangsposition: neutraler Stand, die Füße parallel und fast geschlossen

1. Stelle dich hinter den vor dir am Boden aufgestellten Reifen. Halte ihn mit den Händen fest. Öffne ein Bein zur Seite und setze den Fuß auf den Boden.
2. Öffne auch das andere Bein zur Seite, sodass du in einer Grätsche stehst.
3. Setze den Fuß des ersten Beins wieder in die Mitte.
4. Steige auch mit dem anderen Bein zurück in die Mitte, die Füße sind dann eng beieinander.

Dauer: 20 Sekunden

Hinweis: Führe diese Bewegung fließend aus und öffne und schließe die Beine so schnell du kannst. Wechsle nach der Hälfte der Zeit das führende Bein: Einmal beginnst du die Bewegung mit dem rechten Bein, einmal mit dem linken Bein.

Out in, Out in

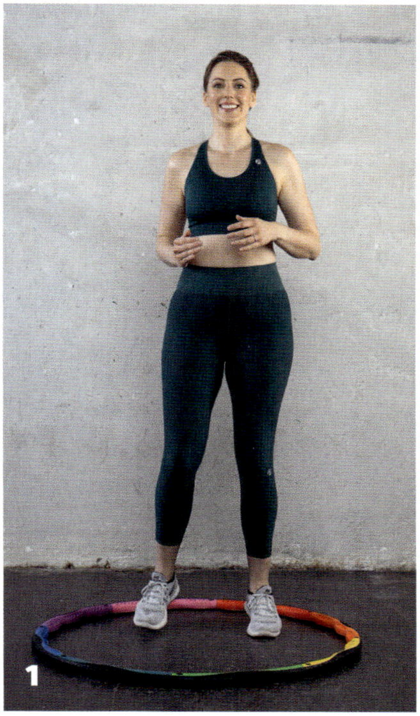
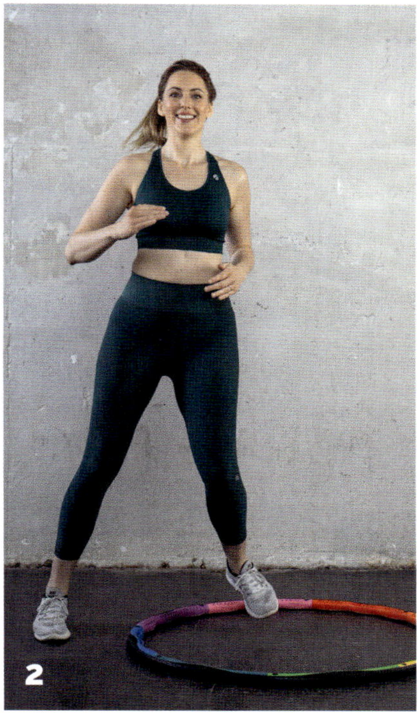
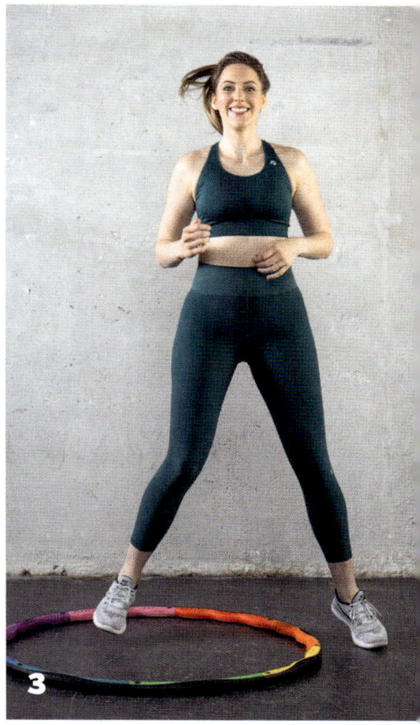

Ausgangsposition: neutraler Stand, die Füße parallel und etwas mehr als hüftbreit geöffnet

1. Lege den Reifen auf den Boden und stelle dich in die Mitte. Beginne, leicht auf der Stelle zu laufen.
2. Mache einen Schritt zur Seite, sodass der Fuß einmal außerhalb des Reifens aufsetzt.
3. Steige in den Reifen zurück und mache einen Schritt zur anderen Seite.

Dauer: 20 Sekunden

Hinweis: Führe diese Bewegung fließend und so schnell wie möglich aus.

Jumping Jack

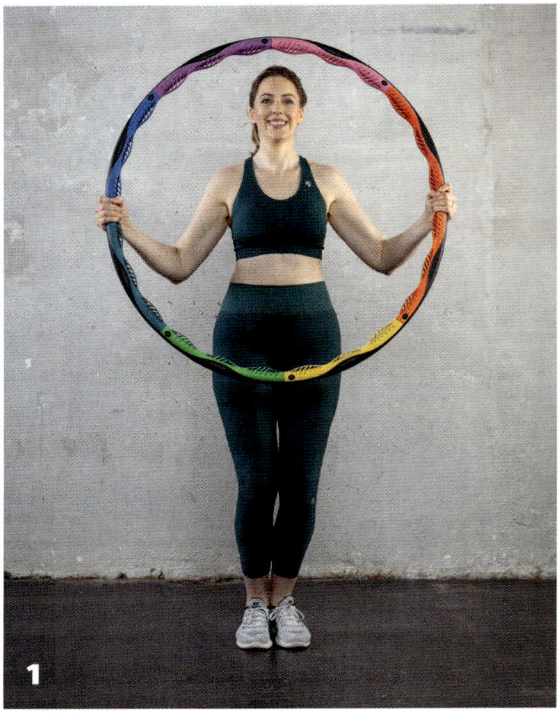
1

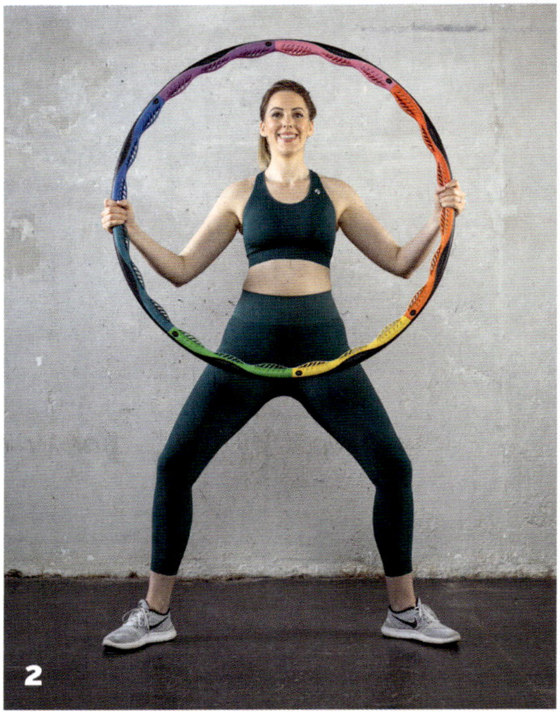
2

Ausgangsposition: neutraler Stand, die Füße parallel und eng zusammen

1. Halte den Reifen mit beiden Armen auf Brusthöhe senkrecht vor dem Körper.
2. Springe nun hoch und komme in den breiten Stand. Beuge beim Aufsetzen leicht die Knie und richte die Zehen etwas nach außen. Von hier springst du wieder hoch und kommst in den engen Stand zurück.

Dauer: 20 Sekunden

VARIANTE A

Kombiniere den Sprung mit dem Chest Press (Seite 94) oder dem Shoulder Press (Seite 96).

VARIANTE B

Hebe den Reifen während des Springens nach oben.

Mommy Kick

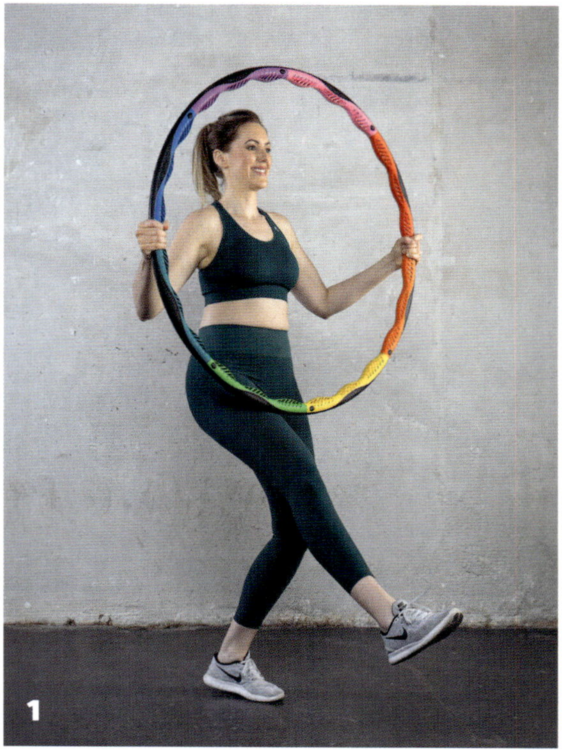
1

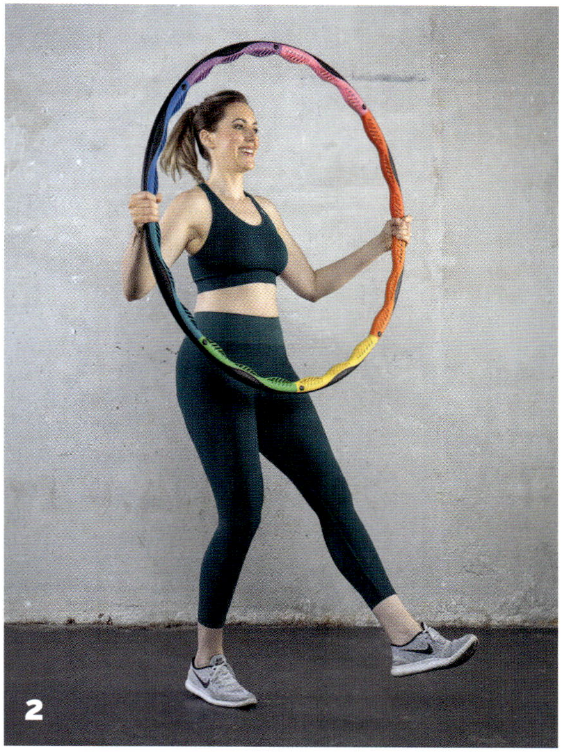
2

Ausgangsposition: neutraler Stand, die Füße parallel und etwa hüftbreit geöffnet

1. Halte den Reifen auf Brusthöhe vor dem Körper. Springe auf ein Bein und kicke dabei mit dem anderen Fuß nach vorn. Strecke dabei das Bein aktiv durch.
2. Wechsle im nächsten Sprung die Seite, sodass du immer nur auf einem Bein stehst.

Dauer: 20 Sekunden

VARIANTE

Kombiniere die Kicks mit der Chest Press [Seite 94] oder mit der Shoulder Press [Seite 96].

Star Jump

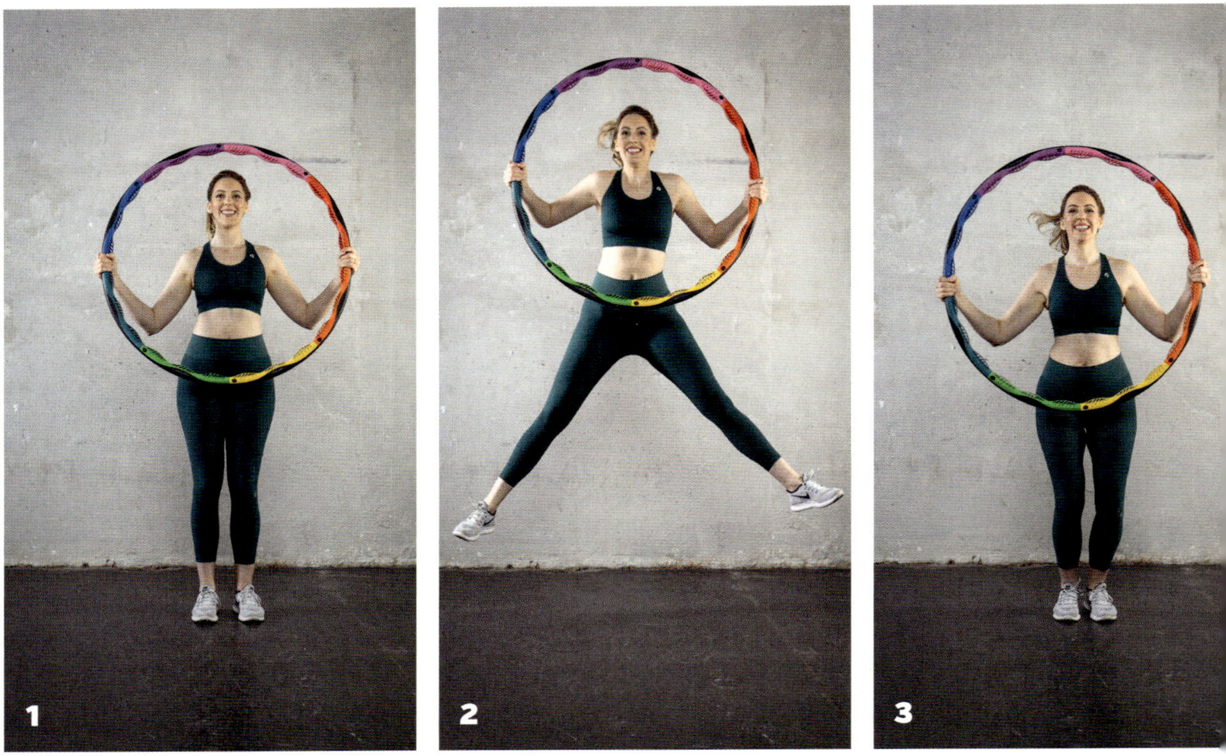

Ausgangsposition: neutraler Stand, die Füße parallel und etwa hüftbreit geöffnet

1. Halte den Reifen auf Brusthöhe vor dem Körper und gehe leicht in die Knie, um Schwung zu holen.
2. Springe kraftvoll hoch und öffne die Beine, während du in der Luft bist.
3. Lande wieder mit geschlossenen Füßen.

Wiederholungen: 20-mal

Hinweis: Halte den Reifen während des Sprungs in der gleichen Position, indem du deine Schulter- und Bauchmuskulatur fest anspannst.

Twist Jumps

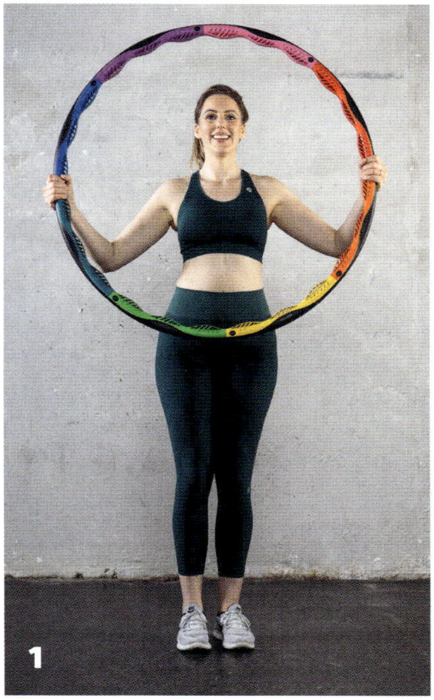

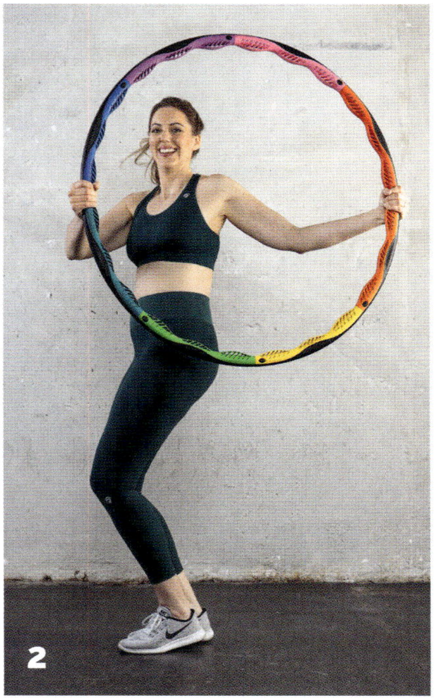

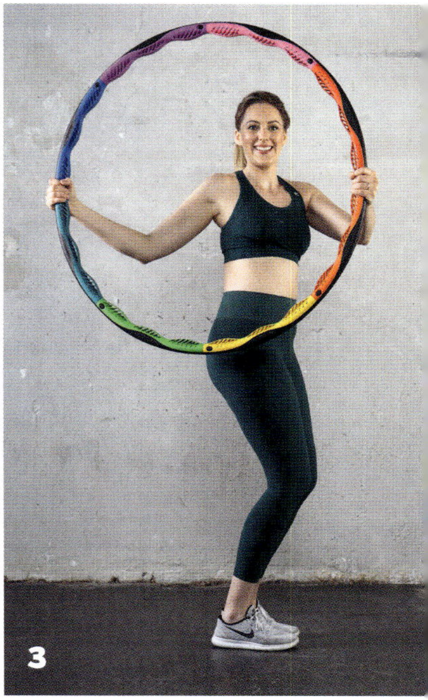

Ausgangsposition: neutraler Stand, die Füße parallel und etwa hüftbreit geöffnet

1. Halte den Reifen auf Brusthöhe vor dem Körper.
2. Springe vom Boden ab und rotiere dabei die Hüfte. Drehe hierfür den Unterkörper zur Seite, während die Schultern weiterhin gerade nach vorn zeigen.
3. Springe wieder hoch und drehe die Hüfte zur anderen Seite.

Dauer: 20 Sekunden

Hinweis: Halte den Reifen immer am gleichen Platz, dann bleiben auch die Schultern automatisch nach vorn ausgerichtet.

VARIANTE

Wenn dir das Springen schwerfällt, dann bleibe mit den Beinen fest stehen, halte den Reifen auf Brusthöhe und rotiere im Oberkörper von einer Seite zur anderen.

Skate Jumps

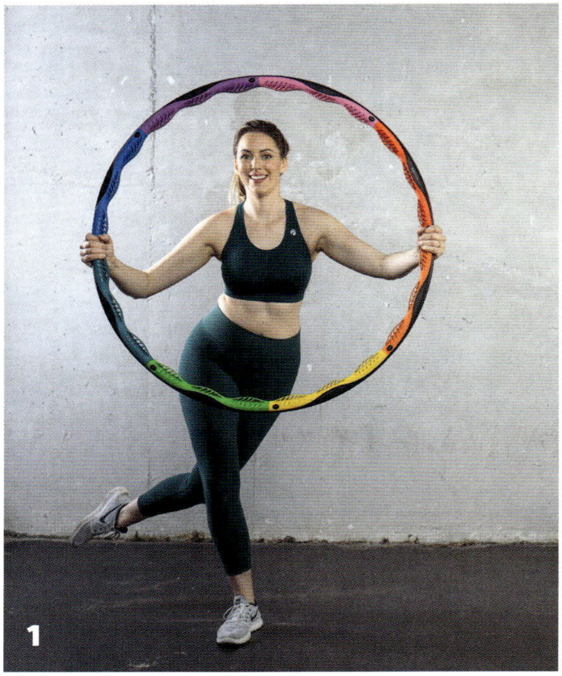

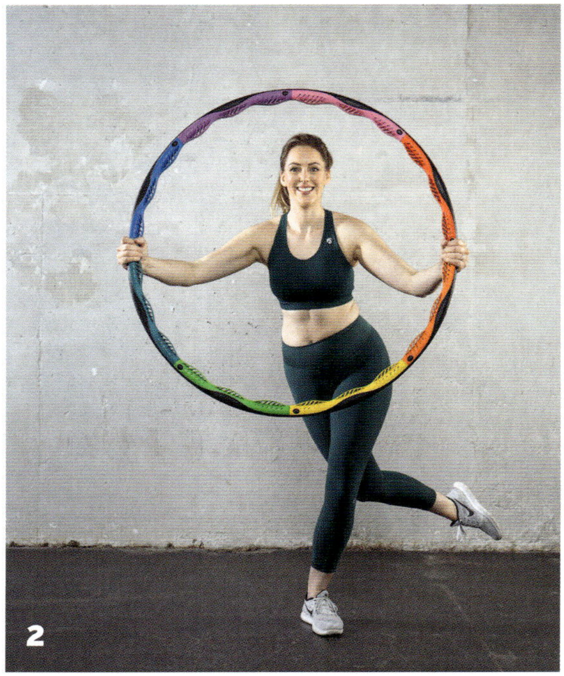

Ausgangsposition: neutraler Stand, die Füße parallel und etwas mehr als hüftbreit geöffnet

1. Halte den Reifen auf Brusthöhe vor dem Körper. Springe mit einem Bein zur Seite und lande auf diesem Bein. Beuge beim Landen leicht das Knie. Lasse den anderen Fuß in der Luft und kreuze ihn so weit wie möglich hinter dem Standbein.
2. Springe nun zur anderen Seite und kreuze auch hier den angehobenen Fuß weit hinter dem Standbein.

Wiederholungen: 20-mal pro Seite

VARIANTE

Wenn dir das Springen schwerfällt, steige in großen Schritten von einer Seite zur anderen und kreuze das jeweils andere Bein.

Repeater

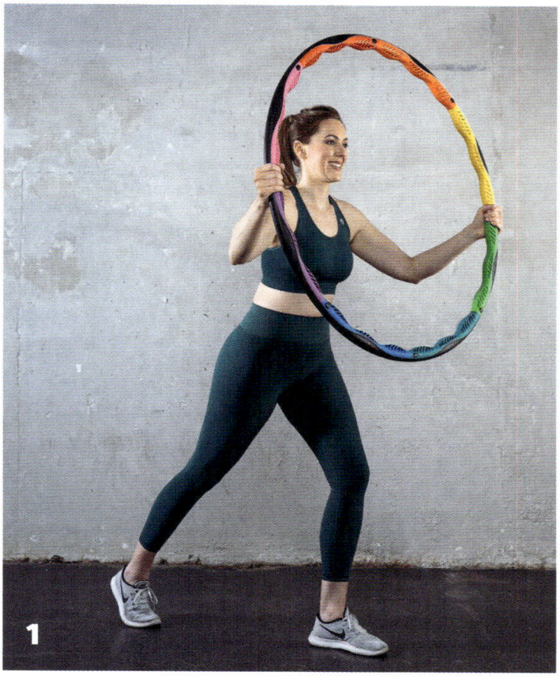

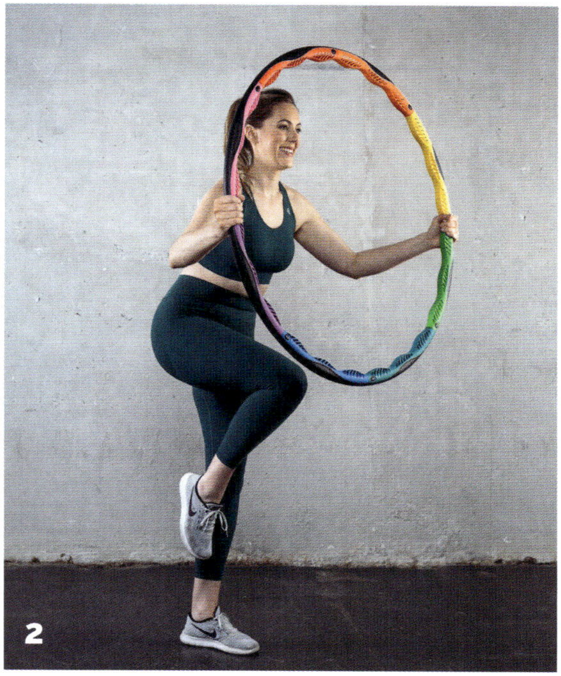

Ausgangsposition: neutraler Stand, die Füße parallel und etwas mehr als hüftbreit geöffnet

1. Halte den Reifen auf Brusthöhe vor dem Körper und setze ein Bein weit nach hinten.
2. Hebe nun das Knie des hinteren Beins nach vorn an und bringe es wieder nach hinten. Tippe mit den Zehen einmal auf dem Boden auf und ziehe das gleiche Knie gleich wieder nach vorn.

Wiederholungen: 20-mal pro Seite

VARIANTE

Strecke die Arme mit dem Reifen weit nach vorn, während das Bein hinten ist, und ziehe den Reifen nah zum Körper heran, wenn du das Knie nach vorn oben hebst.

Squat Jump in den Reifen

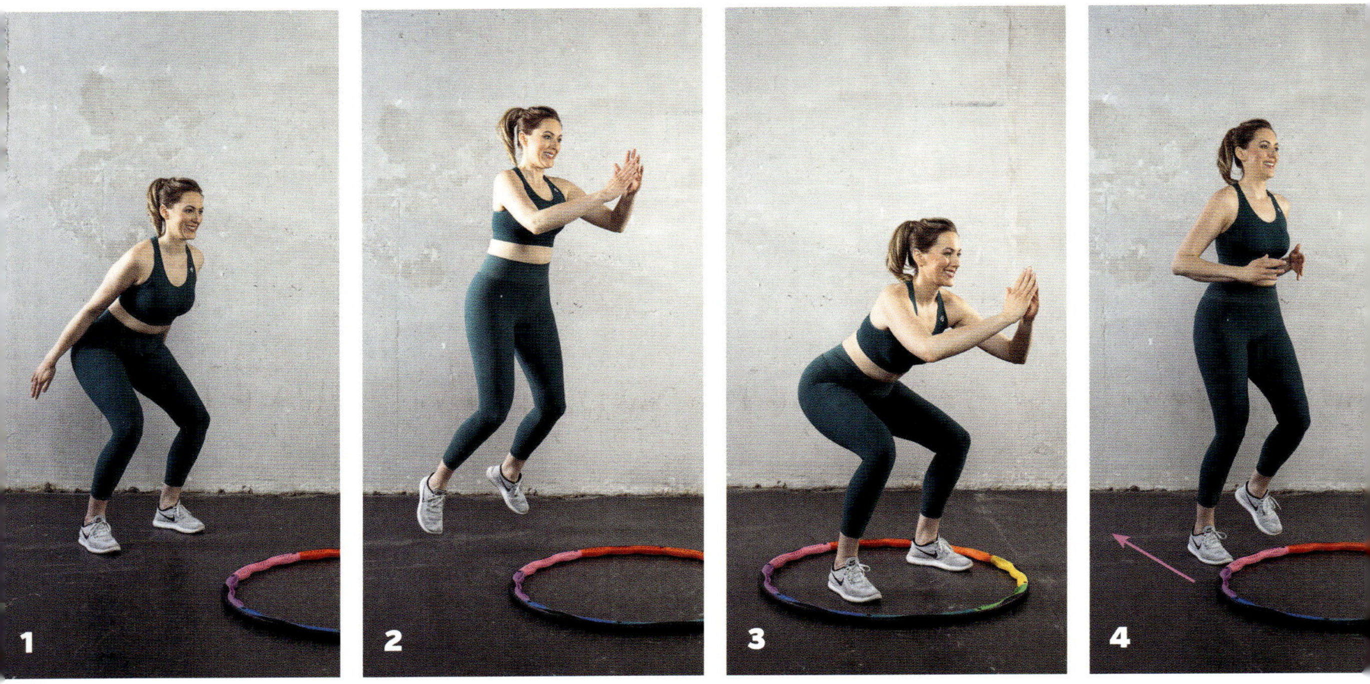

Ausgangsposition: neutraler Stand, die Füße parallel und hüft- bis schulterbreit geöffnet

1. Lege den Reifen vor dich auf den Boden. Beuge die Knie, nimm die Arme an den Körperseiten zurück neben die Hüfte. Lasse den Rücken dabei lang.
2. Springe vom Boden ab. Nimm die Arme dabei nach vorn oben vor den Körper.
3. Lande innerhalb des Reifens und beuge beim Aufsetzen der Füße sofort die Knie in einen Squat. Die Arme bleiben vor dem Körper, bringe dabei die Hände zusammen.
4. Laufe in kleinen Schritten zurück zur Ausgangsposition und springe erneut.

Wiederholungen: 20-mal

Butt Kicks

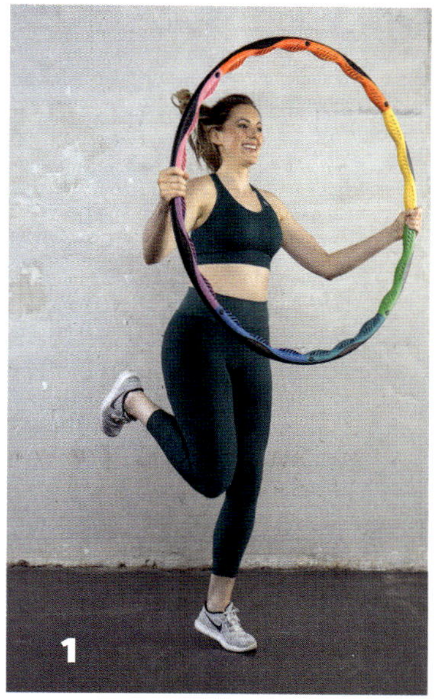
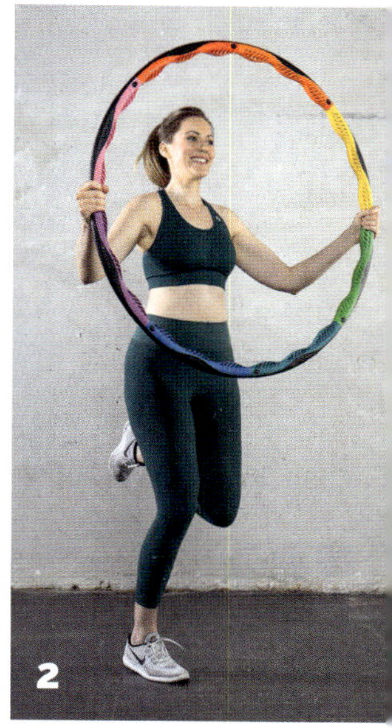

Ausgangsposition: neutraler Stand, die Füße parallel und etwa hüftbreit geöffnet

1. Halte den Reifen auf Brusthöhe vor dem Körper. Hebe einen Fuß an und ziehe die Ferse Richtung Gesäß.
2. Springe auf dieses Bein und hebe den anderen Fuß Richtung Gesäß. Hinweis: Wechsle mit jedem Sprung das Bein und laufe so schnell wie möglich am Platz.

Dauer: 20 Sekunden

Tap auf den Reifen

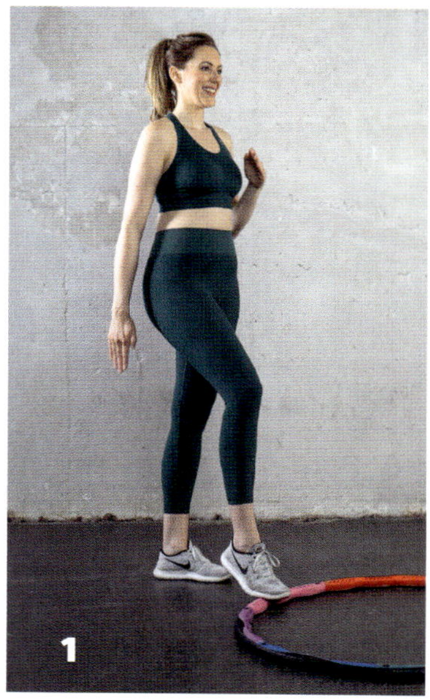
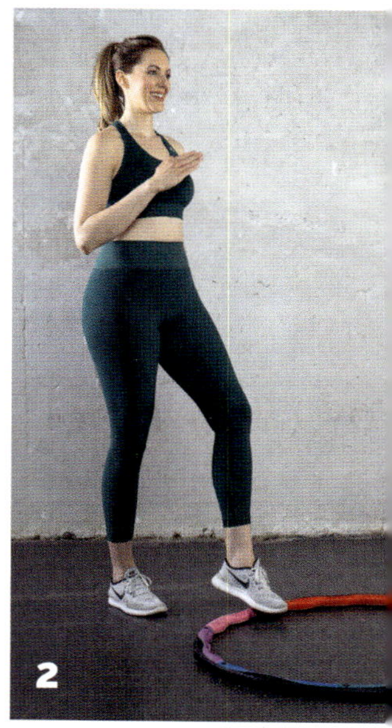

Ausgangsposition: neutraler Stand, die Füße parallel und etwa hüftbreit geöffnet

1. Lege den Reifen vor dich auf den Boden. Hebe einen Fuß an und tippe mit ihm den Reifen an.
2. Wechsle die Seite mit kleinen Sprüngen und tippe immer mit dem Vorderfuß auf den Reifen.

Dauer: 20 Sekunden

VARIANTE

Stelle den Reifen senkrecht vor dir auf den Boden und halte ihn fest. Tippe nun mit den Füßen rechts und links im Wechsel so schnell wie möglich unten in den Reifen.

Sprawl

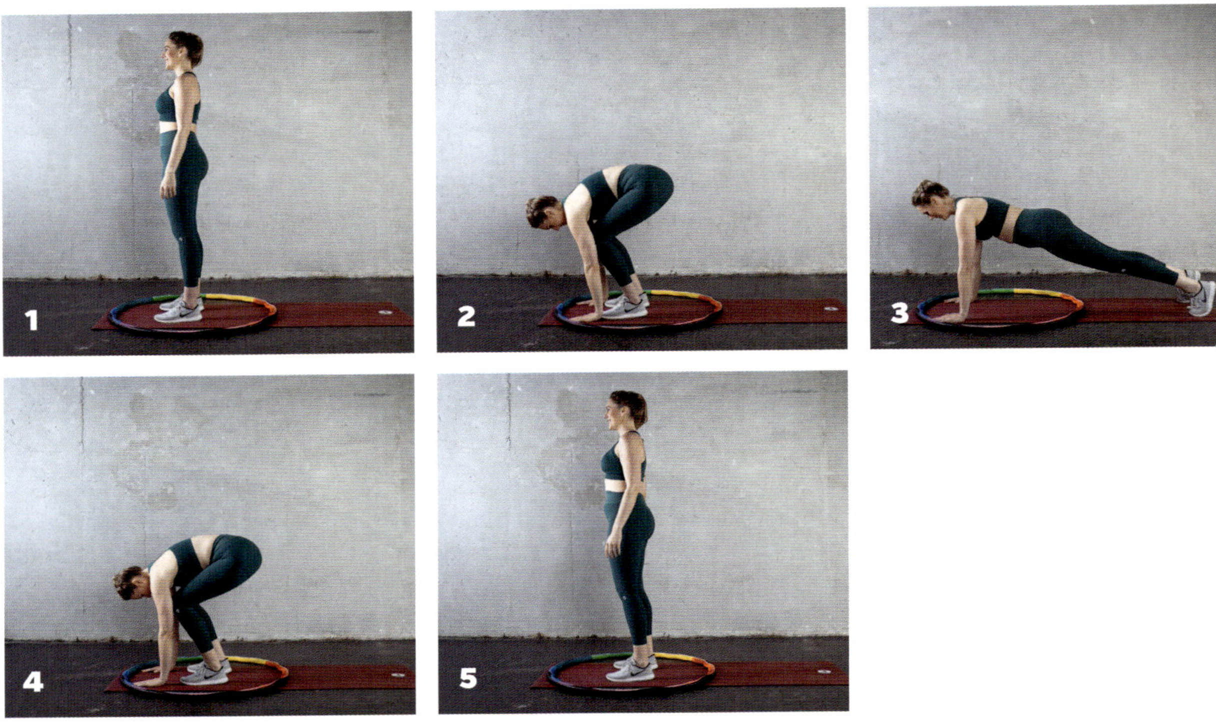

Ausgangsposition: neutraler Stand, die Füße parallel und etwas mehr als hüftbreit geöffnet

1. Lege den Reifen auf den Boden und stelle dich in die Mitte.
2. Beuge die Knie und platziere die Hände vor den Füßen innerhalb des Reifens auf den Boden.
3. Springe mit beiden Beinen nach hinten, sodass du in der hohen Planke landest. Die Füße stehen jetzt außerhalb des Reifens, die Beine lang gestreckt.
4. Springe nach vorn in die Hocke, in den Reifen hinein.
5. Richte dich wieder auf zum Stehen.

Wiederholungen: 20-mal

VARIANTE

Statt eines Sprungs mit beiden Beinen kannst du auch ein Bein nach dem anderen nach hinten und wieder nach vorn setzen.

Froggers

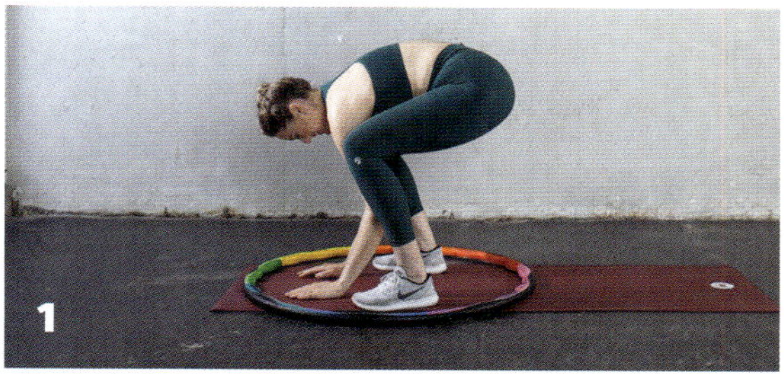

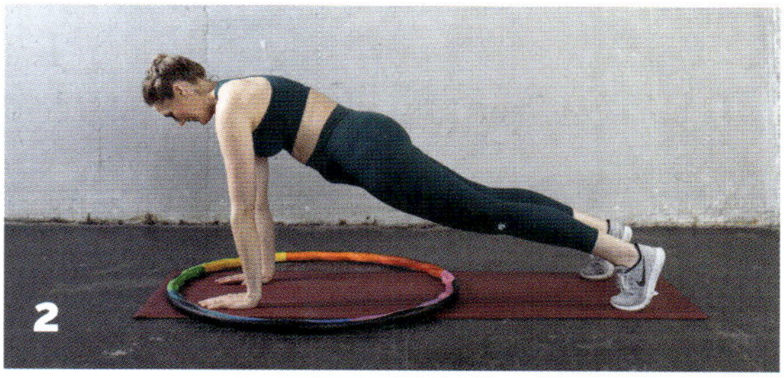

Ausgangsposition: neutraler Stand, die Füße parallel und etwa hüftbreit geöffnet

1. Lege den Reifen auf den Boden. Beuge die Knie und setze die Hände in den Reifen vor die Füße, sodass du in der Hocke bist.
2. Springe nun abwechselnd mit den Füßen nach hinten in die hohe Planke und wieder nach vorn in die Hocke.

Wiederholungen: 20-mal

Mountain Climbers

Ausgangsposition: neutraler Stand, die Füße parallel und etwa hüftbreit geöffnet

1. Lege den Reifen auf den Boden, stelle dich in die Mitte des Reifens, platziere die Hände vor den Füßen auf dem Boden und steige mit den Füßen zurück in die hohe Planke.
2. Hebe ein Bein an und platziere den Fuß nach vorn zu den Händen in den Reifen, das andere Bein bleibt ausgestreckt.
3. Wechsle nun die Beine mit einem Sprung. Dein vorderes Bein streckst du nach hinten und das hintere kommt nach vorn zu den Händen.

Wiederholungen: 20-mal pro Seite

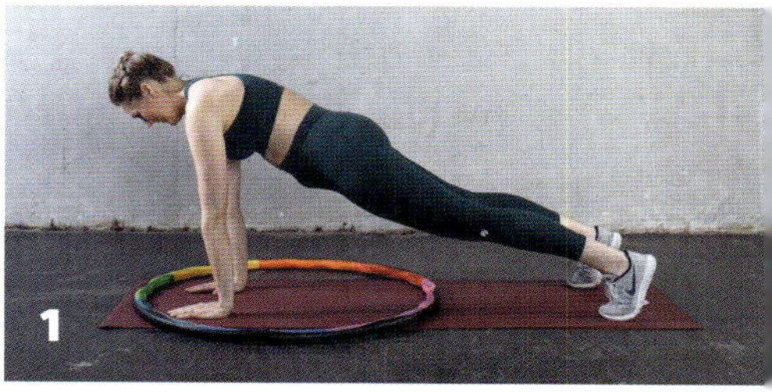

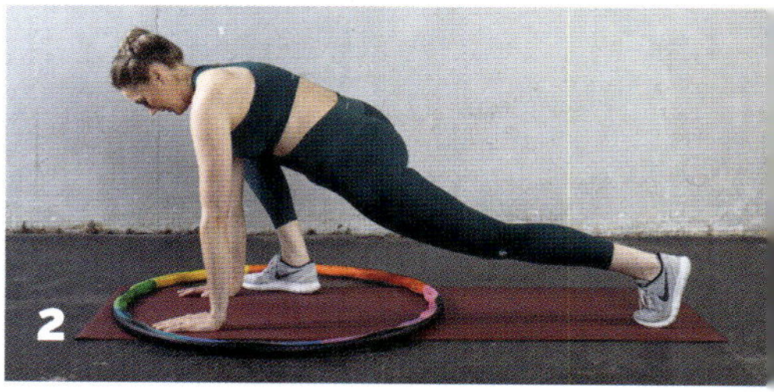

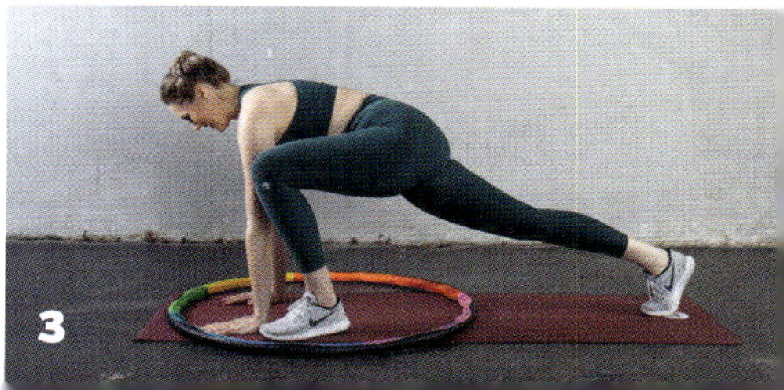

Burpee

Ausgangsposition: neutraler Stand, die Füße etwa hüftbreit geöffnet

1. Lege den Reifen auf den Boden und stelle dich in die Mitte.
2. Beuge die Knie und platziere die Hände vor den Füßen innerhalb des Reifens auf den Boden.
3. Springe mit beiden Beinen nach hinten, sodass du in der hohen Planke landest. Die Füße stehen jetzt außerhalb des Reifens, die Beine lang gestreckt.
4. Beuge die Ellenbogen und senke den Körper lang gestreckt in den tiefen Push-up.
5. Drücke dich wieder nach oben in die hohe Planke.
6. Springe mit den Füßen wieder nach vorn in den Reifen hinein.
7. Richte dich auf und springe gleich in die Luft, bevor du direkt wieder die Hände auf den Boden setzt für den nächsten Durchgang.

Wiederholungen: 20-mal

VARIANTE

Wenn dir das Springen in die hohe Planke schwerfällt, dann setze die Beine nacheinander in großen Schritten nach hinten und steige auch nacheinander wieder nach vorn in den Reifen.

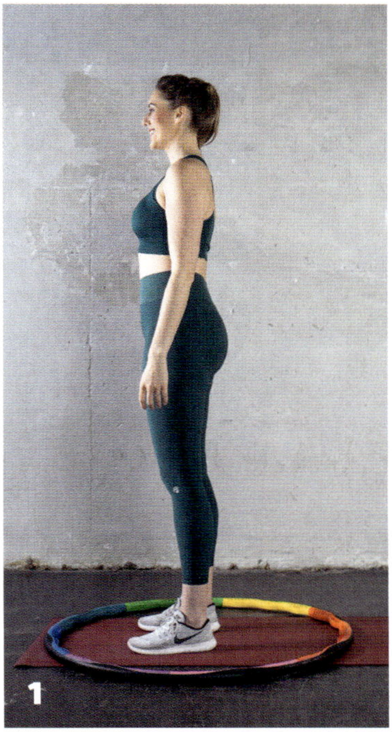
1

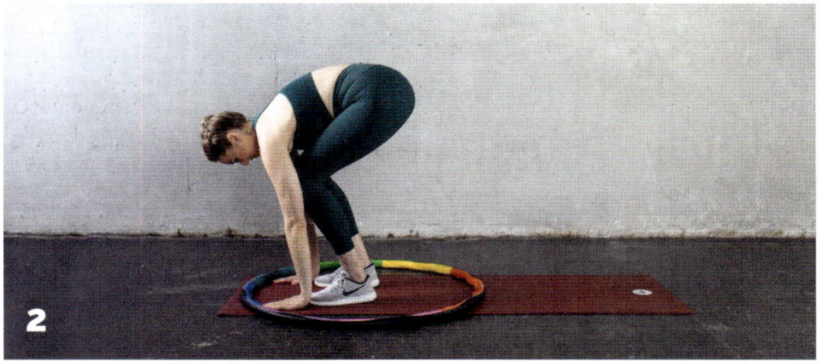
2

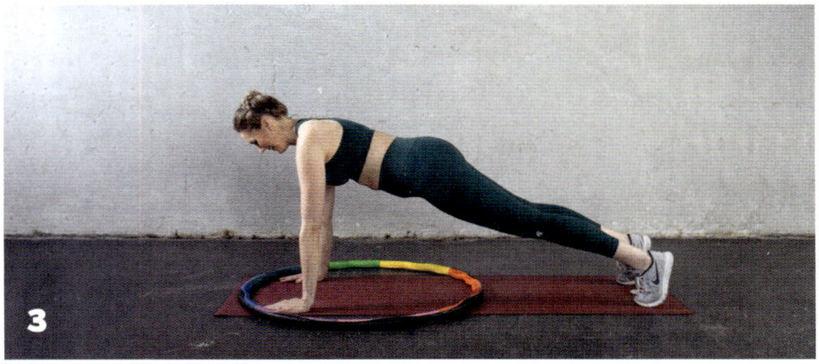
3

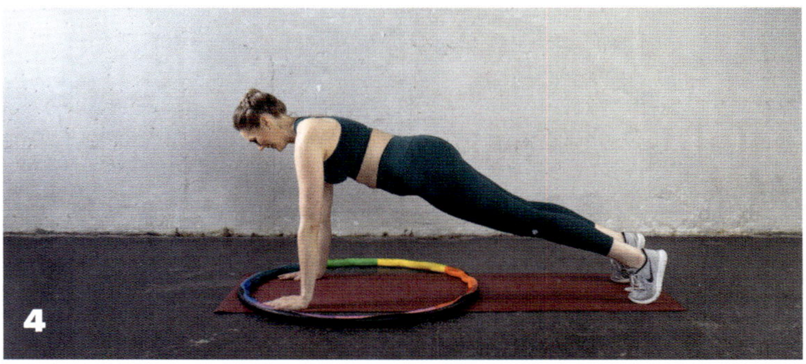
4

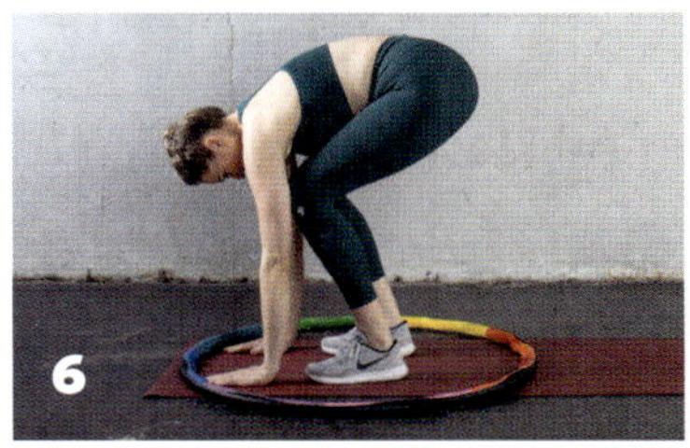
6

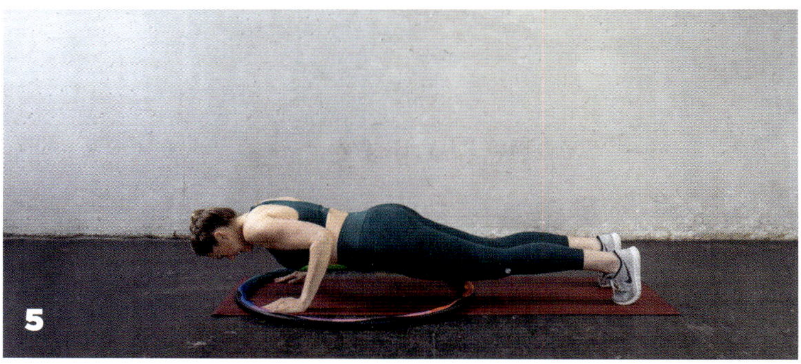
5

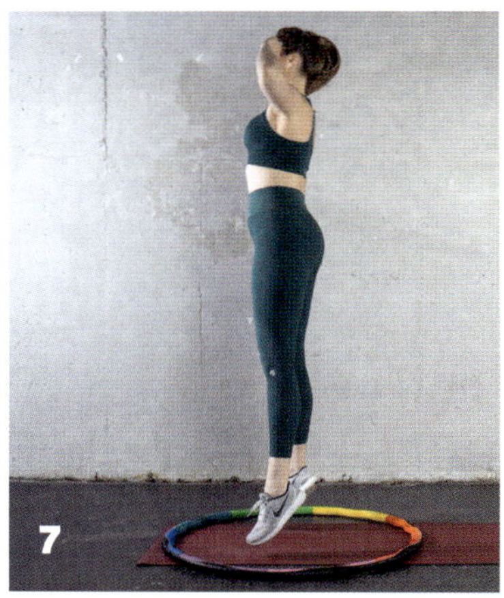
7

Übungen mit dem Miniband

Minibänder gibt es in unterschiedlichen Stärken und Variationen. Aus Stoff mit Gummibändern oder aus Latex. Ich empfehle Minibänder aus Stoff, da sie sich nicht einrollen und angenehmer auf der Haut sind. Du kannst es dir bei sämtlichen Bein-, Arm- und Schulterübungen anlegen. Beispielsweise bei den Jumping Jacks (Seite 158), den Skate Jumps (Seite 162), den Side Taps (Seite 80), den Front Taps (Seite 83), den High Knees (Seite 79) oder auch beim Bergsteiger (Seite 145). Hier möchte ich dir eine Auswahl zeigen, wie du die Minibänder für die Oberkörpermuskulatur nutzen kannst.

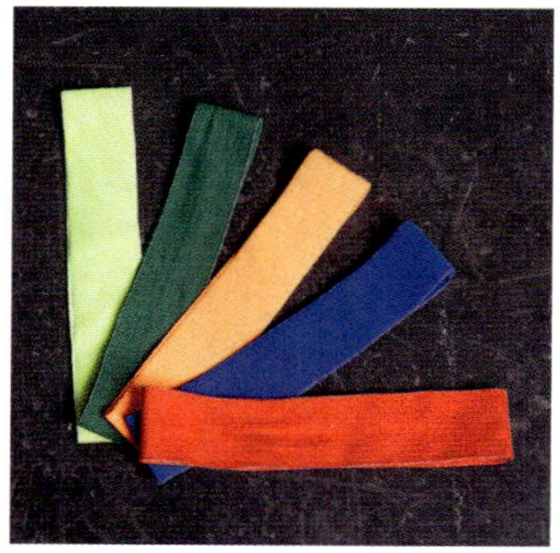

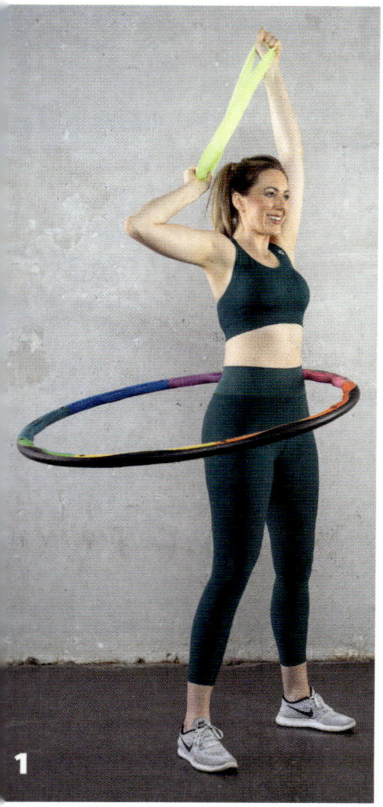

1

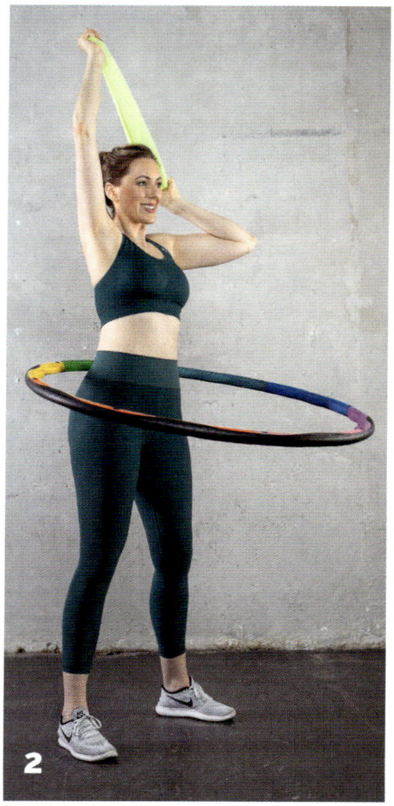

2

Einarmiger Latzug

Ausgangsposition: neutraler Stand, die Füße parallel oder leicht ausgestellt und hüft- bis schulterbreit geöffnet

1. Strecke die Arme nach oben über den Kopf und halte das Miniband an zwei Seiten fest. Ziehe das Band mit einer Hand nach unten, der Ellenbogen beugt sich dabei, und bringe das Band auf Spannung.
2. Wechsle die Seite.

Wiederholungen: 10-mal pro Seite

Hinweis: Achte darauf, dass die obere Hand die Spannung und das Miniband hält.

Schulteraußenrotation

Ausgangsposition: neutraler Stand, die Füße parallel oder leicht ausgestellt und etwas mehr als schulterbreit geöffnet

1. Lege das Miniband um die Hände und drehe die Handflächen nach oben. Achte darauf, dass die Schultern tief bleiben. Lege die Oberarme fest am Körper an, die Ellenbogen im 90-Grad-Winkel, die Unterarme zeigen parallel zum Boden.
2. Führe nun die Unterarme mit kleinen Bewegungen nach außen. Hierbei kommt die Bewegung aus dem Schultergelenk. Die Oberarme bleiben eng am Körper.

Wiederholungen: 20-mal

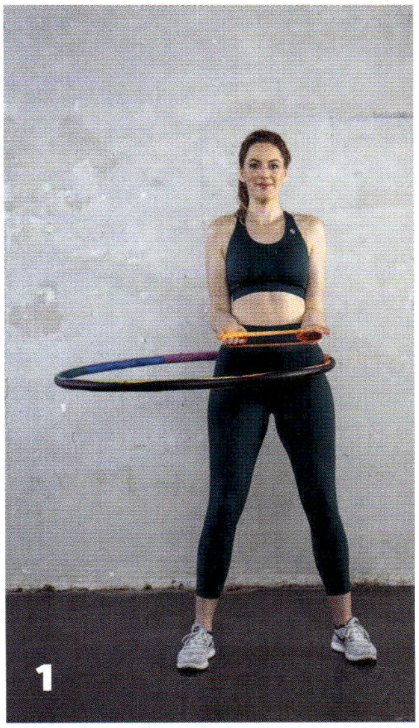

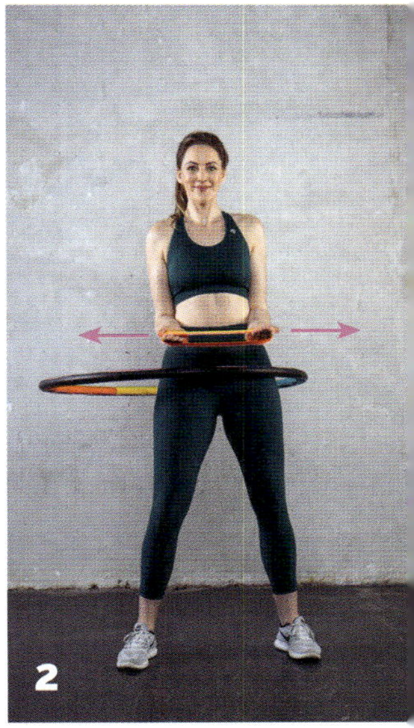

Arm-Dips nach außen

Ausgangsposition: neutraler Stand, Füße parallel oder leicht ausgestellt und etwas mehr als schulterbreit geöffnet

1. Lege das Miniband um die Hände und strecke die Arme nach vorn aus, die Handflächen zeigen zueinander. Achte darauf, dass die Schultern tief bleiben, und bringe das Band auf Spannung.
2. Öffne die Arme nun nach außen und ziehe dabei das Band weiter auseinander, komme dann wieder zur Ausgangsposition zurück.

Wiederholungen: 20-mal

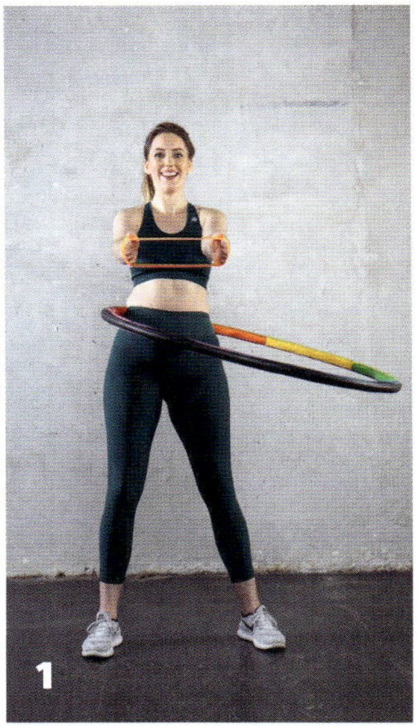

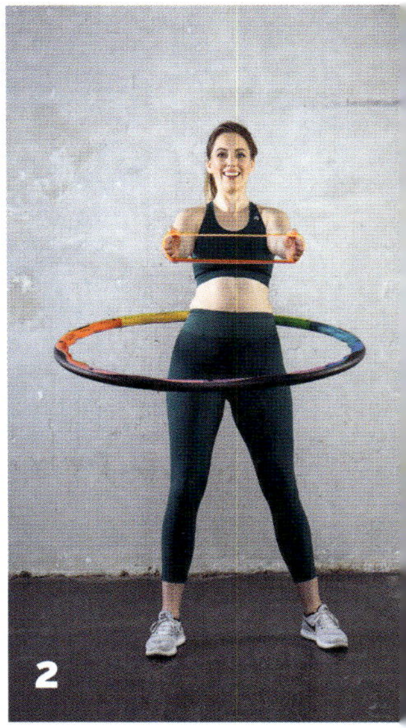

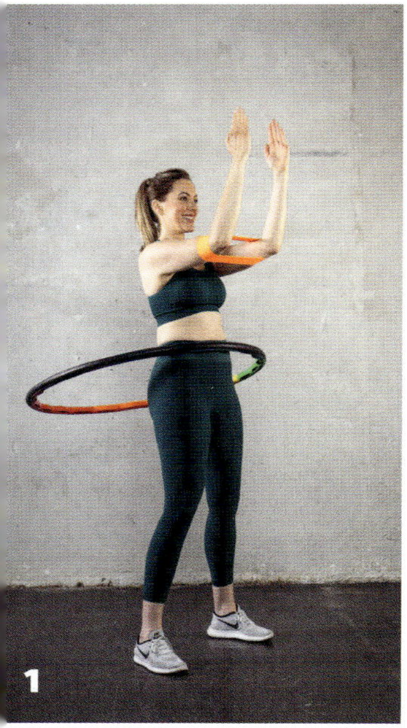

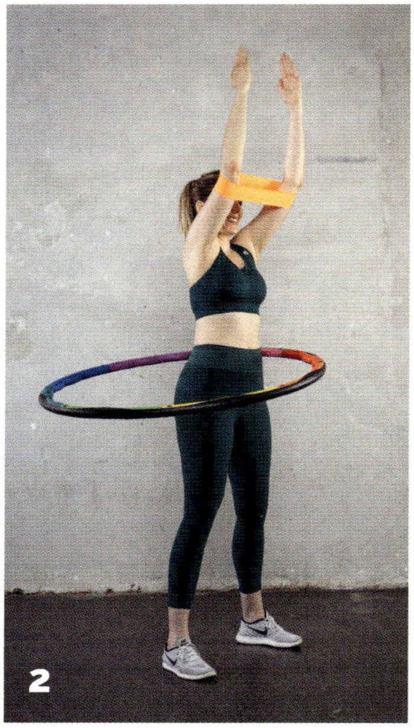

Armheben

Ausgangsposition: neutraler Stand, Füße parallel oder leicht ausgestellt und etwas mehr als schulterbreit geöffnet

1. Platziere das Miniband um die Oberarme, oberhalb der Ellenbogen. Hebe die Oberarme parallel zum Boden an und die Unterarme im rechten Winkel zu den Oberarmen, sodass die Hände nach oben zeigen.
2. Schiebe nun die Arme, während du das Band auf Spannung hältst, nach oben und wieder zurück.

Wiederholungen: 20-mal

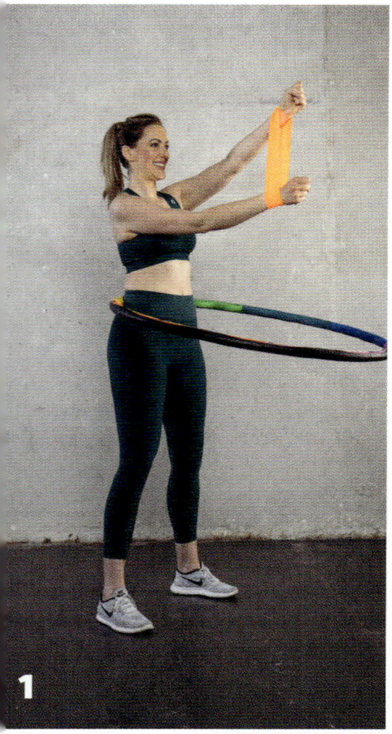

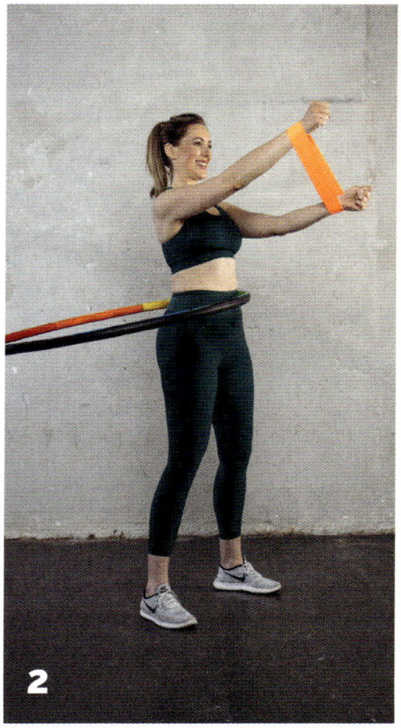

Frontheben im Wechsel

Ausgangsposition: neutraler Stand, die Füße parallel oder leicht ausgestellt und etwas mehr als schulterbreit geöffnet

1. Platziere das Miniband um die Handgelenke und strecke die Arme lang nach vorn aus. Hebe nun einen Arm nach oben, während der andere vorn fest bleibt und dem Zug standhält. Nur der obere Arm zieht aktiv das Miniband auseinander.
2. Senke den Arm wieder, sodass beide Arme wieder auf eine Höhe sind, und ziehe das Band mit dem anderen Arm nach oben.

Wiederholungen: 20-mal pro Seite

Trizepsdrücken im Wechsel

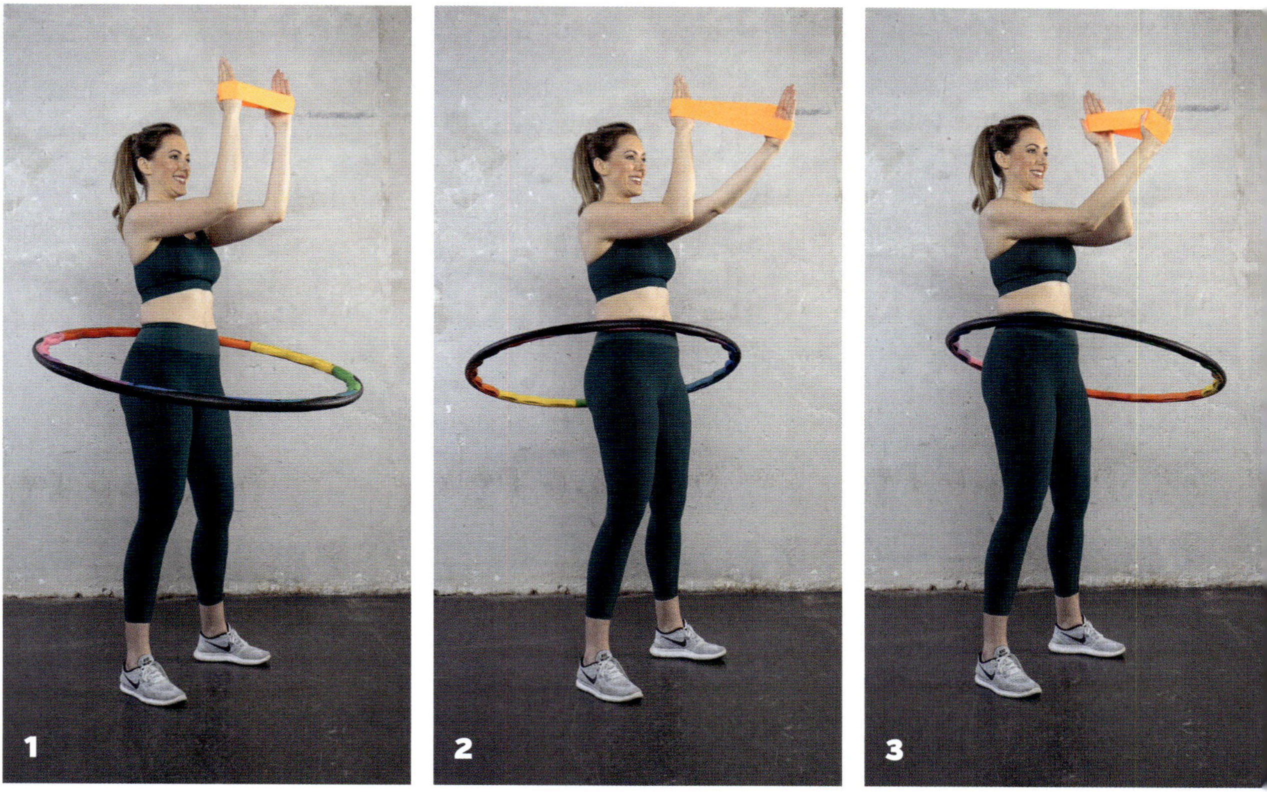

Ausgangsposition: neutraler Stand, die Füße parallel oder leicht ausgestellt und etwas mehr als schulterbreit geöffnet

1. Lege das Miniband um deine Hände und drehe die Handflächen zueinander. Hebe die Oberarme parallel zum Boden und die Unterarme im rechten Winkel zu deinen Oberarmen, sodass die Hände nach oben zeigen.
2. Strecke nun einen Arm gegen den Widerstand des Minibands nach vorn. Der andere Arm bleibt fest.
3. Wechsle die Arme zeitgleich, wobei der vordere Arm immer aktiv zieht, während der körpernähere dem Zug standhält.

Wiederholungen: 10-mal pro Seite

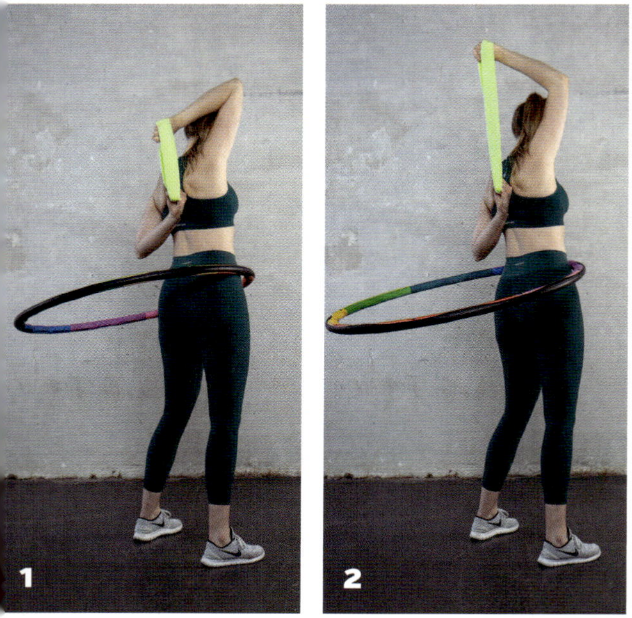

Trizepsstrecken

Ausgangsposition: neutraler Stand, die Füße parallel oder leicht ausgestellt und etwas mehr als schulterbreit geöffnet

1. Halte das Miniband mit einer Hand, strecke den Arm nach oben und winkle den Ellenbogen an. Der Oberarm ist nah an deinem Ohr. Greife hinter deinem Rücken mit der zweiten Hand nach dem anderen Ende des Minibands und halte das Miniband auf Höhe der Schulterblätter fest.
2. Strecke den oberen Arm so weit wie möglich und ziehe das Band dabei so weit es geht nach oben. Die von unten greifende Hand hält das Band fest. Der Oberarm bleibt währenddessen die ganze Zeit neben dem Ohr fixiert.

Wiederholungen: 10-mal pro Seite

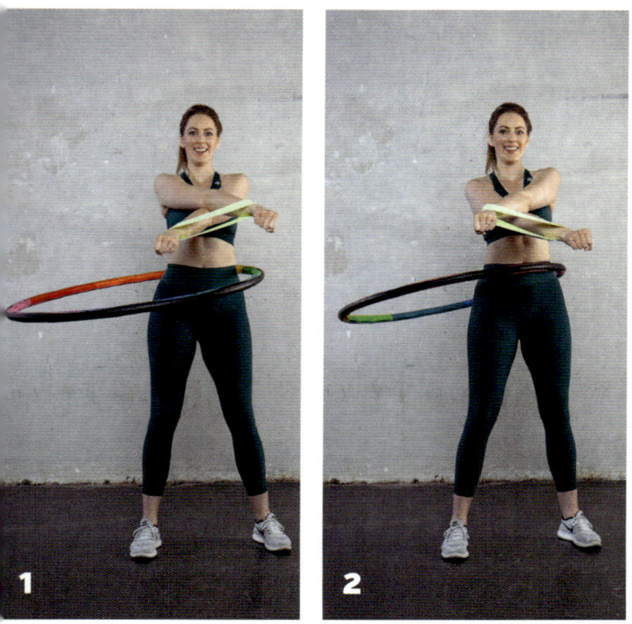

Armkreuzen

Ausgangsposition: neutraler Stand, die Füße parallel oder leicht ausgestellt und etwas mehr als schulterbreit geöffnet

1. Platziere das Miniband um deine Handgelenke und strecke die Arme nach vorn aus. Kreuze die Unterarme einmal.
2. Wechsle nun die Arme: Öffne sie parallel zueinander und kreuze sie dann so, dass der andere Arm oben ist. Ziehe dabei die Arme so weit auseinander, dass das Miniband durchgehend auf Spannung ist.

Wiederholungen: 20-mal pro Seite

Cool-down

Als Cool-down empfehle ich dir, eine Runde locker zu hulern. Oder stelle dich hinter den Reifen und marschiere locker. Auch die eine oder andere Übung aus dem Warm-up eignet sich für den Abschluss einer Trainingseinheit. Das Cool-down ist wichtig, um die Herzfrequenz langsam zu senken. Du bereitest dich hier psychisch auf den Abschluss deines Trainings vor. Zusätzlich empfehle ich dir, dich zum Abschluss deines Trainings zu dehnen.

Shoulder Stretch

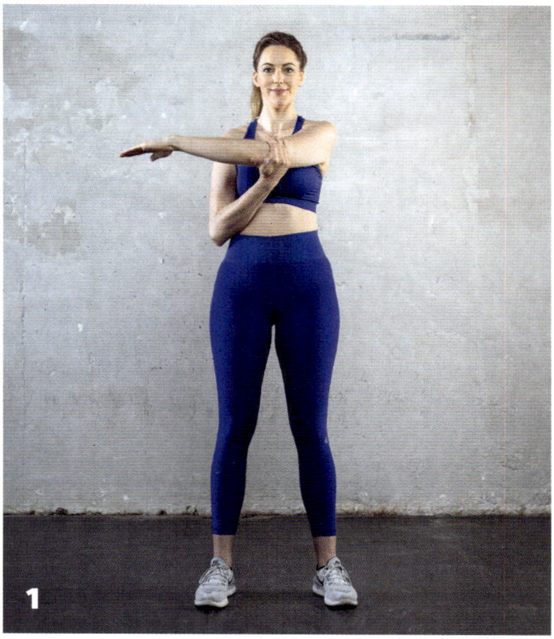

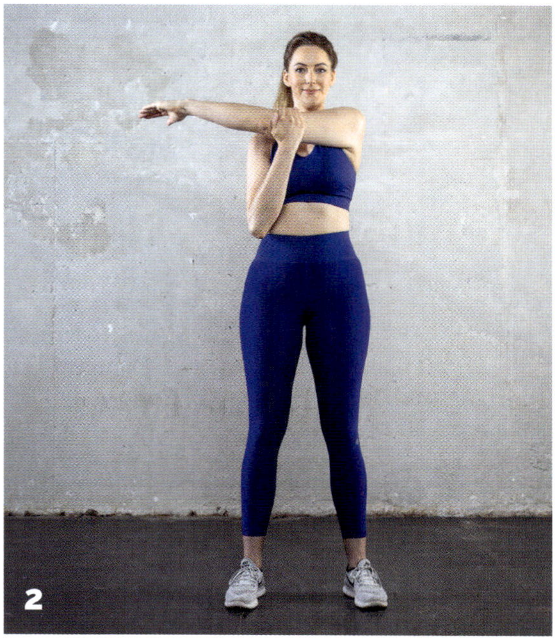

Ausgangsposition: hüft- bis schulterbreiter Stand

1. Strecke einen Arm aus und halte ihn waagerecht vor der Brust, er zieht dabei zur Gegenseite.
2. Schiebe den Arm nun mit der anderen Hand sanft weiter in Richtung Brust.

Dauer: 30 Sekunden halten

Trizeps-Stretch

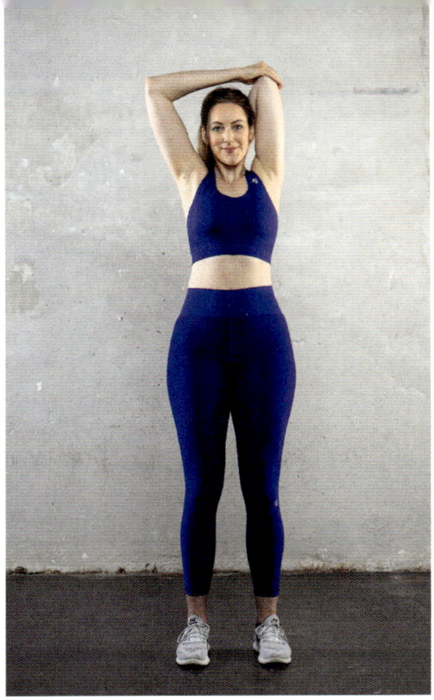

Ausgangsposition: hüft- bis schulterbreiter Stand

1. Hebe einen Arm über den Kopf nach hinten, beuge ihn, sodass der Ellenbogen nach oben zeigt und die Hand hinter deinem Kopf landet.
2. Lege die andere Hand auf den Ellenbogen und ziehe den Ellenbogen ein Stück weiter hinter den Kopf.

Dauer: 30 Sekunden halten

Vorbeuge

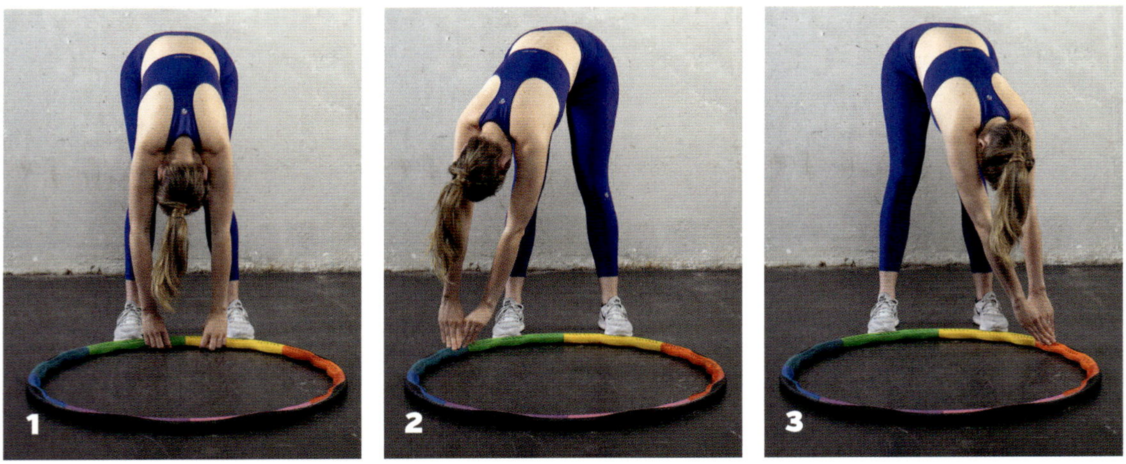

Ausgangsposition: hüft- bis schulterbreiter Stand, der Reifen liegt vor dir auf dem Boden

1. Stelle dich hinter den Reifen und beuge dich aus der Hüfte heraus nach vorn, bis du mit den Fingern den Reifen berühren kannst.
2. Wandere mit den Händen zu einer Seite. Halte dort kurz an.
3. Komme wieder zurück zur Mitte und wandere zur anderen Seite des Reifens.

Dauer: 30 Sekunden

Pancake Stretch

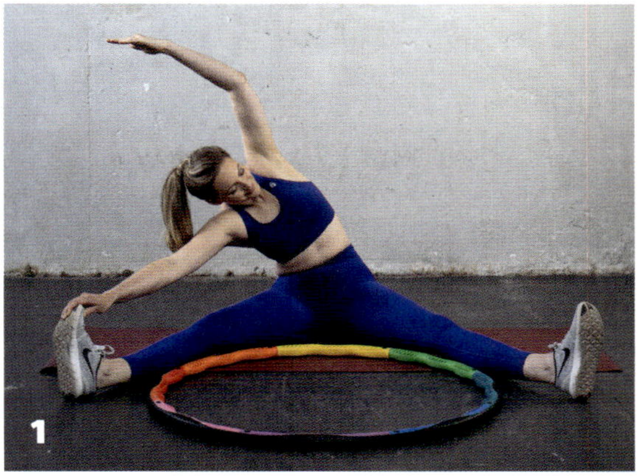

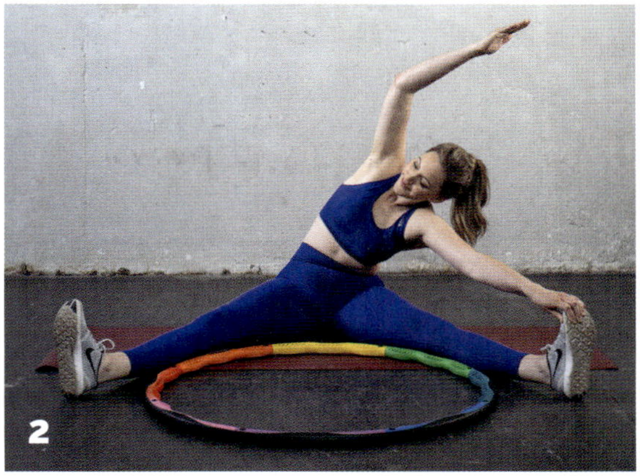

Ausgangsposition: in einer Grätsche sitzend vor dem Reifen, der Reifen liegt auf dem Boden

1. Setze dich mit gegrätschten Beinen auf den Boden und lege den Reifen zwischen die Beine. Greife mit einer Hand die Zehenspitzen eines Fußes und hebe den anderen Arm über den Kopf. Neige dich zu der Seite, auf der du die Zehenspitzen greifst.
2. Führe die Übung auch zur anderen Seite aus.

Dauer: 30 Sekunden pro Seite halten

Side Stretch

Ausgangsposition: Rückenlage

Breite die Arme weit zu beiden Seiten aus und drücke die Schultern in die Matte. Lasse ein Bein ausgestreckt, beuge das andere Bein und lasse das Knie über das gestreckte Bein zur Gegenseite sinken. Drehe den Kopf in die entgegengesetzte Richtung, weg vom gebeugten Knie. Senke das Knie des oberen Beins so weit Richtung Boden, wie es geht.

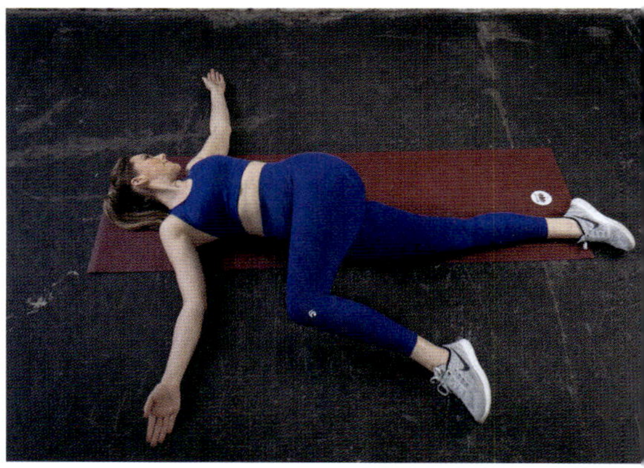

Dauer: 30 Sekunden pro Seite halten

Hip Stretch

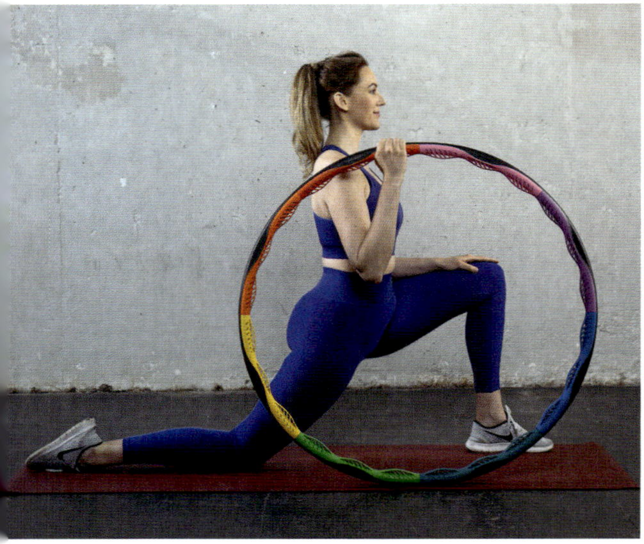

Ausgangsposition: Ausfallschritt neben dem aufgestellten Reifen

Gehe in einen großen Ausfallschritt und beuge die Knie. Dein vorderes Knie bleibt in einer geraden Linie über dem Sprunggelenk. Lege das hintere Knie am Boden ab und den Fußspann ebenfalls. Halte dich am Reifen fest. Schiebe nun die Hüfte aktiv nach vorn.

Hinweis: Achte darauf, dass deine Beckenknochen parallel nach vorn zeigen. Das vordere Knie bleibt während der gesamten Dehnung hinter der Fußspitze.

Dauer: 30 Sekunden pro Seite

Butterfly Hold

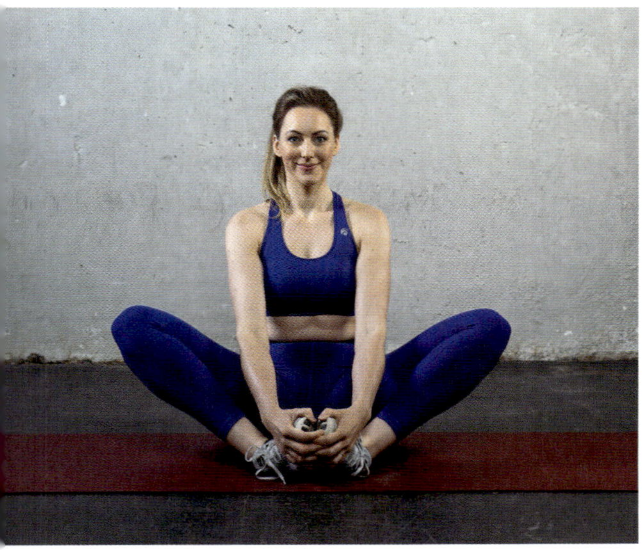

Ausgangsposition: sitzend

Setze dich auf den Boden, winkle die Beine an, lege die Fußsohlen aneinander und lasse die Knie nach außen sinken. Halte die Füße mit den Händen fest, ziehe die Fersen zum Körper und schiebe die Knie sanft nach unten Richtung Boden.

Dauer: 30 Sekunden halten

Glutes Stretch

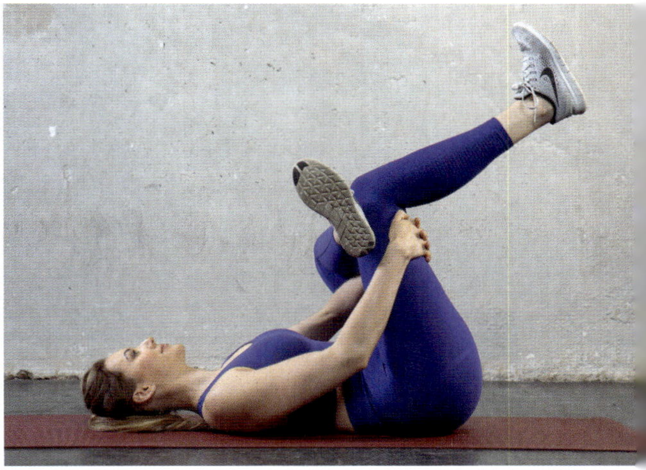

Ausgangsposition: Rückenlage auf der Matte

Winkle die Beine an und stelle die Füße auf die Matte. Lege einen Fuß auf dem anderen Oberschenkel ab, das Knie zeigt zur Seite. Greife nun durch die entstandene Öffnung zum unteren Bein und ziehe das aufgestellte Bein am Oberschenkel zu dir heran. Deine Schultern bleiben während der Übung in Kontakt mit dem Boden. Drücke das Knie des oberen Beins aktiv nach außen.

Dauer: 30 Sekunden pro Seite halten

Standing Side Stretch

Ausgangsposition: aufrechter Stand

1. Strecke die Arme über den Kopf aus und bringe die Hände zueinander. Kreuze ein Bein hinter das andere. Neige dich zu der Seite des vorderen Beins und ziehe mit dem Arm der Seite, zu der du dich neigst, den anderen Arm an der Hand in die Länge.
2. Richte dich wieder auf, setze nun das anderen Bein nach hinten und strecke dich zur anderen Seite.

Dauer: 30 Sekunden pro Seite halten

Hinweis: Ziehe dich bewusst in die Länge.

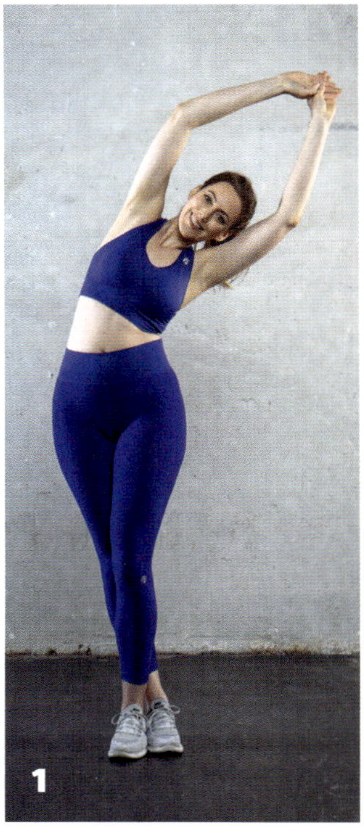
1

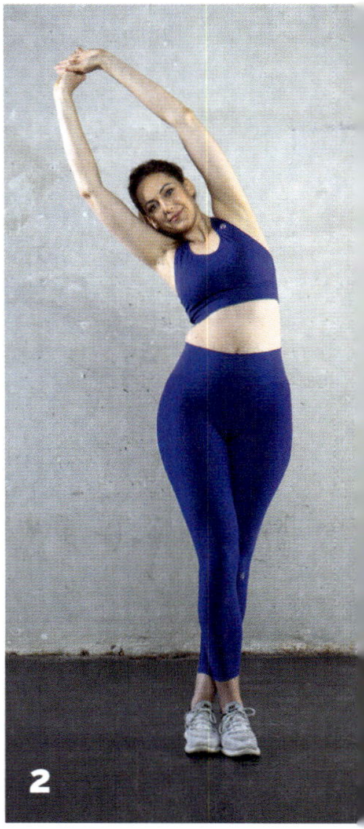
2

Brustöffner

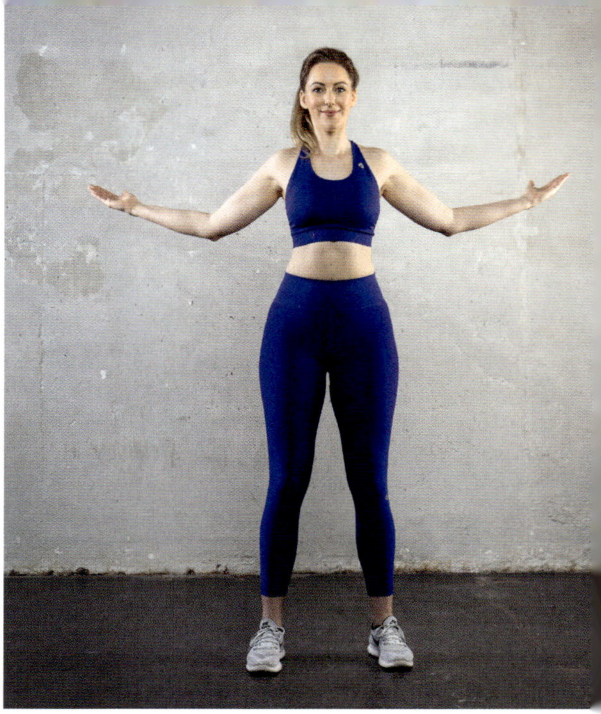

Ausgangsposition: neutraler, hüft- bis schulterbreiter Stand

Öffne beide Arme zur Seite und drehe die Handflächen nach oben, sodass die Daumen nach hinten zeigen. Halte die Schultern tief und bringe die Arme so weit wie möglich nach hinten. Stelle dir vor, du wolltest deine Schulterblätter zusammenziehen.

Dauer: 30 Sekunden halten

Katze und Kuh im Stand

Ausgangsposition: zwei Drittel der Körperlänge vom Reifen entfernt

1. Lege die Hände auf den vor dir stehenden Reifen auf. Lehne dich mit langem Rücken nach vorn, richte den Blick zum Boden. Drücke den Rücken durch und schiebe dich aktiv in ein sanftes Hohlkreuz. Atme währenddessen ein.
2. Atme aus und mache einen runden Rücken.

Wiederholungen: 20-mal

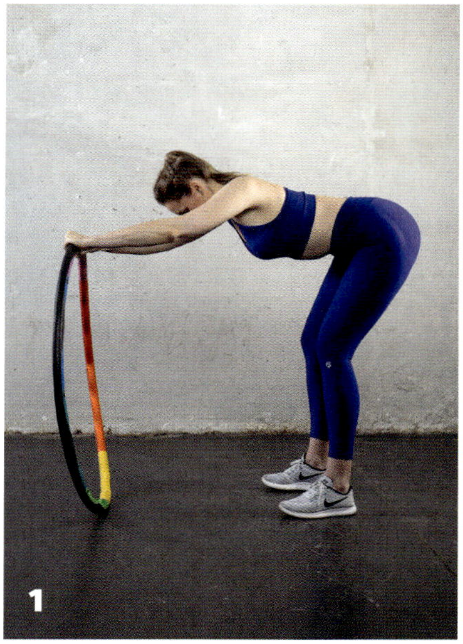

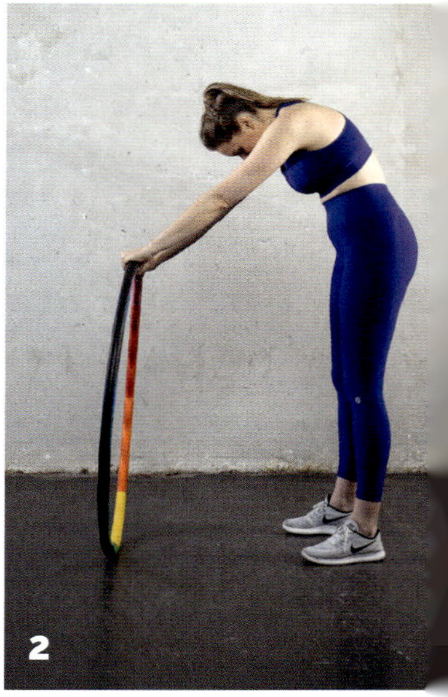

Hamstring Stretch

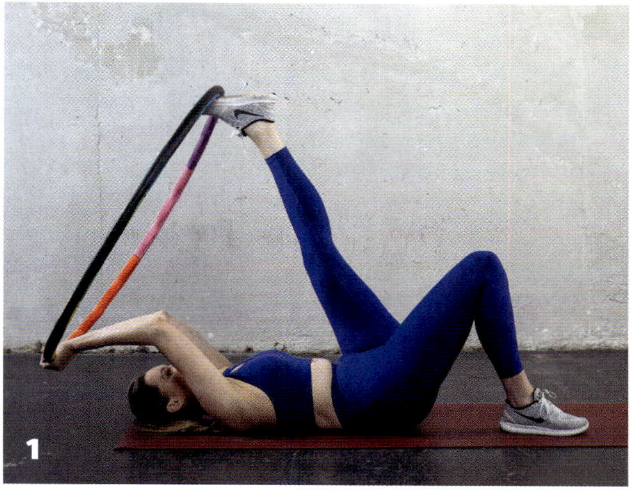

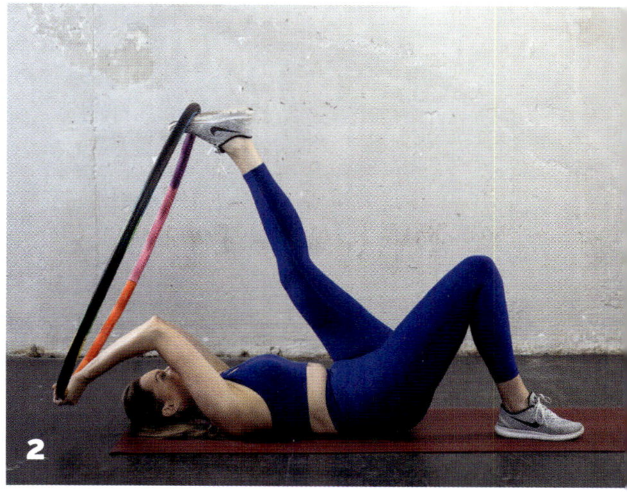

Ausgangsposition: Rückenlage, die Füße angewinkelt aufgestellt

1. Hebe ein Bein in die Luft und lege den Reifen um die Fußsohle des angehobenen Beins. Halte den Reifen an der gegenüberliegenden Seite fest und nimm die Arme dabei über beziehungsweise hinter den Kopf. Drücke mit dem Fuß gegen den Reifen.
2. Ziehe den Reifen nun noch weiter mit den Händen weg vom Kopf und bringe damit mehr Spannung in die Beinrückseite. Achte darauf, dass das Bein möglichst gestreckt ist.

Dauer: 30 Sekunden pro Seite halten

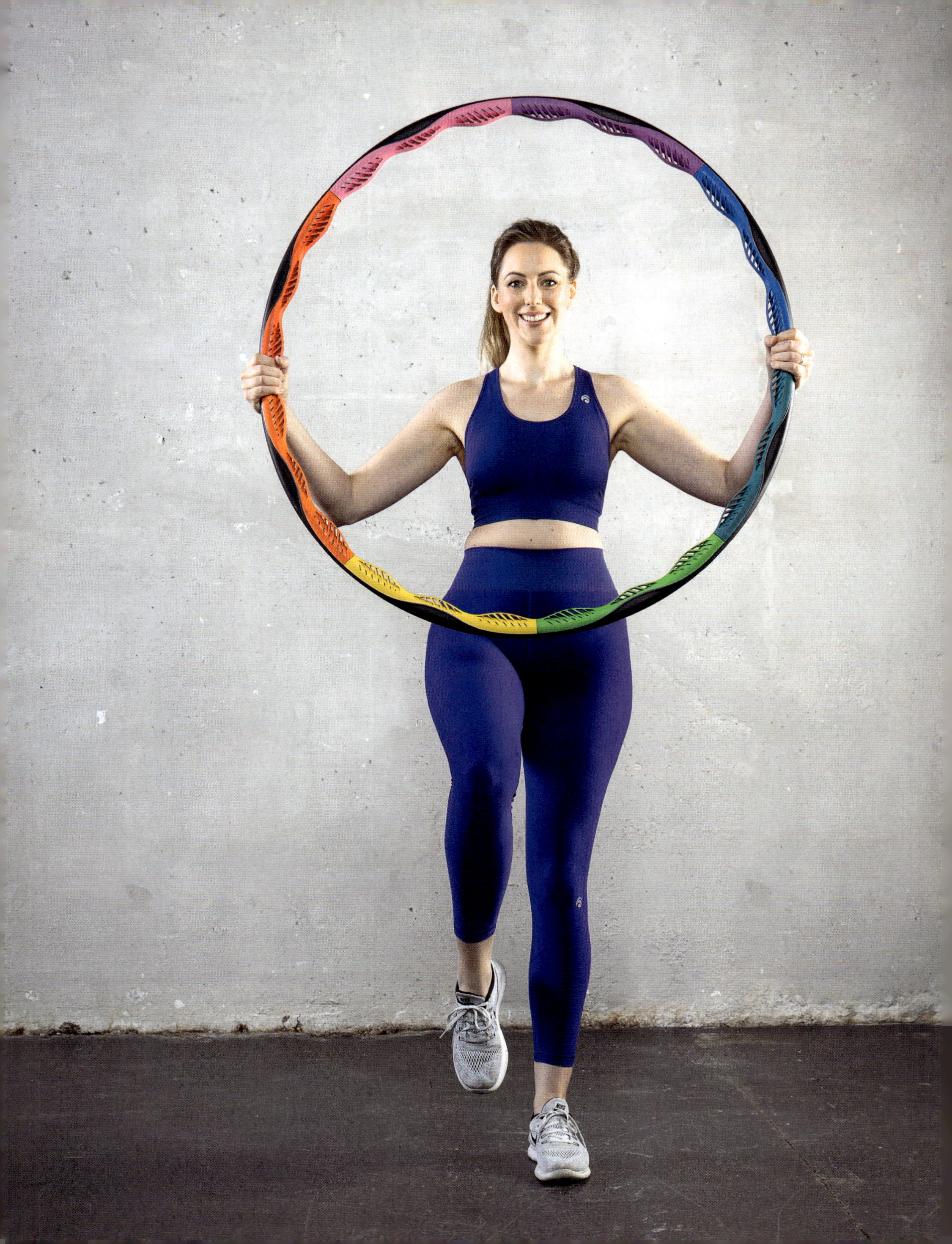

4

Ran ans Hula-Workout

Dein perfektes Workout

Auf den nachfolgenden Seiten findest du vorgefertigte Trainingspläne, die dir den Einstieg in das Workout ein wenig vereinfachen. Sie sind in Form eines Zirkeltrainings aufgebaut, du kannst sie aber auch wunderbar als HIIT-Einheiten verwenden. Die Alternativen findest du auf der Seite der jeweiligen Übung. Zum Abschluss findest du noch Tabata-Pläne. Bitte achte darauf, dass du dich vor den Übungen circa fünf Minuten aufwärmst und nach dem Workout noch einmal dehnst. Möchtest du das Workout als Zirkeltraining ausführen, dann richte dich nach der angegebenen Dauer beziehungsweise den angegebenen Wiederholungszahl. Wenn du das Workout als HIIT-Einheit durchführen möchtest, dann stelle dir einen Timer auf 40 Sekunden Belastung und 20 Sekunden Pause. Führe von jedem Workout zwei Sätze aus. Bitte achte bei den Hulerübungen darauf, dass du jede Seite einmal trainierst. Und wer schummelt, hängt am Ende noch zehn Burpees dran.

Häufig werde ich gefragt, wie häufig man trainieren muss. Das ist schwer zu sagen und ist immer individuell abzuwägen. Generell ist es jedoch empfehlenswert, dreimal wöchentlich zu trainieren. Damit schaffst du eine gute Basis ist, um fit zu bleiben.

Workout für Einsteiger 10 Minuten

Dies ist ein super Workout für Einsteiger mit einem Huleranteil von 40 Prozent. So kräftigst du deinen gesamten Körper und kannst dich langsam an das Hulern gewöhnen.

	Übung	Seite	Dauer/Wiederholungen
1	Normales Hulern	34	40 Sekunden
2	Squat	112	20-mal
3	Fersen heben	76	20-mal
4	Chest Press	94	20-mal
5	Butterfly beim Hulern	60	40 Sekunden
6	Shoulder Press	96	20-mal
7	So schnell hulern wie möglich	–	30 Sekunden
8	Tap auf den Reifen	165	40-mal
9	Latzug beim Hulern	59	20-mal
10	Leg Curl	155	30-mal

Workout für Fortgeschrittene

15 Minuten

Das Hulern klappt bei dir und du bist bereit für mehr Action? Dann versuch es mal mit diesem Ganzkörper-Workout. So steigerst du deine Ausdauer und deine Kraft.

	Übung	Seite	Dauer/Wiederholungen
1	So schnell hulern wie möglich	–	40 Sekunden
2	Squat Tap	113	20-mal
3	Side Step mit Armheben beim Hulern	81	20-mal
4	Lunge links	115	20-mal
5	Kerze auf Zehenspitzen	66	30 Sekunden
6	Lunge rechts	115	20-mal
7	Boxen nach vorn	63	30 Sekunden
8	Crunch	132	25-mal
9	Side to Side mit Knee Lift beim Hulern	81	12-mal
10	Burpees	168	5-mal

Workout für Beine und Po

10 Minuten

Hab immer im Kopf, dass deine Beine dich durch deinen ganzen Alltag tragen müssen. Lege deinen Fokus immer mal wieder auf ein gezieltes Bein- und Poworkout.

	Übung	Seite	Dauer/Wiederholungen
1	Side Steps beim Hulern	81	20-mal
2	Squat	112	20-mal
3	Fire-Hydrant-Kicks links	124	15-mal
4	Lunge links	115	20-mal
5	Glute Bridge	122	20-mal
6	Plié Squat Pulse	114	30 Sekunden
7	Lunge rechts	115	20-mal
8	Fire-Hydrant-Kicks rechts	124	15-mal
9	High Knees beim Hulern	79	14-mal
10	Wandsitz	121	30 Sekunden

Oberkörper-Workout

10 Minuten

In diesem Workout kommen deine Arme, Schultern und der obere Rücken voll auf ihre Kosten! Bitte hab hier ganz besonders im Hinterkopf, dass deine Schultern und Ohren die größten Feinde sind.

	Übung	Seite	Dauer/Wiederholungen
1	Armschere nach oben	52	30 Sekunden
2	Chest Press	94	20-mal
3	Jumping Jack mit Shoulder Press	158	30-mal
4	Breites Klatschen	54	20-mal
5	Shoulder Press	96	20-mal
6	Twist Jumps	161	30-mal
7	Trizeps-Curl	69	30 Sekunden
8	Rudern	107	20-mal
9	Schwimmer beim Hulern	56	20-mal
10	Push-up	93	10-mal

Bauch-Workout

10 Minuten

Eine gekräftigte Körpermitte ist essenziell. Im Alltag muss unser Körper Instabilitäten ständig gegenhalten. Hier findest du 10 Übungen, die deinen Rumpf auf die Belastungen vorbereiten.

	Übung	Seite	Dauer/Wiederholungen
1	Seitbeuge	126	10-mal pro Seite
2	So schnell hulern wie möglich	–	40 Sekunden
3	Plank	141 f.	30 Sekunden
4	Bicycle Crunch	138	20-mal
5	High Knees beim Hulern	79	20-mal
6	Crunch Reverse	133	20-mal
7	Bergsteiger	145	20-mal
8	Twist Jumps	161	30-mal
9	Runnings in der Grätsche	78	20 Sekunden
10	Sit-up	136	25-mal

Cardio-Workout

5 Minuten

Bringe dein Herz-Kreislauf-System mit diesem Workout ordentlich in Schwung – power dich dabei richtig aus. Zähne zusammenbeißen, ab in den Reifen und los geht's.

	Übung	Seite	Dauer/Wiederholungen
1	So schnell hulern wie möglich	–	40 Sekunden
2	Skate Jump	162	20-mal
3	Squat Jump in den Reifen	164	20-mal
4	Mommy Kick	159	40 Sekunden
5	Runnings in der Grätsche	78	30 Sekunden
6	Jumping Jack	158	30-mal
7	Leg Curl	155	20-mal
8	In and Out	156	30 Sekunden
9	Tap auf den Reifen	165	30 Sekunden
10	High Knees beim Hulern	79	14-mal

Tabata

Die Tabata-Pläne sind in zwei Zyklen unterteilt. Der erste Zyklus besteht aus Übung 1 und 2, der zweite Zyklus aus Übung 3 und 4. Wie bereits erwähnt besteht ein Tabata Workout je aus 4 Minuten. Du hast nun zwei Optionen.

Option 1: Du stellst einen Timer auf 4 Minuten und setzt die Intervalle auf 20 und 10 Sekunden. Dann führst du nacheinander die Übungen aus und absolvierst so jede Übung zweimal.

Option 2: Du absolvierst im ersten Durchgang nur die erste und zweite Übung immer im Wechsel. Im zweiten Durchgang machst du genau das gleiche mit Übung drei und vier.

Kleiner Tipp: Es gibt bei Spotify Tabatalieder. Diese teilen dir mit, wann die Belastungsphase und wann die Pause ist.

Du kannst dir deine Pläne aber auch selbst zusammenstellen, indem du dir Übungen aus den einzelnen Kategorien heraussuchst. Wenn du dir deine eigenen Pläne zusammenstellst, achte darauf, dass du immer eine Übung für den Oberkörper mit einer Übung für den Unterkörper kombinierst. Alternativ kannst du auch Ganzkörperübungen, wie zum Beispiel Burpees oder Planks, integrieren. Wenn du einzelne Bereiche des Körpers trainieren möchtest, dann stelle dir deinen Plan mithilfe der Workout-Übersicht zusammen. Je nachdem, für welche der beiden Optionen du dich entscheidest, dauert ein Durchgang auf Seite 188 vier oder acht Minuten.

Ganzkörper-Tabata 1

	Übung	Seite
1	Front Tap und zweimal nach vorn boxen	83
2	Sprawl	166
3	Runnings in der Grätsche	78
4	Plank	141f.

Ganzkörper-Tabata 2

	Übung	Seite
1	Push-up	93
2	High Plank mit Tap auf den Reifen	141
3	Squat	112
4	Latzug mit Butterfly beim Hulern	61

Ganzkörper-Tabata 3

	Übung	Seite
1	Bergsteiger	145
2	High Plank mit Tap auf den Reifen	141
3	Squats	112
4	Latzug mit Butterfly beim Hulern	61

Oberkörper-Tabata 3

	Übung	Seite
1	Push-up	93
2	Armwedeln für Brustmuskulatur	70
3	Squat mit Shoulder Press	97
4	Statischer Bizeps-Curl beim Hulern	67

Übungsverzeichnis

Über die Autorin

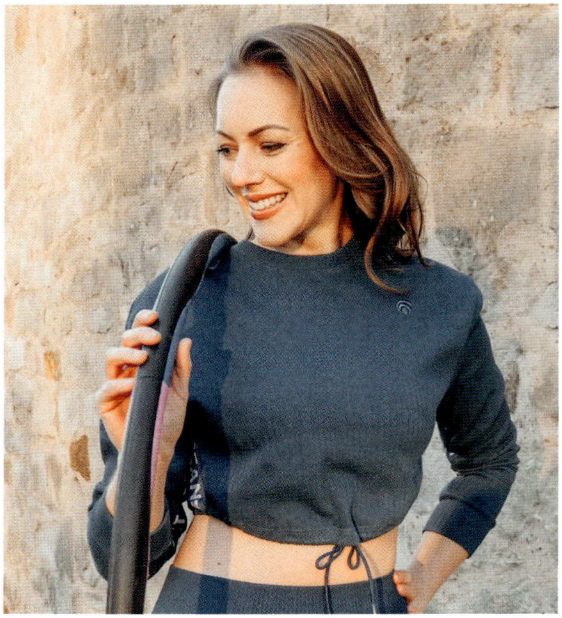

Im Alter von 29 Jahren entschied sich Sarina Rasche ihr Leben noch einmal komplett umzukrempeln. Sie kehrte ihrem Bürojob den Rücken und tauchte immer weiter in die Welt des Sports ein. Mittlerweile ist Sarina nicht nur lizensierte Fitnesstrainerin, Faszien- und Wirbelsäulengymnastiktrainerin sowie Coachin für Beckenbodentraining, sondern offiziell auch Powerhoop-Instruktorin, Postnataltrainerin und Ernährungsberaterin. Sie leitet Bodyfit-, Bauch-Beine-Po- und Mobilitykurse und bietet als Erste im Raum Hannover Kurse für Hula-Hoop-Fitness an. Auf Instagram ist sie als about.sarina bekannt und vermittelt ihren Followern täglich nicht nur Tipps und Tricks rund um die Themen Fitness, Hula-Hoop und Ernährung, sondern gibt auch Live-Workouts.

Danke – von Herzen

Niemals hätte ich gedacht, dass ich mal ein Buch schreiben werde. Und um ehrlich zu sein, war die Vorstellung davon auch wesentlich leichter als das Schreiben. So oft wollte ich aufgeben und war geplagt von Selbstzweifeln. Einer, der mich immer aufgebaut und ermutigt hat, ist mein Freund, und wenn das Buch veröffentlich ist, mein Mann, Marcel. Danke, dass du immer für mich da bist. Nora, ich danke dir für die Unterstützung beim Schreibprozess. Ich hätte mir keine bessere Lektorin vorstellen können. Und keine geeignetere Person, die meine Kleidung beim Shooting zurechtzuppelt. Danke aber auch an Tattie und Sabrina, die mich regelmäßig bei den Shootings unterstützt haben. Ohne eure regelmäßige Hilfe wäre mein Insta-Account nicht der, der er ist. Und danke an Instagram und meine Community – ohne euch wäre das Buch gar nicht zustande gekommen.

Um es mit den Worten von Gil Ofarim zu sagen: »Ich sag einfach mal Danke, dafür, dass es euch gibt. Will mich einfach bedanken, dass ihr mich bedingungslos liebt. Was ihr mir bedeutet, sag ich euch nicht oft genug. Einfach mal danke für alles, was ihr tut.«